HEYNE
BÜCHER

Alle Angaben in diesem Buch beruhen auf dem neuesten Stand von Wissenschaft und Forschung. Grundsätzlich sollten jedoch alle Befindlichkeitsstörungen mit einem Arzt besprochen werden, ehe eine Selbstbehandlung vorgenommen wird. Insbesondere muß geklärt werden, daß die Beschwerden nicht Symptome von Krankheiten sind, die dringender ärztlicher Hilfe bedürfen. Für den Erfolg bzw. die Richtigkeit der Anwendungen in jedem Einzelfall können Autor und Verlag keinerlei Gewähr übernehmen.

GILBERT LAGRUE

Rauche nicht, lebe!

Das ultimative Nichtraucherprogramm

Aus dem Französischen
von
MARIANNE SCHÖNBACH

WILHELM HEYNE VERLAG
MÜNCHEN

HEYNE RATGEBER
08/5308

Umwelthinweis:
Dieses Buch wurde auf
chlor- und säurefreiem Papier gedruckt.

Deutsche Erstausgabe 2/2000

Die französische Originalausgabe erschien unter dem Titel
ARRÊTER DE FUMER?
im Verlag Éditions Odile Jacob, Paris

http://www.heyne.de
Printed in Germany 2000
Lektorat: Diethild Bansleben
Fachlektorat: Dr. Carl Heese
Umschlagillustration: ZEFA/Masterfile/G. Black, Düsseldorf
Umschlaggestaltung: Atelier Bachmann & Seidel, Reischach
Satz: Schaber Satz- und Datentechnik, Wels
Druck und Bindung: Ebner Ulm

ISBN 3-453-16023-1

Inhaltsverzeichnis

ZWEITER TEIL

DRITTER TEIL

DANKSAGUNG

Ich danke all denen, die unsere Beratungsstelle aufgesucht haben, weil sie den Wunsch hatten, das Rauchen einzustellen. Dieses Buch ist der Spiegel ihrer Erfahrung, ihrer Bewältigung der Probleme beim Tabakentzug und ihrer Zweifel, aber es schildert auch den Weg zum Erfolg, zeigt, wie man das Aufhören schaffen kann; es ist das Ergebnis unserer Diskussionen auf jenem oft schwierigen und mühsamen Weg. Möge es anderen dabei helfen, ihren Entschluß, nicht mehr zu rauchen, in die Tat umzusetzen.

Ich schulde auch Madame Catherine Meyer Dank für ihre liebenswürdige Unterstützung, ihre Ratschläge und ihre konstruktive Mitarbeit an diesem Buch.

Die mit * gekennzeichneten Begriffe sind im Glossar S. 250 ff. näher erläutert.

Einleitung

Um das Wesen einer Sache zu studieren,
muß man ihre besonderen Eigenschaften prüfen, untersuchen,
wie und worauf sie wirkt, wie und wodurch sie beeinflußt ist.
Anders vorzugehen, hieße, blind drauflloszumarschieren.

SOKRATES in *Phaidros* (PLATON)

Ein verantwortungsbewußter Mediziner kann angesichts der noch immer hohen Zahl von Rauchern nur besorgt sein. Dabei sind die Risiken des Rauchens in all seinen Formen hinlänglich bekannt. Würde die Zigarette heute erfunden, kein Zweifel, daß man sie verbieten würde, so ernst sind die mit dem Rauchen verbundenen gesundheitlichen Gefahren. Aber das Wissen darum ist noch jung, konnte sich erst vor wenigen Jahrzehnten Bahn brechen. Deshalb seien an dieser Stelle die Namen derer erwähnt, die in Frankreich als erste auf die Gefahren des Rauchens hingewiesen haben: François-Joël Chicou, Paul Fréour, Maurice Tubiana, Albert Hirsch, Robert Molimard, Cyr Voisin; sie alle haben schon sehr früh erkannt, wie wichtig der Kampf gegen diese gesundheitsgefährdende Angewohnheit ist. Und die beiden Politiker Simone Veil und Claude Evin haben die Vorarbeit dieser Pioniere in Gesetzen und Beschlüssen festgeschrieben.

Vor mehr als zwanzig Jahren war ich Leiter einer Abteilung, die sich auf arterielle Hypertonie spezialisiert hatte, und in diesem Zusammenhang begann ich mich mit den Gefahren des Rauchens zu beschäftigen. Damals standen meine Kollegen diesem Thema noch eher gleichgültig, ironisch oder sogar skeptisch gegenüber. Doch mein Interesse daran war begründet: Arterielle Hypertonie ist eine Gefäßkrankheit, und mir schien es nur logisch und vernünftig, bei den betroffenen Patienten alles zu untersuchen, was die Funktion der Gefäße beeinträchtigen kann – insbesondere ein zu hoher Cholesterinspiegel, Übergewicht, mangelnde Bewegung und »*last but not least*« Tabakkonsum. Heute hat sich zwar, was das Rauchen angeht, das öffentliche Bewußtsein glücklicherweise geändert, auch und gerade in der Wissenschaft, dennoch müssen wir Mediziner noch allzu oft gegen Vorurteile, Unkenntnis, ja Tabus ankämpfen, die in der Bevölkerung – selbst bei Vertretern der Ärzteschaft – in bezug auf Tabak- und generell Zigarettenkonsum weiterbestehen. Die Positionen sind von Leidenschaften geprägt, das heißt, auf beiden Seiten finden sich nach wie vor extreme Anschauungen:

- auf der einen Seite die Vertreter der »Anti-Tabak«-Bewegung: Ihr Kampf gegen das Rauchen ist von Emotionen beherrscht, sie stellen Raucher geradezu an den Pranger,
- auf der anderen Seite steht die Meinung derer, die das Rauchen verklären, ja verharmlosen und für die »Freiheit zu rauchen« leidenschaftlich kämpfen. Indem sie sich selbst belügen, leugnen sie die Gefahren des Tabakkonsums sowohl für Raucher ... als auch für Nichtraucher.

Zum Thema Rauchen scheint jeder seine ganz persönliche Meinung zu haben; oft fällt diese sehr entschieden und definitiv aus. Machen Sie einmal das Experiment und erwähnen Sie das Thema bei einem Treffen mit Freunden oder im Familienkreis; sofort werden Sie eine ganze Reihe stereotyper Reaktionen erleben:

- Erwähnen Sie die Gefahren des Rauchens, wird es immer jemanden geben, der das Beispiel des neunzigjährigen Großvaters bringt, der sein ganzes Leben geraucht hat und trotzdem noch sehr rüstig und gesund ist.
- Sprechen Sie von Verboten, ganz gleich ob Sie damit das Werbeverbot für Tabakwaren oder Einschränkungen beim Rauchen in der Öffentlichkeit meinen, werden Sie zwei völlig unterschiedliche Ansichten zu hören bekommen: Die einen finden, daß die Anti-Raucher-

Gesetze noch nicht streng genug sind; die Gegenfraktion hält all diese Aktionen für Beeinträchtigungen ihrer persönlichen Freiheit. Im einen wie im anderen Fall nimmt die Diskussion stets bald hitzige Formen an: Das Thema Rauchen sollte man also am besten genauso meiden wie das Thema Politik!

- Erwähnen Sie jedoch, wie schwer es sein kann, das Rauchen einzustellen, dann haben Sie gewöhnlich bei Ihren Gesprächspartnern leichtes Spiel, denn zu diesem Thema scheint jeder etwas beisteuern zu können, jeder hat sein eigenes »unfehlbares« Rezept dafür parat, sei es, weil man selbst bereits eine solche Erfahrung hinter sich hat oder wiederum jemanden kennt, der oder die ...

Tabak: eine Falle, der man nur mühsam wieder entrinnt

Das Ausmaß der auf Tabakkonsum basierenden menschlichen Dramen läßt sich anhand von Fallbeispielen belegen. Folgende Fälle stammen aus einer Beratungsstelle, die Menschen bei der Beendigung des Rauchens unterstützt.

- Frau J. L. ist 64 Jahre alt. Mit dreizehn hat sie ihre erste Zigarette geraucht, und bei der Befreiung Frankreichs von der deutschen Besatzung 1944 »profitierte« sie von der Verteilung von Zigarettenstangen durch amerikanische Soldaten. Ihr Zigarettenkonsum stieg so schnell, daß sie bald abhängig war und nicht mehr aufhören konnte. Erste Probleme traten auf, als sie fünfzig war, nach ihrer Menopause: Schwierigkeiten beim Laufen, Schmerzen und Krämpfe in den Waden und auf der Seite, Schmerzen beim Treppensteigen und beim schnellen Gehen. Diagnostiziert wurde damals eine Arthritis im unteren Körperbereich. Seit über dreißig Jahren raucht Frau J.L. täglich zwei Päckchen Zigaretten, zuerst filterlose Gauloises, dann Filterzigaretten und schließlich leichte Gauloises. Mehrfach wurde ihr dringend empfohlen, mit dem Rauchen aufzuhören, aber länger als zwei oder drei Tage hielt sie es ohne Zigaretten nicht aus; danach brach sie regelrecht zusammen. Einige

Jahre später verschlimmerten sich ihre Beschwerden: Sie schaffte es nicht mehr, die kurze Strecke von hundert Metern am Stück zu bewältigen. Mehrere gefäßerweiternde Maßnahmen an den Oberschenkelschlagadern wurden vorgenommen, doch kurz danach waren diese Gefäße bereits wieder verstopft, denn es gelang ihr einfach nicht, das Rauchen einzustellen, trotz aller Ratschläge, gutem Zureden, ja sogar Drohungen nach dem Muster: »Wenn Sie nicht aufhören zu rauchen, müssen wir Ihnen das Bein abnehmen!« Zwar gelang es ihr während ihrer Krankenhausaufenthalte jeweils ein paar Tage, nicht zu rauchen, doch kaum war sie entlassen, nahm sie ihr Laster unweigerlich wieder auf; selbst nachdem man ihr einen Fuß amputiert hatte, verlangte sie eine Zigarette, die sie nach langem Bitten auch erhielt und auf der Krankenhaustoilette rauchte.

- In der Pneumologie liegt ein 65jähriger Mann mit Atemnot. Sein Atem kommt pfeifend und flach; seine Kurzatmigkeit ist so schlimm, daß ihm die kleinste Bewegung unmöglich ist; er überlebt nur dank des Sauerstoffs, der ihm mehrere Stunden am Tag zugeführt wird; seine Frau ist bei ihm. Und worum bittet er sie? Er bittet sie, ihm eine Zigarette zu besorgen... Zigaretten haben seine Lunge zerstört, werden seine Todesursache sein, und dennoch sind sie das einzige, wonach er verlangt...
- Eine 40jährige Frau wird in derselben Situation ins Krankenhaus eingeliefert; sie ist im Endstadium von Ateminsuffizienz, verursacht durch Rauchen; eine Lungentransplantation ist geplant, kann aber nur gelingen, wenn sie das Rauchen einstellt, denn die Risiken einer neuerlichen Infektion sind zu groß. Trotz aller Bemühungen, trotz medizinischer Unterstützung, raucht sie sogar während ihres Krankenhausaufenthaltes weiter, zieht im Hof des Klinikums an ihrer Zigarette, hat dabei furchtbare Hustenanfälle...
- Ein 50jähriger Mann, Mathematikprofessor, seit seinem 15. Lebensjahr ein sehr starker Raucher, hatte im Alter zwischen 45 und 50 mehrere Infarkte, die zu einer ernsten Herzinsuffizienz führten. Eine Herztransplantation erzielte spektakuläre Resultate, einschließlich die Möglichkeit, wieder ein normales Leben zu führen; drei Monate später jedoch rauchte er wieder, ganz bewußt, gegen den Rat seiner Ärzte, die ihm die enormen Risiken vor Augen geführt hatten, mit denen er in diesem Fall zu rechnen hatte. Risiken, die auch die Behandlungsmethoden betrafen, die eine Abstoßung des neuen Organs verhindern sollten. Er wurde daraufhin zur Beratungsstelle für Tabakabhängige geschickt, allerdings fehlte ihm jegliche Motivation aufzuhören. Er erwähnte nur immer, der Chirurg hätte ihm gesagt, er könne nach der Operation wieder normal weiterleben, wie zuvor: »Warum sollte ich also auf ein so großes Vergnügen verzichten?«

Solche dramatischen Fälle sind leider alles andere als selten und zeugen von einem auf den ersten Blick unverständlichen Verhalten. Weshalb rauchen all diese Personen, eindeutige Opfer ihres Tabakkonsums, weiter, obwohl sie doch genau wissen, daß sie damit ihre Krankheit nur verschlimmern? Sie nehmen ein tödliches Risiko in Kauf, und dennoch antworten sie auf die Frage nach dem höchsten Gut im Leben: gesund zu bleiben.

Der Mensch gilt gemeinhin als vernunftbegabtes Wesen. Doch wie paßt dies zu der Tatsache, daß fast jeder über die wichtigsten Gefahren des Rauchens Bescheid weiß und die Zahl der Raucher dennoch nur leicht zurückgeht. Informationskampagnen, Gesundheitserziehung, gesetzlichen Verboten und Verordnungen zum Trotz. Der tägliche Umgang mit Kranken, die Opfer von Tabakkonsum sind oder bei denen zumindest die Gefahr besteht, daß sie es werden, hat mir vor Augen geführt, wie sehr das menschliche Verhalten auch von Irrationalität geprägt ist. Um eines kurzfristigen Vergnügens willen sind wir bereit, ein lebensbedrohliches und gefährliches Risiko auf uns zu nehmen. Für viele Raucher ist die Zigarette eine echte »Droge«. Rauchen ist also durchaus vergleichbar mit Rauschgiftsucht, was erklärt, weshalb es auf individueller Ebene so ungeheuer schwer und mühsam ist, damit aufzuhören, und was es auf politischer und medizinischer Ebene so schwierig macht, gegen Tabakkonsum anzukämpfen.

Tabak: eine gefährliche Seuche

Die aktuelle Situation ist in der Tat dramatisch. Tabak- und insbesondere Zigarettenkonsum ist eine der Hauptursachen unserer Zeit für Krankheit und Tod. Tabakgenuß ist einer der Hauptfaktoren beim Auftreten von Krebs, verantwortlich vor allem für Krebs der oberen Atemwege, für Lungen- und Blasenkrebs, außerdem für Gefäß- und Herzgefäßkomplikationen, Bronchitis und chronische Ateminsuffizienz.

Tabakgenuß verursacht jährlich mehr als 60.000 Todesfälle und ist schuld an einer schwer zu beziffernden, aber beträchtlichen Krankheitsrate! Für sich genommen sterben durch Tabakkonsum mehr Menschen als durch Alkoholabhängigkeit, Verkehrsunfälle und Aids zusammengenommen; Tabak wirkt langfristig, wie ein heimtückisches Gift.

Die Geschichte des Rauchens ist von widersinnigen und absurden Aspekten geprägt. Bekanntlich sind die mit Tabakkonsum verbundenen Risiken heutzutage erschöpfend dargestellt und wissenschaftlich belegt: die überwiegende Mehrheit der Bevölkerung kennt sie, die Raucher eingeschlossen. Man hätte also mit einer raschen Verringerung der Zahl der Raucher rechnen können: doch weit gefehlt! Die Zahl der Raucher nimmt nur sehr langsam ab, und der Prozentsatz von sehr starken, und damit auch sehr risikobehafteten Rauchern steigt weiter an. 1995 waren in Frankreich 30 % der erwachsenen Bevölkerung, das heißt 15 Millionen Menschen, regelmäßige Raucher, von denen ein Drittel 20 und mehr Zigaretten am Tag konsumieren. Die medizinischen und wirtschaftlichen Konsequenzen dieser Situation nehmen geradezu dramatische Ausmaße an. Da der Tabakeinstieg mittlerweile immer früher beginnt, meist vor dem 15. Lebensjahr, treten zwischen dem 30. und 50. Lebensjahr Komplikationen auf, einhergehend mit allen familiären und gesellschaftlichen Folgeerscheinungen.

Diese paradox erscheinende Tatsache erklärt sich folgendermaßen: Tabakkonsum ist zugleich ein gesellschaftlich akzeptiertes Verhalten und bedeutet für die meisten Raucher die Befriedigung einer Abhängigkeit, deren Hauptursache das Nikotin ist. Kürzlich hat in den USA eine Expertengruppe festgestellt, daß »aufgrund ihrer Häufigkeit und des ernstzunehmenden Charakters ihrer Komplikationen Nikotinabhängigkeit das wichtigste medizinische Problem unserer modernen Gesellschaft darstellt.« (Tobacco Control, 1992). Das gleiche gilt für westeuropäische Länder, doch leider hat diese Erkenntnis bei den verantwortlichen politischen Instanzen noch nicht ausreichend Fuß gefaßt.[1]

Gewiß, es haben wichtige Aktionen in den Bereichen Information, Gesundheitserziehung und Gesetzgebung stattgefunden. Die Ergebnisse waren unbestreitbar beeindruckend, aber leider unvollständig. Denn auch wenn die »Seuche« sich nicht mehr weiter ausbreitet, so geht sie doch nur sehr langsam zurück. Man hatte geglaubt, es genüge, auf die Gefahren aufmerksam zu machen, hatte dabei aber vollkommen übersehen, welche Rolle den Mechanismen des Tabakkonsums und den Besonderheiten des menschlichen Verhaltens zukommt. Ein in der Verhaltenspsychologie bekannter Satz bringt es auf den Punkt: »Die Kenntnis eines Risikos hat noch nie genügt, ein Verhalten zu verändern.«

Die Schwierigkeiten, mit denen wir heute zu kämpfen haben, resultieren daraus, daß diese Erkenntnisse noch relativ jung sind, sie sind aber vor allem der Tatsache zuzuschreiben, daß der Tabakkonsum sich seit einem Jahrhundert stark verändert hat. Vor rund hundert Jahren wurde die industriell hergestellte Zigarette eingeführt; innerhalb weniger Jahrzehnte verdrängte sie andere Formen des Tabakkonsums fast vollständig. Lange Zeit wußte man nicht, daß es sich hierbei um eine echte Rauschgiftsucht handelt: nichts anderes ist Rauchen nämlich, auch wenn es nicht mit körperlichem oder geistigem Verfall einhergeht und kurzfristig ohne sichtbare Folgen bleibt. Die Risiken des Rauchens waren noch unbekannt, auch die Erkenntnis, daß die durch Rauchen verursachten Krankheiten meist erst nach 20 bis 30 Jahren auftreten; zudem werden diese erst seit den 50er Jahren auf ihre wirkliche Ursache zurückgeführt. Zeitgleich dazu setzte die Tabakindustrie alles daran, den Verkauf ihrer Produkte zu erhöhen; ihre geschickten Werbestrategien waren von geradezu teuflischer Wirksamkeit. Man braucht dazu nur den Jahresbericht der Firma SEITA *(Service d'Exploitation Industrielle du Tabac et des Allumettes)* zu lesen: die Strategien zur Konsumentengewinnung werden darin äußerst detailliert beschrieben und lassen keine Fragen offen. Es ist nicht leicht, den Verlockungen dieser Werbekampagne zu widerstehen, so sehr schmeichelt sie dem guten Geschmack ihrer potentiellen und reellen Kunden, sie liefert dem Tabakwarenhändler zeitgemäße Verkaufsargumente und ermöglicht ihm, seine »kostbare« Ware in attraktiver Form zu präsentieren:

- Um eine neue blonde Zigarette auf den Markt zu bringen, gewann SEITA international bekannte »Designer« für einen Wettbewerb in Sachen grafische Kreativität. Der Sieger wurde mit einem Preis bedacht!
- Milde, Leichtigkeit und Aroma dieser neuen Zigarette werden durch eine Verpackung in sanft schillernden Farben versinnbildlicht; Zigarillos in neuen, attraktiveren Formen kommen auf den Markt.
- Längere, dünnere, elegantere Zigaretten suggerieren Schlankheit ...

Um den stagnierenden Verkauf, ja den langsamen Rückgang der Verkaufszahlen bei Zigaretten in den westlichen Ländern aufzufangen, arbeitet die Tabakindustrie an der Erschließung neuer Märkte, das heißt, an der weltweiten Verbreitung der Geißel des Rauchens:

- In Schwarzafrika ermuntert die Tabakindustrie zum Anbau von Tabak und seiner industriellen Verwertung; Zigaretten werden dort erst gratis an Heranwachsende verteilt, dann als »Billig«-Marken an sie verkauft.
- Nach Taiwan, Thailand und Kambodscha hat die Firma SEITA auch in Indonesien Persönlichkeiten aus dem »Show-Business« gewonnen, um das Rauchen attraktiver zu machen: Sie führt in diesen Ländern höchst professionell vorbereitete Verkaufsveranstaltungen durch, die zusammen mit ihren anderen Anstrengungen dem Ziel dienen, die Nummer 1 auf dem Weltmarkt zu werden.

Seit der Öffnung des Ostblocks und damit der Aufhebung der Zollgrenzen zwischen den östlichen Ländern entwickelt SEITA eine aktive Wachstumspolitik auf dem polnischen Markt und den benachbarten Märkten Ungarn, Tschechische Republik und Slowakische Republik.

Sicher ist: Fünfzig Jahre lang – und noch bis vor gar nicht langer Zeit – galt Rauchen als gesellschaftlich akzeptiert, als eine Verhaltensweise ohne offenkundiges Risiko. Aufgrund der Gesetze und Verordnungen, die in den meisten europäischen Ländern seit rund zwanzig Jahren und in Frankreich durch das Veil-Gesetz seit 1975 in Kraft sind, hat sich das gesellschaftliche Image von Rauchern allmählich verändert: Rauchen wird immer mehr als eine Verhaltensäußerung betrachtet, die nicht mehr im Rahmen des gesellschaftlich Normalen und Akzeptierten angesiedelt ist. Allerdings vollzieht sich diese Entwicklung sehr langsam und stößt noch auf zahlreiche Tabus in individueller und sozialer Hinsicht.

Ziel dieses Buches

Dieses Buch will Unklarheiten und Zweifel zerstreuen und durch eine klare und vernunftorientierte Beurteilung der auf das Rauchen zurückzuführenden Gesundheitsprobleme zur Aufklärung beitragen.

Werden die Gefahren des Zigarettenkonsums und die mit ihm verbundenen immensen sozio-ökonomischen Probleme wirklich verkannt oder ist man einfach nur skeptisch, was ihren Wahrheitsgehalt angeht? Diese Ungewißheit wird noch durch die Tatsache ergänzt, daß Rauchen lange Zeit als integrierender Bestandteil des gesellschaftlichen Normverhaltens angesehen wurde, und es ist immer schwer, eine Gewohnheit, die sich über die Jahrhunderte etabliert hat, in nur wenigen Jahrzehnten in Frage zu stellen oder gar ganz abzulegen.

Frappierender allerdings ist die Unkenntnis über die Begleiterscheinungen des Rauchens sowie über die Motive, die jemanden zum Rauchen veranlassen und die natürlich von Raucher zu Raucher unterschiedlich sind. Wenn die Zigarette ungeachtet aller Aufklärungskampagnen nach wie vor viel Anklang bei den Konsumenten findet, so muß man die Gründe dafür suchen und sie näher beleuchten.

Wir werden beschreiben, wie Tabak im Laufe der Jahrhunderte, genauer seit seiner Einführung in Europa um das Jahr 1500, die ganze Welt erobert hat; wie und warum sich seit hundert Jahren Tabak- und vor allem Zigarettenkonsum zu einer regelrechten Epidemie entwickelt hat, deren gesundheitsschädliche Auswirkungen erst seit drei oder vier

Jahrzehnten bekannt und wissenschaftlich nachgewiesen sind. Tabakkonsum findet heute zu mehr als 95 % in Zigarettenform statt, und Zigaretten schaffen am sichersten und schnellsten Nikotinabhängigkeit; was die Hauptursache dafür ist, weshalb Zigarettenraucher wesentlich mehr Probleme als andere Raucher haben, auf Tabak zu verzichten. Vielen von ihnen gelingt es nicht einmal dann, wenn sie unter einer schweren Krankheit als Folge ihres Rauchens leiden. Wir versuchen also zu erklären, weshalb das lange Zeit als harmlose und angenehme »Angewohnheit« betrachtete Rauchen den Konsumenten in eine ausweglose Situation führen kann, eine Situation, die er aus eigener Kraft nicht mehr bewältigt, selbst wenn sein Leben dabei auf dem Spiel steht.

Die Notwendigkeit, sich als Arzt mit dem »Für« und »Wider« des Rauchens zu beschäftigen, liegt demnach auf der Hand; wir müssen nach den Gründen suchen, die Jugendliche zum Tabakeinstieg verleiten; und wir müssen die Faktoren bestimmen, die sie veranlassen, diesen Konsum mehr oder weniger schnell zu steigern, bis sie schließlich im Erwachsenenalter zu Sklaven des Tabaks werden. Man kann einen Feind nur erfolgreich bekämpfen, wenn man all seine Schliche und Taktiken durchschaut hat, und dies gilt vor allem, wenn er sich in Gestalt eines Freundes zeigt, voller Charme und Verführungskraft. Was allerdings keinen Anlaß zu Schwarz-Weiß-Denken geben sollte: Es geht hier nicht um die Frage von Gut und Böse, Laster oder Tugend, sondern um ein hochriskantes Verhalten, um eine Abhängigkeit.

Um Rauchern wirklich helfen zu können, muß man die komplexen Mechanismen der Tabakabhängigkeit kennen; und man muß über die Eigenschaften des Nikotins, einer Substanz mit zahlreichen psychischen Wirkungen, Bescheid wissen, wenn man das Problem der Abhängigkeit in seiner Gesamtheit angehen will.

Am Anfang unserer Untersuchung steht jedoch die ganz einfache, aber enorm wichtige Frage: Warum rauchen Menschen, und warum rauchen sie Tabak? Genauso wie Ingenieure vor dem Bau einer Brücke jeweils die Widerstandsfähigkeit der verwendeten Materialien prüfen müssen, muß die Medizin immer wieder aufs neue der Frage nachgehen, wie es zu den Störungen gekommen ist, die sie bekämpfen will;

erst wenn diese Frage beantwortet ist, kann ein Arzt die entsprechenden therapeutischen Maßnahmen festlegen. Um einen Raucher wirklich motivieren zu können, das Rauchen einzustellen, muß man ihm zunächst Erkenntnisse und Daten über die Gefahren und Konsequenzen seines Tuns vermitteln, das heißt, ihm stichhaltige Gründe dafür nennen, weshalb er eine Gewohnheit aufgeben soll, die ihn im Laufe der Jahre zu ihrem regelrechten Sklaven gemacht hat. Im entscheidenden Moment braucht der oder die Betreffende dann professionelle Hilfe und Beratung, um diesen langwierigen und mühsamen Prozeß – die Trennung von der Zigarette – erfolgreich zu bestehen.

ERSTER TEIL

GRUNDLAGEN ZUM VERSTÄNDNIS DES RAUCHENS

1

Wie hat es so weit kommen können?

Ein historischer Überblick

Eine Wissenschaft erschließt sich erst dann wirklich, wenn man ihre Geschichte kennt.
Auguste COMTE

Ein Blick in die Geschichte vermag uns manch eine Antwort auf jene eingangs erwähnte, grundlegende Frage zu liefern, warum Menschen überhaupt rauchen. Alles, was dazu beiträgt, daß Raucher die Gründe für ihre Abhängigkeit besser verstehen, kann ihnen auch helfen, sich vom Tabak zu befreien.

Schon in grauer Vorzeit war Rauchen Teil der menschlichen Sitten und Gebräuche: bei Glaubensritualen hatte es einen religiösen Charakter, für die Ägypter und Griechen gehörte es in den Bereich der Therapie, sie benutzten zum therapeutischen Rauchen verschiedene Pflanzen wie zum Beispiel Oregano, Tollkirsche oder Eisenkraut. Verwendete man Hanf oder Mohn, dann rauchte man nur zum Vergnügen. Die Erfindung der Pfeife geht auf die Römer zurück, das Wort »Pfeife« ist abgeleitet vom lateinischen *pipa*, Röhre. Waren diese Praktiken räumlich noch sehr begrenzt, so änderte sich das fast schlagartig, als Christoph Kolumbus zur Entdeckung der Neuen Welt aufbrach und den Tabak mit nach Europa brachte; 1492 sahen Europäer zum ersten Mal tabakrauchende Indianer. In seiner *Historia de las Indias* erzählt der Missionar und Bischof Las Casas[1]: »Die Indianer, Männer wie Frauen, hatten in ihrem Mund ein kleines glimmendes Holzstück. Das

Gras, dessen Rauch sie auf diese Weise einsaugten, war in ein getrocknetes Blatt gestopft, einem Karabiner aus Papier ähnlich, wie ihn Kinder an Pfingsten basteln. Die Indianer zündeten ihn an einem Ende an und inhalierten am anderen Ende, indem sie den Rauch langsam mit ihrem Atem ausstießen« – hier haben wir eine Beschreibung des Vorläufers der Zigarre. Bei diesen Naturvölkern galt Tabak als etwas Heiliges und wurde sehr häufig bei religiösen Zeremonien verwendet; die Priester oder Schamanen konsumierten ihn in riesigen Mengen, um sich in Begeisterung oder Rausch zu versetzen. Sie rauchten ihn, sie schluckten ihn in Form von Saft oder schnupften ihn; oft mischten sie ihn auch mit anderen Pflanzen mit psychotroper* Wirkung und gerieten in Trance, nicht selten sogar in einen todesähnlichen, komatösen Zustand; sie behaupteten, auf diese Weise besser mit den Geistern kommunizieren zu können, die ihnen die Macht zum Weissagen oder Heilen vermittelten. In unserer Zeit setzen gewisse »Voodoo«-Praktiken diese Tradition fort.

Tabak hatte jedoch immer auch einen therapeutischen Aspekt: Bei den Naturvölkern wurden die Blätter meist gekaut und dienten hauptsächlich als Stimulans oder zur Unterdrückung des Hungergefühls.

Aber Tabak hatte, wie Jacques Soustelle[2] ausführt, auch die Funktion, das gesellschaftliche oder familiäre Zusammenleben zu betonen: »Kaum war die Mahlzeit beendet, wuschen sich die Indianer Hände und Mund, worauf ihnen Kakao serviert und ihnen ihre Pfeifen gereicht wurden.«

In den *Contes des Indiens d'Amériques* finden sich zahlreiche Legenden über die Wirkungen des Tabaks. So zum Beispiel folgende:

»Maischak war ein von allen bewunderter Indianer. Als guter Jäger, geschickter Fischer, erfolgreich im Anbau von Maniok, verstand er es, seinen Bauch und den Bauch derer, die er liebte, zu füllen. Doch nach einer langen regenlosen Zeit hörte der Maniok auf zu wachsen. Alle Tiere hatten den Wald verlassen, und die Flüsse führten so viel Schlamm, daß es darin keine Fische mehr gab. Da wurde Maischak hungrig, und er wußte, daß auch die, die er liebte, Hunger litten. Er irrte durch den Wald, aber er sah kein einziges Tier. Er lief und lief, er weinte, Angst und Verzweiflung erfaßten sein Herz. Als der Abend kam, dachte er, er wäre verloren, er würde sterben. Um nicht immerzu an seinen Hunger denken zu müssen, suchte er ein wenig Gras oder eßbare Blätter. Im Dunkeln fand er eine kleine Pflanze, die er nicht kannte: es war ›Kavaï-Tabak‹ (Kava Kava); er pflückte sie und kaute lange an ihren Blättern. Da füllte sich die Nacht immer mehr mit Farben, die Angst, die Maischaks Herz beklommen machte, verschwand; sein Hunger und seine Traurigkeit vergingen, und er schlief ein. Er träumte, und im Schlaf sah er ein Feld mit ganz vielen, sehr üpplgen Maniokpflanzen.

So kam es, daß ›Kavaï-Tabak‹ zum Freund der Indianer wurde; wenn die Angst kommt, gibt es ›Kavaï‹; wenn man traurig ist und ›Kavaï‹ raucht, wird einem warm ums Herz; man kann es nicht essen, aber es beruhigt das Hungergefühl, wenn die Jagd schlecht war. ›Kavaï-Tabak‹ hilft den Indianern, die andere Seite des Lebens zu sehen.«

Auf beeindruckende Weise beschreibt diese Legende die Eigenschaften des Tabaks: Er ist fähig, Hunger zu unterdrücken, Zustände von Angst und Traurigkeit zu lindern, die Stimmung zu heben; all diese psychoaktiven Faktoren waren damals schon empirisch bekannt. Heute weiß man, daß sie mit den neurobiologischen Eigenschaften des Nikotins zusammenhängen und eine der grundlegenden Ursachen für den Konsum von Tabak, insbesondere von Zigaretten, sind. Darüber hinaus macht sich die moderne Medizin einige unerwartet positive Wirkungen des Nikotins für die Behandlung mancher Erkrankungen zunutze.

Die Reisegefährten von Christoph Kolumbus begannen es den Indianern nachzutun und die Tabakpflanze zu rauchen; sie lernten ihre Wirkung sehr schnell schätzen und brachten Tabakblätter mit nach Spanien, die sie zu Hause betont auffällig zu rauchen begannen. Als Las Casas sich über »diese häßliche Sitte« wunderte, antworteten sie, es sei ihnen unmöglich, sie wieder aufzugeben.

Ab 1556 wurde auch in Frankreich Tabak angebaut. Zuerst von Pater Thévet, der die Pflanze aus Brasilien mitgebracht hatte und sie in seinem Garten in Angoulême pflanzte. 1561 führte Jean Nicot, Botschafter beim portugiesischen König Sebastião, die Pflanze am französischen Hof, bei Katharina von Medici, ein. Er gab ihr den Namen *Nicotiane*: »Ich habe ein Kraut aus Westindien gefunden, mit wunderbaren Eigenschaften gegen das Noli me tangere* und jene Fisteln, die Ärzte bedauerlicherweise nicht zu heilen in der Lage sind, darüber hinaus ein einzigartig wirksames Mittel gegen Schwermut«, schrieb er; Katharina von Medici benutzte Tabakblätter in Dampfbädern, denn sie linderten ihre Migräneanfälle. Zahlreiche Eigenschaften wurden der Pflanze zugeschrieben: »Tabakwasser schärft das Sehvermögen, läßt Flecken im Gesicht verschwinden, heilt Kurzatmigkeit, Fieber, Rheumatismus, Wassersucht; es stoppt Bluthusten und erleichtert das Gebären ...«; in Form von Puder »bediente man sich seiner als Mittel, um Niesen hervorzurufen und Menschen ins Leben zurückzuholen, die man wegen einer starken Apoplexie oder Lethargie schon halb im Sarg wähnte ...«[3]

Tabak war also das »Allheilmittel« schlechthin, ein Wundermittel, zu dessen Gebrauch der damalige Arzt Ambroise Paré ermutigte.

Das Wort Tabak bezieht seine Herkunft von Wörtern des amerikanischen Kontinents: Unklar ist aber, ob das Wort *tabaco* mit der Insel Tobago zu tun hat oder, wie oft behauptet wird, mit der mexikanischen Stadt Tabasco oder aber, ob es von der Bezeichnung des Röhrchens abgeleitet ist, in das die Indianer die Pflanze, die sie zu rauchen pflegten, hineinstopften. Beruhte es also auf einem Mißverständnis, daß Spanier und Portugiesen die Bezeichnung *tabaco* für rauchentwickelnde Mittel verwendeten? Die Frage hat ihre Berechtigung. Auf Kuba nämlich wurde die Zigarre *cahiba* genannt. Und der Mönch André Thévet, der 1556 die Pflanze in Europa eingeführt hatte, bezeichnete sie als *petun*, wie die brasilianischen Bauern; hieraus erklärt sich das französische Wort *pétuner* (Tabak schnupfen), das im 17. Jahrhundert kursierte und durch Cyrano de Bergerac Eingang in die Literatur fand:

»Çà, Monsieur, lorsque vous pétunez,
La vapeur du tabac vous sort-elle du nez
Sans qu'un voisin ne crie au feu de cheminée ...«

»Nun, mein Herr, wenn Ihr raucht,
steigt Euch der Rauch so aus der Nase,
daß alle Nachbarn ›Feuer‹ rufen ...«

Entwicklung einer Seuche

Die ersten Jahrzehnte nach seiner Einführung in Europa wurde Tabak zuerst nur in Spanien und Portugal verwendet, später auch in Frankreich und innerhalb des darauffolgenden 17. Jahrhunderts verbreitete sich seine Beliebtheit sehr schnell in ganz Europa, Afrika, Rußland, Ostindien bis hin nach Japan. Diese explosionsartige Ausdehnung ereignete sich zu einer Zeit, in der es weder so etwas wie öffentlichkeitswirksame Werbung noch schnelle Transportmittel gab: Das Produkt Tabak an sich muß also eine sehr starke Anziehungskraft besessen haben. Schon 1623 schrieb Sir Francis Bacon folgende prophetisch anmutenden Worte: »Die Beliebtheit des Tabaks greift immer mehr um sich, die Menschen erliegen ihm, weil er ihnen so etwas wie ein heimliches Vergnügen verschafft, dergestalt daß, wer sich einmal daran gewöhnt hat, auf seinen Genuß nur schwerlich wieder verzichten kann.«

Jede Gesellschaft, die der Versuchung des Tabaks erlag, konsumierte ihn gierig in all seinen Formen: als Schnupftabak, Kautabak, in der Pfeife, Zigarre, Zigarette oder dem Zigarillo ... Seit Christoph Kolumbus ist keine Ausnahme von dieser Regel festzustellen.

Worin aber bestehen die wunderbar anziehenden Eigenschaften dieser Pflanze und wie können sie ihre weltweit verbreitete Beliebtheit rechtfertigen? »Diese Pflanze erfreute den Geist und zerstreute Kummer, so daß schließlich diejenigen, die zum ersten Mal davon versuchten, innerhalb von zwei oder drei Tagen so sehr daran gewöhnt waren, daß sie nachts aufwachten, weil sie Lust darauf hatten, daß sie sie beim Essen verwendeten, beim Gespräch, beim Gebet.«[4]

Im 17. Jahrhundert wurde Tabak auf verschiedene Arten konsumiert: Kautabak wurde hauptsächlich von ärmeren Schichten und von Seeleuten benutzt; meist aber wurde Tabak geraucht, und damit nahm die Beliebtheit der Pfeife in ungeheurem Ausmaß zu. Ihre Gestaltung war äußerst verschieden, nahm immer raffiniertere Formen an, manche Pfeifen stellten regelrechte Kunstwerke dar. In England organisierten Aristokraten und Leute aus dem Großbürgertum »Smoking Parties«, und es ist überliefert, daß die englischen Kinder mit einer Pfeife als Frühstück zur Schule gingen und die Lehrer sie in den Pausen in der Kunst des Rauchens unterrichteten.

In Frankreich entwickelte sich im 18. Jahrhundert eine neue Art der Tabakverwendung: das Schnupfen durch die Nase. Es war allerdings ein Privileg der Aristokratie, des Großbürgertums und hier besonders der Frauen, denn Tabak war ein kostspieliges Vergnügen; dieser Schnupftabak wurde in Tabakdosen aufbewahrt, von denen wunderbar dekorierte Exemplare erhalten sind, echte Kostbarkeiten.

Tabak machte also Furore, seine rasche geographische Ausbreitung und seine weite Verbreitung in allen sozialen Schichten hatte jedoch auch vereinzelt heftige Reaktionen zur Folge:

- Um dem Tabakmißbrauch während der Messe abzuhelfen, war Papst Urban VIII. gezwungen, eine Bulle zu veröffentlichen, in welcher er jeden exkommunizierte, der in der Kirche Tabak konsumierte.
- Der englische König Jakob I., der Rauchen verabscheute, weil er dabei immer husten mußte, nahm einen regelrechten Kampf auf gegen »jene bedauernswerte Gewohnheit, unangenehm für die Nase und verhängnisvoll für die Lungen«. 1618 verurteilte er Sir Walter Raleigh zum Tode durch Enthauptung, auch deswegen, weil er am englischen Hof die Mode des Pfeifenrauchens durchgesetzt

und den Tabak aus Virginia in England eingeführt hatte; der Unglückliche rauchte selbst dann noch, als sein Kopf schon auf dem Richtblock lag.

- In Persien ließ Schah Abbas I. jedem, der Tabak genoß, Nase, Zunge oder die Lippen abschneiden.
- In Konstantinopel ließ ein Sultan, weil das Rauchen den Prinzipien des Korans entgegenstand, Raucher hinrichten, stellte ihnen aber frei, ob sie den Tod durch Erhängen mit der Pfeife im Mund oder einen aus lauter Tabakblättern bestehenden Scheiterhaufen vorzogen.

Trotz ihrer Brutalität hatten all diese Strafmaßnahmen keinerlei Wirkung. Sorgen um die Gesundheit der Raucher spielten damals kaum eine Rolle; die anfängliche Hauptsorge bestand vielmehr darin, daß der Anbau der Tabakpflanze sich zum Nachteil anderer Kulturen ausweiten könnte. Sehr schnell aber verstanden die Regierenden, wie wichtig der Verkauf der Tabakernte sein konnte, denn Tabak entwickelte sich zu einer wichtigen Einnahmequelle im Staatshaushalt. Im ersten Jahrhundert nach der Einführung des Tabaks in Europa kam es zu einer Phase des Liberalismus, in welcher der Anbau der Pflanze in den französischen Antillenkolonien vorangetrieben wurde, also auf Martinique, Guadeloupe, Saint-Christophe; Tabak sicherte den Wohlstand dieser Inseln. Schon 1621 führte Kardinal Richelieu in Frankreich die Tabaksteuer ein; ein paar Jahre später, 1674, schuf Finanzminister Colbert das Tabakmonopol: Verkauf und Produktion von Tabakwaren wurden allein Sache des französischen Staates, und 1681 wurde durch eine Verordnung der Anbau von Tabak limitiert. Das Recht, Tabakhandel zu betreiben, wurde zunächst einem Privatmann, dann der Ostindienkompanie verliehen. Ein Jahrhundert später, wenige Jahre vor der Französischen Revolution, brachte die Tabaksteuer jährlich 27 Millionen Pfund ein und der damalige französische Finanzminister Necker konnte sie – die Bezeichnung wird uns bekannt vorkommen – als »eine der schönsten Steuererfindungen« bezeichnen!

Dieses Monopol wurde 1791 durch den Nationalkonvent aufgehoben und 1810 von Napoleon I. wieder eingeführt: Da er sich der wirtschaftlichen Bedeutung der Tabakverarbeitung bewußt war, schuf er ein staatliches Unternehmen zur Ausbeutung dieses Monopols, die direkt dem Finanzministerium unterstehende französische Tabakregie. 1926 wurde die Ausbeutung einem staatlichen Unternehmen mit industrieller und kommerzieller Ausrichtung anvertraut, das 1935 zur SEITA wurde, dem *Service d'Exploitation Industrielle du Tabac et des Allumettes.* 1960 wurde die SEITA in einen autonomen staatlichen Betrieb umgewandelt; auch als sich 1970 die Tabakindustrie mit der Aufhebung der Zollschranken dem gemeinsamen Markt öffnete, wurde das Staatsmonopol beibehalten: Steuern auf den Einzelhandelsverkauf, Verzeichnis der Pflanzungen, Anbauerlaubnis, Import ausländischer Produkte. Im Januar 1995 wurde die SEITA privatisiert. Natürlich existiert weiterhin eine Tabaksteuer, sie wird sogar regelmäßig angehoben; die Einkünfte aus Tabaksteuern betrugen in Frankreich 1997 mehr als 60 Milliarden Francs. Die SEITA beschäftigt zur Zeit etwa 6.300 Arbeitnehmer und zählt 35.000 Tabakverkaufsstellen.

Entstehung und Verbreitung der Zigarette

Auch die Mode, Tabak zu konsumieren, war im Laufe ihrer Geschichte Wandlungen unterworfen. Armeen und Kriege haben zu dieser Entwicklung ganz entscheidend beigetragen: Kautabak war bei den Seeleuten der Flotte beliebt, während die Haudegen der Napoleonischen Armeen das Pfeiferauchen vorzogen.

Im 19. Jahrhundert hatte der Tabakkonsum schon alle gesellschaftlichen Schichten erfaßt. Das Rauchen von Pfeife und insbesondere von Zigarren wurde im Bürgertum und in Finanzkreisen Symbol für sozialen Aufstieg. In der Arbeiterklasse wurde entweder Pfeife geraucht, oder es wurden selbstgedrehte Zigaretten oder aber Kautabak konsumiert, die Beliebtheit des Schnupftabaks hingegen nahm immer mehr ab.

In Spanien sammelten Bettler Zigarrenenden auf, rollten die herausgefallenen Tabakkrümel in Papier und rauchten sie unter der Bezeichnung »papalètes«; so entstand die Zigarette, »kleine Zigarre«, per Hand hergestellt, die von den Soldaten der Napoleonischen Armee in Frankreich eingeführt wurde. Die Herstellung von Zigaretten begann in Frankreich während der Julimonarchie, und die ersten Zigaretten-Werkstätten entstanden um 1850; die erste automatisch betriebene Zigarettenmaschine datiert von 1880.

Die industriell hergestellte Zigarette setzte sich anfangs nur langsam durch. Wieder waren es die beiden Weltkriege, die zu ihrer starken Verbreitung beitrugen, vor allem der Erste Weltkrieg von 1914–1918, in dem Zigaretten zusammen mit Rotwein regelmäßig an die französischen Soldaten verteilt wurden, besonders unmittelbar vor einem Angriff. Damals kursierte der Ruf: »Ihr Raucher zu Hause, seid sparsam mit Tabak, unsere Frontsoldaten brauchen ihn nötiger.« 1918 schrieb der amerikanische General Pershing in einem Brief an seinen Verteidigungsminister: »Ich will Ihnen sagen, was wir brauchen, um diesen Krieg zu gewinnen: Tabak, Tabak und nochmals Tabak, mehr als jede Nahrung!« Genauso war es im Zweiten Weltkrieg von 1939–1945. Seit 1939 wurden in großem Umfang Zigaretten an die Soldaten verteilt, sie sollten ihre Angst und Unruhe lindern. Seit den beiden Weltkriegen jedenfalls erlebt die industriell hergestellte Zigarette eine exponentielle Entwicklung. Während sie noch zu Beginn des Jahrhunderts nur 2 % des gesamten Tabakkonsums ausmachte, nahm ihr Verkauf stufenweise zu, bis schließlich ab den 60er Jahren Zigaretten so beliebt und verbreitet waren, daß sie die anderen Arten des Tabakkonsums überall in eine unbedeutende Position verdrängten. Wurden in Frankreich um 1870 noch etwa 50.000 Zigaretten pro Jahr verkauft, so waren es hundert Jahre später schon mehr als 100 Milliarden.

Abb. 1: Entwicklung des Verkaufs von Tabak und Zigaretten in Frankreich

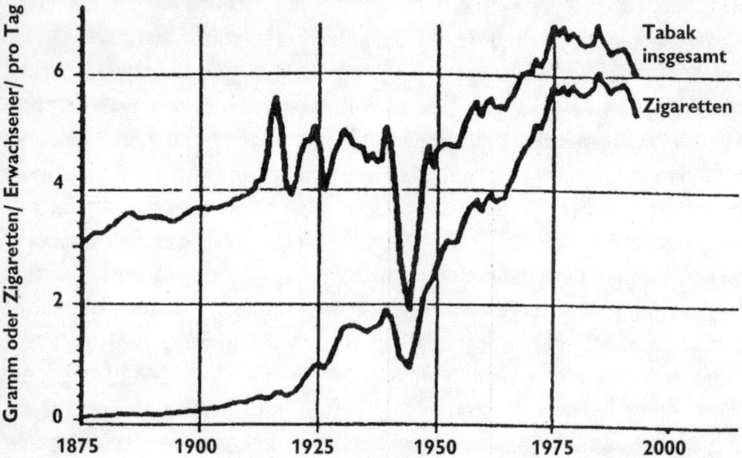

Quellen: SEITA, C.Hill (INSERM)

Das Rauchen von Zigaretten wurde innerhalb nur weniger Jahre zu einem alltäglichen Phänomen. In den 70er Jahren rauchten 80 % der Männer am Ende ihres Militärdienstes; in der gleichen Zeit stieg auch der Tabakkonsum bei Frauen, bis dahin nur eine Randerscheinung. Heute ist der Prozentsatz von jungen Frauen, die rauchen, ebenso hoch wie der von jungen Männern. Damals jedoch wurde Rauchen als eine gesellschaftliche Gepflogenheit, als harmloses Vergnügen betrachtet.

Vergnügen – dieser Begriff sollte für die Verbreitung des Rauchens ausschlaggebend werden: Der Rauch der Zigarette wird kräftig inhaliert, was zur massiven und schnellen Verbreitung seiner toxischen Elemente im gesamten Organismus führt – dies ist bei den anderen Arten des Tabakkonsums nicht der Fall. Außerdem wird beim Inhalieren in großem Umfang Nikotin absorbiert, das sehr schnell die Lungen erreicht: von dort steigt es dann innerhalb weniger Sekunden weiter ins Gehirn, wo es vielfältige psychoaktive Reaktionen auslöst. Das schnelle

Erreichen der Hirnzentren durch Nikotin erklärt die Stärke der von Zigaretten ausgelösten Abhängigkeit; und diese Abhängigkeit wiederum stellt die Zigarette in eine Reihe mit anderen Drogen wie Heroin, Kokain, Cannabis ...

Die massive Verbreitung des Rauchens in Europa und anderen Teilen der Welt war um so leichter, als die Risiken des Rauchens erst seit wenigen Jahren bewiesen sind. Zwar hatten schon Mitte des 19. Jahrhunderts ein paar bekannte Mediziner versucht, die Aufmerksamkeit auf die Gefahren des Tabakkonsums zu lenken, doch sie stießen damals nur auf Skepsis; selbst noch 1950 weigerten sich die meisten Ärzte, Warnungen vor der Gefährlichkeit des Nikotins Glauben zu schenken. Doktor I.-P. Aujoulat, Beamter im französischen Gesundheitsministerium, schrieb damals: »Soll man doch den wirklichen Suchtgefahren den Krieg erklären, welche die jungen Leute zerstören und die modernen Gesellschaften verderben, bravo! Die Zigarette jedoch zu schmähen und ihr den Kampf anzusagen, diesem unschuldigen und allgemein akzeptierten Vergnügen, diesem Beruhigungsmittel schlechthin ..., gut für den Schlaf, die Contenance sowie für das Savoir-Vivre, hieße ja, den Generationen vor uns den Prozeß zu machen.«[5]

Die erst späte Einsicht in die Gefahren des Rauchens läßt sich erklären durch:

- den Abstand von mindestens 20 Jahren zwischen dem Beginn der Vergiftung und dem Auftreten von Komplikationen;
- die gestiegene Lebenserwartung, wodurch diese Komplikationen erst Zeit hatten, sich zu entwickeln und in Erscheinung zu treten;
- den im Vergleich zu anderen Arten des Tabakkonsums ungleich schädlicheren Charakter der Zigarette und ihre außerordentliche Verbreitung seit einem Jahrhundert, mit der Folge, das Rauchen zu banalisieren.

Die letzten fünfzig Jahre sind also geprägt von einer Imageveränderung des Rauchens innerhalb der Gesellschaft. In den 50er Jahren wurde die Schädlichkeit des Tabaks zum ersten Mal wissenschaftlich unter Beweis gestellt: In England bewies Doll[6] nach der genauen Analyse seiner klinischen Akten, daß zwischen Lungenkrebs und Zigarettenkonsum eine enge Verbindung besteht.

Infolge dieser Arbeit hörten zahlreiche englische Mediziner auf zu rauchen. Während bei ihnen die Häufigkeit von Lungenkrebserkrankungen rapide abnahm, nahm sie bei denen, die weiter rauchten, zu. Seit den 60er Jahren ist belegt, daß Tabakkonsum ein sehr großes Risiko für die Gesundheit aller darstellt. Nach einigen Nachhutgefechten seitens der Tabakindustrie zeigte sich die gesamte Ärzteschaft von dieser Tatsache überzeugt. Die Konsequenzen schienen auf der Hand zu liegen: Da man für die Gefährlichkeit des Rauchens nun eindeutige Beweise hatte, dachte man, es genüge, diese Erkenntnis mittels Informationskampagnen und Gesundheitserziehung bei der Bevölkerung zu verbreiten, damit diese ihre absurde Gewohnheit, die Quelle so vieler Krankheiten ist, aufgab.

Die großen Namen der französischen Medizin waren mobilisiert. Professor Jean Bernard[7] schrieb 1970: »Das ist die schrecklichste Seuche, die der moderne Mensch zu bewältigen hat... Rauchen allein macht die Jahre wieder zunichte, die der Mensch aufgrund seiner höheren Lebenserwartung, Ergebnis der medizinischen Fortschritte innerhalb der letzten zwanzig Jahre, dazugewonnen hat.«

Professor Maurice Tubiana[8] gelang es schließlich, die Aufmerksamkeit der Regierung auf die Gefahren des Tabaks zu lenken und auf die Notwendigkeit hinzuweisen, dem Tabakkonsum den Kampf anzusagen. 1975 brachte die damalige Gesundheitsministerin Simone Veil in Frankreich das erste Gesetz ein, das Werbung für Tabak einschränkte und für bestimmte Fälle Rauchverbote erließ. Diese Maßnahmen wurden 1991 von Gesundheitsminister Claude Evian noch ausgeweitet, und parallel dazu wurde eine Preispolitik für Tabakwaren festgeschrieben. Die Anwendung dieser Gesetze erwies sich jedoch als schwierig. Zwar wurden wichtige Resultate erzielt, zum Beispiel nahm der Tabakkonsum ab, dieser Rückgang vollzog sich jedoch sehr langsam und war insgesamt weniger bedeutsam, als die Zahlen hätten vermuten lassen. Zum Beispiel ließ der zu schnelle und zu hohe Preisanstieg den Verkauf losen Tabaks für selbstgedrehte Zigaretten, der sehr viel billiger ist, aber auch ungleich gefährlicher, wieder in die Höhe schnellen. Außerdem fingen vor allem junge Leute an, geschmuggelte Zigaretten unklarer Herkunft zu rauchen.

Die Ergebnisse waren also noch unbefriedigend und weit entfernt von den Hoffnungen, die man mit diesen Aktionen gehegt hatte; der Grund für diesen relativen Mißerfolg ist in der aktuellen französischen »Anti-Tabak«-Politik zu suchen. Gewiß, man darf in den Bemühungen nicht nachlassen, muß alles daransetzen, um eine weitere Ausbreitung der Raucher-Epidemie zu vermeiden, aber bei den aktuellen Maßnahmen tut man gerade so, als habe man mit den bisherigen schon die bestmöglichen Ergebnisse erzielt. Doch einerseits geht der Tabakkonsum bei Jugendlichen nicht mehr weiter zurück, und andererseits hat sich inzwischen ein »harter Kern« von sehr abhängigen Rauchern gebildet, die ohne professionelle Hilfe das Rauchen nicht mehr beenden können.

Die Zigarette ist kein Konsumartikel wie andere. Wenn Rindfleisch unter Verdacht steht, eine schwere Krankheit zu übertragen, bricht der Verkauf innerhalb weniger Wochen zusammen. Doch seit mehr als dreißig Jahren weiß man, daß Rauchen ein tödliches Risiko darstellen kann, und dennoch verringert sich die Zahl der Raucher nur sehr langsam, und täglich fangen weitere Jugendliche an zu rauchen. Tabak und insbesondere Zigaretten sind für manche Raucher eine echte Droge, eine Droge, die erlaubt ist und keine sichtbaren psychischen Schäden hervorruft, deren Konsum jedoch alle Eigenschaften einer Abhängigkeit aufweist. Die Verkennung der wirklichen Natur des »Tabakkonsums« hatte denn auch eine Anzahl negativer Konsequenzen:

- abhängige Raucher, unempfänglich für alle »Anti-Tabak«-Kampagnen, fühlten sich angegriffen und an den Pranger gestellt;
- in einzelnen Fällen kam es zu Konflikten zwischen Rauchern und Nichtrauchern;
- und nicht zuletzt werden die Möglichkeiten wirksamer Hilfsmaßnahmen weder untersucht noch realisiert; die abhängigen Raucher sind

somit Beute und Opfer von angeblich empirischen und scharlatanesken Methoden.

Kehren wir aber zur Quelle zurück. Überrascht stellen wir fest, daß bei den Indianern Amerikas und in Europa seit dem 17. und 18. Jahrhundert alle angenehmen und positiven Empfindungen durch Tabakgenuß in all seinen Formen bereits bekannt waren. In unzähligen Texten werden die Vorzüge von Zigarre, Pfeife und dann auch Zigarette präzise und oft mit poetischen Worten beschrieben:

- Tabak bringt Vergnügen und Entspannung
- wirkt gegen Angst und Unruhe
- stimuliert die geistigen Fähigkeiten
- unterdrückt Hunger

George Sand schrieb: »Die Zigarre tötet den Schmerz, beschert uns süße und leichte Mußestunden und bevölkert unsere Einsamkeit.« Und Alphonse Daudet bemerkte: »Ich habe beim Arbeiten viel geraucht, und je mehr ich rauchte, desto besser ging meine Arbeit voran ..«

In einem 1875 veröffentlichten Buch mit dem Titel *L'Hygiène des Fumeurs* singt Lemercier de Neuville[9] das Loblied auf Pfeife und Zigarre, indem er anhand zahlreicher Details, Beispiele und unterstützender Lobeshymnen zeigt, welche Annehmlichkeiten und Vorteile beide mit sich bringen:

»Unser Gehirn jubelt und schüttelt seinen gewöhnlichen Stumpfsinn ab; wir beginnen uns rundum wohlzufühlen, unsere körperlichen Beschwerden lassen nach, unsere seelischen Kümmernisse werden geringer, die Probleme der Wissenschaft scheinen unbedeutender ... der Rauch des Tabaks stillt den Hunger und beruhigt Magenkrämpfe ... Wenn Forscher in entlegene Gebiete reisten, kauten sie Tabak, so fühlten sie weder Müdigkeit noch Appetit. Beim Rauchen glaubt man an das Glück.«

Oscar Wilde läßt im *Bildnis des Dorian Gray* eine seiner Personen sagen: »Eine Zigarette ist das vollkommene Musterbeispiel eines vollkommenen Genusses. Sie ist köstlich und läßt einen unbefriedigt.«

Seltsamerweise gerieten diese »Wohltaten« ab dem Moment, als die gefährlichen Risiken des Rauchens bekannt wurden, in Vergessenheit; dies galt speziell für die Zigarette, die sich von anderen Arten des Tabakkonsums in erster Linie durch die sehr schnell erfolgende Abhängigkeit unterscheidet. Geraucht wurde ab jetzt nicht mehr des Genusses wegen, sondern um das unangenehme, quälende Gefühl eines Mangels zu beheben! Die Untersuchung der psychischen und physischen Abhängigkeitsmechanismen erlaubt uns heute, diese Entwicklung nachzuvollziehen.

Wie gesagt, meinte man zunächst, man müsse den Rauchern nur vermitteln, daß Rauchen gefährlich ist, um ein rapides Sinken des Tabakkonsums zu erreichen. Die heutige Herausforderung besteht in der Erkenntnis, daß dem keineswegs so ist. Das heißt, um Rauchen wirksam bekämpfen zu können, müssen wir zuallererst die Gründe suchen, die zum Rauchen führen, und wir müssen vor allem herausfinden, warum Jugendliche zur Zigarette greifen und ihren Zigarettenkonsum rapide steigern. Außerdem müssen wir der Frage nachgehen, weshalb es für Raucher so schwer ist, auf Zigaretten zu verzichten. Die Gründe, warum jemand raucht, sind von Raucher zu Raucher verschieden, aber es sollte uns wenigstens gelingen, das dahinterliegende Muster zu erkennen.

Wir beginnen im folgenden mit der biologischen und klinischen Untersuchung dieses Prozesses. »Sie erlaubt uns, die Zusammenhänge zu erkennen und zu verstehen. Bevor wir voreilige Schlüsse ziehen, müssen die Prämissen feststehen. Präventionsmaßnahmen sind Ausdruck einer Politik der Hoffnung. Es wäre jedoch Scharlatanerie, über sie zu entscheiden, solange man nicht weiß, welche dieser Maßnahmen sich als wirklich wirksam herausstellen.«[10]

Sobald die Grundbedingungen bekannt sind, können Vorbeugeaktionen mit höheren Erfolgschancen und größerer Wirksamkeit eingeleitet werden. Dann besteht auch die Möglichkeit, das Gefühl des Mangels, das den Verzicht auf die Zigarette so schwer macht, durch Ersatzangebote zu kompensieren, ohne daß die mit dem Rauchen verbundenen positiven Gefühle verlorengehen ...

Der Tabakkonsum

Man darf nicht vergessen, daß der Zigarrettenpackung,
der Zeremonie, mit der man eine Zigarette aus der Packung holt
und der sonderbaren Wolke, die in uns dringt
und unseren Nasenlöchern bald wieder entsteigt,
ein mächtiger Zauber anhaftet, der sie die Welt erobern ließ.

Jean COCTEAU

Die verschiedenen Arten, Tabak zu konsumieren

Im Lauf seiner Geschichte wurde Tabak in völlig unterschiedlicher Weise konsumiert: er wurde gekaut, geschnupft und vor allem auf ganz verschiedene Weise geraucht – in Form von Pfeife, Zigarre, Zigarillo und heute zu mehr als 95 % in Form industriell hergestellter Zigaretten.

Schnupftabak

In der Neuen Welt wurde Tabak von den Indianern in Form von Pulver verwendet. Sie zerstießen die getrockneten Tabakblätter zu Pulver, das sie durch die Nasenlöcher einatmeten. Die Europäer taten es ihnen nach und schnupften die zerriebenen Blätter; dieser pulverisierte Tabak wurde in Tabaksdosen oder kleinen Tabakschachteln aufbewahrt.

Kautabak

Ebenfalls nach dem Beispiel der Indianer wurde Tabak gekaut und die Kaumasse wieder ausgespuckt: Das Schlucken des Speichelsafts, der einen Teil des Nikotins aus dem Tabak enthält, würde Magenbrennen verursachen. Diese Form wird vor allem von den Personen geschätzt, deren Arbeitsbedingungen dem Rauchen abträglich sind: Seeleute, U-Boot-Besatzungen, Bauarbeiter, Bauern, Bergleute ... Das Nikotin wird in diesem Fall direkt von der Mundschleimhaut aufgenommen.

In den USA und in Schweden, wo das Rauchverbot in der Öffentlichkeit sehr verbreitet ist und auch respektiert wird, konsumieren viele Jugendliche Kautabak in Form gehackter feuchter Blätter, die sie dann schnupfen, entweder in Form von Brei oder in Form kleiner Päckchen, die wie Teepäckchen aussehen und meist aromatisiertes Tabakpulver enthalten. Diese Art des Tabakkonsums ist in Frankreich zum Glück nur eine Randerscheinung.

Die Pfeife

Dieses Röhrchen wurde ursprünglich von Indianerstämmen dazu verwendet, zerstoßene Kräuter zu rauchen. Das Rauchen mit der Pfeife stellt die älteste Form des Rauchens dar und hat ein ganzes Arsenal unterschiedlicher Pfeifenformen hervorgebracht. Heute ist das ursprünglich in einfachen Kreisen beheimatete Pfeiferauchen weniger verbreitet, nur noch wenige sogenannte »Tabakästheten« pflegen es. Die Motivation, zu rauchen und die Art des Genusses, den man dabei hat, unterscheiden die Pfeife in der Tat sehr von der Zigarette.

Bei den Sioux-Indianern hieß die Pfeife Kalumet* und galt als heilig, zudem als Zeichen der Freundschaft, des Vertrauens und des Friedens, und sie wurde in Gemeinschaft geraucht. Die ursprünglich aus Persien stammende *Wasserpfeife* oder *Nargileh* wird in muslimischen Ländern noch häufig geraucht. Tabak wird dabei oft mit anderen Pflanzen, zuweilen mit Cannabis, vermischt und mit Honig aromatisiert; der Rauch, der, bevor er inhaliert wird, durch das Wasser zieht, enthält weniger Teerstoffe, dafür aber viel mehr Kohlenmonoxyd und versetzt den Raucher sehr schnell in einen Rauschzustand.

Die Zigarre

Ursprünglich bestand die Zigarre aus »getrockneten Blättern«, die in ein anderes Tabakblatt eingerollt wurden. Die Indianer atmeten diesen Tabak so lange ein, bis sie ganz trunken davon waren. Als die spanischen Konquistadoren kamen, übernahmen sie diese Sitte und gründeten auf Kuba Zigarrenwerkstätten. Heute ist die Zigarre, natürlich in perfektionierter Form, für ihren Benutzer ein Prestige-Symbol für Erfolg in Wirtschaft oder Politik.

Der Zigarillo

Um den Veränderungen, was Lebensweise und Geschmack der Verbraucher betrifft, Genüge zu tun, hat die Tabakindustrie kleine Zigarren oder Zigarillos auf den Markt gebracht, die weniger als drei Gramm wiegen. Sie bestehen aus gestampften Tabakblättern und sind zu einem annehmbaren, für alle erschwinglichen Preis erhältlich.

Die Zigarette (oder kleine Zigarre)

Die Zigarette tauchte zum ersten Mal Mitte des 19. Jahrhunderts in Spanien auf; sie wurde von Fabrikarbeiterinnen von Hand hergestellt – Mérimée und Bizet haben diese Arbeit durch ihre *Carmen* berühmt gemacht. 1880 wurde in Frankreich die erste Maschine zur Zigarettenherstellung entwickelt, wodurch der Ertrag in der gewünschten Weise gesteigert werden konnte. Tabakverarbeitung und -verkauf unterliegen in Frankreich seit Beginn des 19. Jahrhunderts einem Monopol. Ziel dieses Industriezweigs ist ganz offensichtlich, die Anzahl der Verbraucher konstant zu halten und Erwachsene, die aufgehört haben zu rauchen, durch neue Konsumenten zu ersetzen. Es geht darum, neue Bevölkerungsgruppen zu erreichen, ganz besonders Frauen und Jugendliche. Die gefährlich genialen und effizienten Werbekampagnen dieser Industrie schaffen es immer wieder, deren Ziele zu verwirklichen.

Tabakrauch und Zigarette

Warum hat sich die Zigarette zur häufigsten und gefährlichsten Form des Tabakkonsums entwickelt?

Wie wird eine Zigarette hergestellt?

Um Wirkungen und schädliche Folgen des Zigarettenrauchens zu verstehen, sollte man Struktur und Zusammensetzung der Zigarette sowie das Herstellungsverfahren kennen, das sich in den letzten hundert Jahren stark verändert hat.

Die Basiszigarette besteht aus einem porösen, feinen, geeichten und zylindrischen *Papierröhrchen*, das porös, fein, kalibriert und zylindrisch ist, und in das ein »Wulst« von Tabakblättern hineingestopft wird, die zuvor fein gehackt und zerkrümelt wurden, das sogenannte *scaferlati;* ihre Beschaffenheit hängt ab von zahlreichen Faktoren, wie Feuchtigkeit, Anteil von Zusatzstoffen, zum Beispiel Aromastoffe und andere – das Fabrikationsgeheimnis wird streng gehütet. Heute haben die meisten Zigaretten auch einen *Filter*, der aus kleinen Papierteilchen oder aus Zelluloseacetat-Teilen besteht; manchmal wird in der Mitte noch ein Element hinzugefügt, das aktiv Kohle absorbiert. Tabakwulst und Filter werden durch eine Binde oder Manschette zusammengefügt, die aus sehr porösem, perforiertem Papier besteht. Eine Zigarette enthält, bevor sie geraucht wird, 0,8 bis 1 Gramm Tabak; im Tabak befindet sich ein sogenanntes Alkaloid, das Nikotin, und zwar immer in beträchtlichen Mengen: *jedes Gramm Tabak enthält 10 bis 20 Milligramm Nikotin* sowie, in schwächerer Konzentration, alle organischen und mineralischen Elemente, die in den kleingehackten Blättern enthalten sind, insbesondere zahlreiche andere Alkaloide.

Wird die Zigarette angezündet, erzeugt der verbrennende Tabak Rauch, wie jede Pflanze, die man verbrennt, abgestorbene Blätter oder kleine Zweige im Garten zum Beispiel, oder wie auch Kohle; dieser Rauch enthält Kohlenmonoxyd (CO) und Teerstoffe. Die Teerstoffe sind eine Mischung aus sehr vielen Substanzen, die während der Tabakverbrennung erzeugt werden: in der Mehrzahl Kohlenwasserstoffe.

Entgegen der landläufigen Meinung ist es wichtig zu betonen, daß:

- Tabak an sich weder Teerstoffe noch Kohlenmonoxyd (CO) enthält: diese werden erst bei der Verbrennung erzeugt.

Abb. 2: Schematische Darstellung der Zigarette[11]

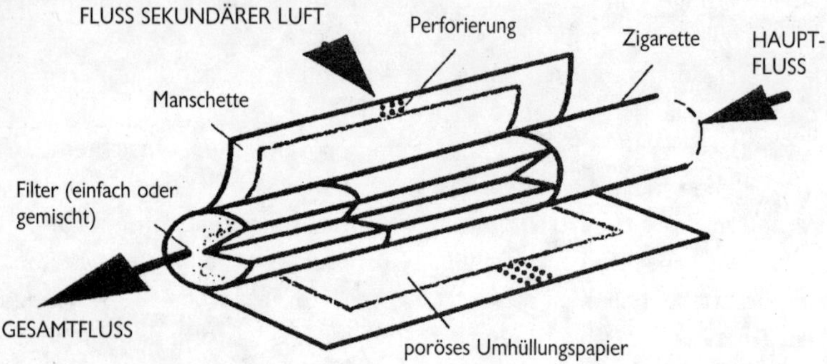

- Das Papier nicht zu den gefährlichen Bestandteilen der Zigarette gehört.
- Zigarillos gefährlicher sind als Zigaretten, denn sie haben keinen Filter: Zigarillo-Raucher sind meist ehemalige Zigarettenraucher, die hoffen, daß sie ihren Tabakkonsum auf diese Weise reduzieren. Manche meinen, Zigarillos seien deshalb weniger schädlich, weil auf den Packungen der Anteil von Nikotin und Teerstoffen nicht aufgeführt ist! Ebenso verhält es sich mit Selbstgedrehten, deren Beliebtheit zur Zeit wegen der steigenden Zigarettenpreise zunimmt.

Tabakrauch

Tabakrauch ist ein Aerosol: Er besteht aus flüssigen Substanzen, die in sehr feine Tröpfchen zerstieben (Partikelphase) und in einer gasförmigen Mischung aufgeschwemmt werden. Dieses Aerosol weist folgende Besonderheiten auf: Seine Dichte beträgt ungefähr 50 µg* pro Millimeter Rauch. Ein Milliliter Rauch enthält durchschnittlich 10 Milliarden Partikel mit einem Durchmesser von 0,1 bis 0,2 µ*; ihre extreme Winzigkeit erklärt, warum diese Partikel in der umgebenden Luft so beständig sind und mit der eingeatmeten Luft ganz tief in die Lungen, das heißt bis in die Lungenbläschen eindringen können.

Der Rauch entsteht durch die unvollständige Verbrennung von Tabak; nur am brennenden Ende der Zigarette findet diese Verbrennung vollständig statt, da dort die Sauerstoffmenge (O_2) ausreicht: die Temperatur übersteigt an dieser Stelle 1600 °C. Es kommt dabei zu einer Verbrennung mit Bildung von Kohlenmonoxyd und Teerstoffen, darunter vor allem krebserzeugende polyzyklische Kohlenwasserstoffe wie das sehr gefährliche Benzopyren.

Beim Tabakrauchen unterscheidet man drei Strömungen:

1. *Die primäre Strömung* (oder Hauptströmung) wird während des Einatmens durch den Raucher erzeugt. Beim Pfeife- und Zigarrerauchen finden weniger Züge statt, und der beißende und reizende Rauch wird zumeist nicht inhaliert. Im Gegensatz dazu wird bei der Zigarette der Rauch schnell aufgenommen und meistens tief inhaliert, dringt also bis in die Lungenbläschen vor.
2. *Die sekundäre Strömung* (oder Nebenströmung) ist der Rauch, der zwischen zwei Zügen freigesetzt wird. Bei der Zigarette ist die Emissionsdauer der sekundären Strömung viel bedeutsamer als die der primären (20 bis 30 Sekunden bei Zügen, die alle 10 Minuten erfolgen). Diese sekundäre Strömung ist eine der Hauptursachen für die Luftverschmutzung in Räumen; ihr Gehalt an giftigen Stoffen ist viel höher als bei der primären Strömung: Sie setzt drei bis zehnmal mehr Kohlenmonoxyd und viermal mehr Benzopyren und Nikotin frei.
3. *Die tertiäre Strömung* besteht aus dem Rauch, den der Raucher nach dem Inhalieren wieder ausbläst.

Die Zusammensetzung des Rauchs wird bei der primären Strömung anhand von standardisierten Rauchmaschinen nach internationalen Normen untersucht. Diese Maschinen simulieren unter identischen und wiederholbaren Bedingungen das standardisierte mechanische Rauchen, wie es von der ISO (International Standard Organization) definiert ist. Die Raumtemperatur beträgt bei diesem Simulationsprozeß 22 °C, die Luftfeuchtigkeit 60 %; ein Zug dauert zwei Sekunden

***Abb. 3: Die drei Strömungen des Rauchs*[12]**

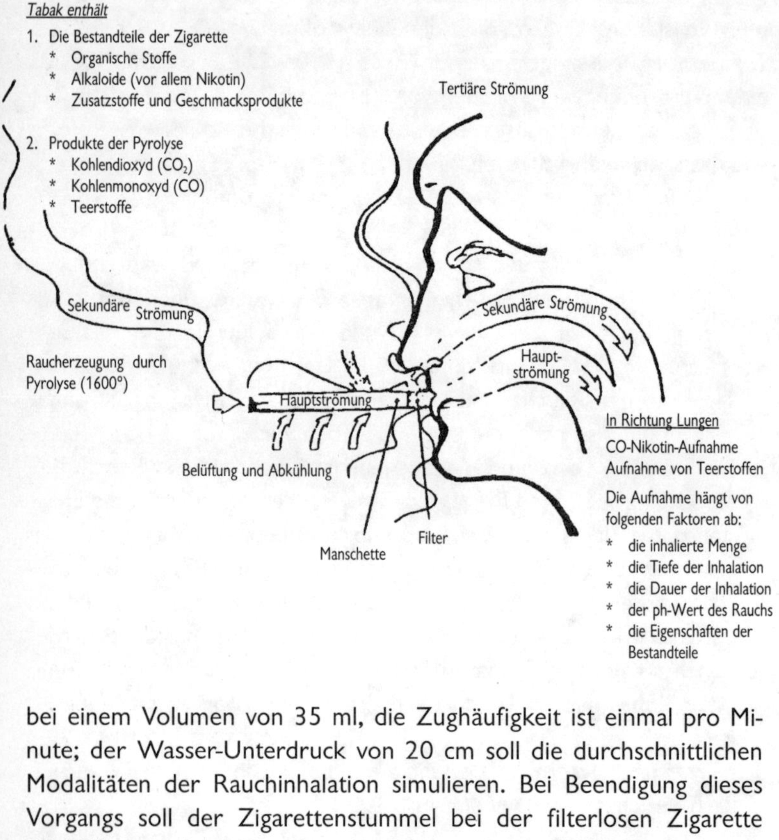

bei einem Volumen von 35 ml, die Zughäufigkeit ist einmal pro Minute; der Wasser-Unterdruck von 20 cm soll die durchschnittlichen Modalitäten der Rauchinhalation simulieren. Bei Beendigung dieses Vorgangs soll der Zigarettenstummel bei der filterlosen Zigarette 23 Millimeter lang sein, bei der Filterzigarette 8 Millimeter länger. Der Rauch wird dabei durch eine Filtermembrane geleitet, auf der sich ein Kondensat ablagert, das die Partikelphase darstellt. Dieses Kondensat wird gewogen, dann durch Wasser und Nikotin, die ebenfalls aufgefangen wurden, ergänzt, und die Teerstoffe werden durch folgende Gleichung definiert:

$$\textit{Teerstoffe} = \textit{Kondensat} - (\textit{Wasser} + \textit{Nikotin})$$

Die gasförmige Phase wird auf der anderen Seite der Membran aufgefangen.

Für Tabakrauch lassen sich zwei unterschiedliche Phasen feststellen, deren Zusammensetzung extrem komplex ist: mehr als 4.000 Stoffe haben dabei identifiziert werden können.

- Bei der *gasförmigen Phase* konnten nachgewiesen werden :
  - Kohlendioxyd (CO_2: 12 bis 15 %), Kohlenmonoxyd (CO: 3 bis 6 %), Sauerstoff (O_2: 10 bis 15 %), Stickstoff (N: 60 %) ...
  - flüchtige organische Verbindungen (Aldehyde, Ketone, Ammoniak, verschiedene Kohlenwasserstoffe: 1 bis 3 %).

- Bei der *Partikelphase*, in der der Rauch ein Aerosol ist, konnten hauptsächlich nachgewiesen werden:
  - krebserregende Substanzen: aromatische Kohlenwasserstoffe (Benzopyrene, benzofluorierende Dibenzoanthrazene), heterozyklische Nitroverbindungen (Pyridine, Dibenzakridine ...), Nitrosamine, Aldehyde, Ketone;
  - Reizstoffe (Akroleine);
  - Metalle: Nickel, Carbonyl, Kadmium, radioaktives Polonium;
  - freie Radikale: Chinon, Hydrochinon, Epoxide, Peroxidverbindungen, Kohlenoxyd ... Sie reagieren mit Sauerstoff und sind verantwortlich für die Bildung »oxidierender Substanzen«, bekannt als krankheitserregende Stoffe;
  - zianhydrische Säure (CNH);
  - Nikotin, die Hauptursache für Abhängigkeit und zum Teil auch für das Gefäßrisiko.

Der auf den Zigarettenpackungen angegebene Gehalt an Teerstoffen und Nikotin bezieht sich in erster Linie auf die Primärströmung; er entspricht den Dosierungsergebnissen der künstlichen Rauchmaschinen. Zweifellos haben wir es hier mit einem Wirkungsfaktor zu tun.

Abb. 4: ***Rauchmaschine***[13]

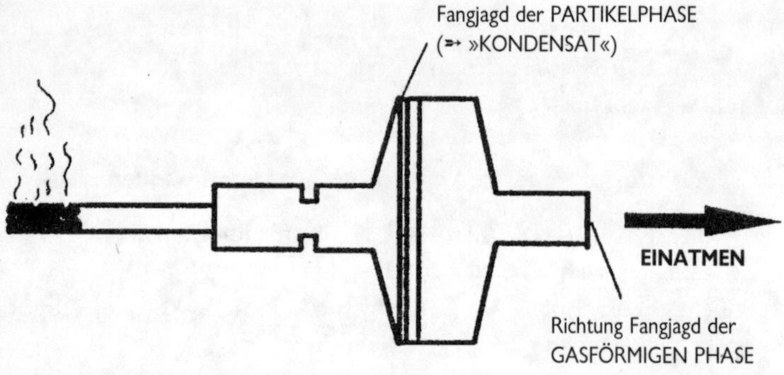

PARAMETER DES RAUCHENS .... • Zug = 35 ml
• Dauer = 2 Sek.
• Häufigkeit = 1 Min.

TEERSTOFFE= Kondensat – (Wasser + Nikotin)

Prinzip des normierten Rauchens von Zigaretten (gemäß der ISO-Norm 3308)

Die Nachricht, daß Teerstoffe Krebs hervorrufen, spielte zweifellos eine wichtige Rolle bei der Entscheidung vieler Menschen, das Rauchen aufzugeben. Sie führte aber auch dazu, daß in den 70er Jahren sogenannte leichte Zigaretten entwickelt wurden, die Teer nur noch in geringen Mengen enthalten.

Damals galten Teermengen von mehr als 20 Milligramm pro Zigarette als normal: bei der filterlosen Boyard-Maïs zum Beispiel betrug die Teermenge sogar mehr als 30 Milligramm pro Zigarette. Seit der französischen Verordnung vom 1. Januar 1993 durfte eine Zigarette maximal noch 15 Milligramm, seit dem 1. Januar 1998 nur noch 12 Milligramm Teerstoffe enthalten.

Zahlreiche Faktoren bestimmen die Zusammensetzung des Tabakrauchs. In erster Linie natürlich die Tabaksorte:

Tabelle 1
Beispiele für den Nikotingehalt bei Zigaretten und Tabak
(Quelle: SEITA)

Tabak	**Nikotinmenge**
Getrocknetes, gehacktes Blatt (scaferlati)	10–20 mg/g Tabak
Tabakrauch	
Künstlicher Ausstoß (Rauchmaschine)	0,1–1,5 mg bei 1 Zigarette
Wirklicher Ausstoß (durch Raucher absorbierte Menge)	1–3 mg bei 1 Zigarette

Tabelle 2
Zusammensetzung einer Zigarette

Eine Zigarette	0,8–1 g Tabak
Ein Zug (Raucher)	10–100 ml Rauch
Ein Zug (Rauchmaschine)	35 ml Rauch

Tabelle 3
Einteilung der Zigaretten gemäß ihrem Ausstoß an Teerstoffen

Zigaretten	**Teerstoffmenge**
Extra-leichte	weniger als 3 mg pro Zigarette
Super-leichte	3–6 mg pro Zigarette
Leichte	7–10 mg pro Zigarette
Volles Aroma	mehr als 11 mg pro Zigarette

- schwarzer Tabak wird für Pfeife, Selbstgedrehte, Zigarren, Zigarillos und einige französische Zigarettenmarken verwendet. Diese Produkte haben heute einen Marktanteil von etwa 15 %;
- in der Sonne oder in heißer Luft getrockneter blonder Tabak wird hauptsächlich für Zigaretten benutzt.

Die mittlerweile größere Beliebtheit blonder Tabaksorten ist Ausdruck dafür, daß der Verbraucher gegenüber den Gefahren des Rauchens sensibler geworden ist. Allerdings genießen diese Tabaksorten zu Unrecht den Ruf, weniger gefährlich zu sein als die schwarzen Sorten. Lediglich ihr Rauch ist sanfter und angenehmer, seine Zusammensetzung ist jedoch abhängig von der Art des Trocknens, der Behandlung nach dem Trocknen sowie von der Zugabe von Zusatzmitteln: Es sind also vor allem die Herstellungsverfahren, die den Tabak verändert haben.[14]

Weitere für die Zusammensetzung des Tabakrauchs wichtige Faktoren sind:

- *die Intensität der Verbrennung.*
  Sie ist abhängig vom Durchmesser der Zigarette und von der Porosität des verwendeten Papiers: bei einem poröseren Papier ist die Verbrennung vollständiger und somit der Ausstoß von Kohlenmonoxyd (CO) geringer. Die Dichte des gehackten Tabaks spielt ebenfalls eine wichtige Rolle: wurden die Blätter in große Stücke geschnitten, dann ist der Ausstoß an Nikotin und Teerstoffen geringer.
- *Filtrierung und Belüftung.*
  Beide können den Rauch-Transfer während des Verbrennungsprozesses beträchtlich verändern.
- *Filterung des Rauchs.*
  Wichtigstes Element bei diesem Prozeß ist die Menge des eingeatmeten Rauchs, die »Rauchsäule«, die durch den Tabak selbst gefiltert wird. Dieser selbstfiltrierende Mechanismus erklärt zum großen Teil die Erhöhung der Geschmacksintensität, je nachdem, wie die Zigarette abgebrannt wird. Die Filter haben eine nichtselektive mechanische Wirkung, hauptsächlich auf den Teergehalt; erst durch die Zufügung eines Bindemittels können bestimmte Komponenten aus der gasförmigen Phase beseitigt werden.
- *Belüftung.*
  Sie ermöglicht es, den Rauch zu verdünnen, ist aber abhängig von der Porosität des Papiers und vor allem von der Perforation der Manschette. Besonders wirksam ist sie, wenn sie weit vom Punkt der Verbrennung stattfindet. Ihre Wirkung bezieht sich vor allem

auf die gasförmige Phase. Zwischen Filtrierung und Belüftung besteht eine komplexe Synergie, die den Rauch-Fluß zu verlangsamen und den »Komfort« des Rauchers zu verbessern vermag. Dabei entsteht ein Kompromiß zwischen einer zu stark belüfteten Zigarette, durch die man nur Luft einatmet und einer zu sehr gefilterten, die beim »Ziehen« als zu hart empfunden wird.

Es gibt Möglichkeiten, die Zusammensetzung des Rauchs zu verändern:

- indem man den Durchmesser der Zigarette verändert,
- indem man ihre Länge verändert,
- indem man Tabaksorten benutzt, die starke Füllkraft haben,
- indem man die Ausbreitungstechnik variiert, um dem Tabak sein Volumen vor der Trocknung zurückzugeben.

Wir sehen also, wie komplex sich die technische Seite der Zigarette darstellt. Die Tabakindustrie versucht, den Anteil der giftigsten Substanzen, der Teerstoffe, zu verringern, indem sie mit einer Reihe von Tricks für eine raschere Verbrennung sorgt, die eine geringere Anzahl von Zügen pro Zigarette und weniger rauchhaltige Züge garantieren soll.

Wie aber reagiert der Raucher selbst auf diese Veränderung der Geschmacksintensität und des Nikotingehalts? Die tatsächlichen Mengen an Nikotin und Teerstoffen, die er aufnimmt, unterscheiden sich nämlich meist von den Werten, die von der Rauchmaschine produziert werden. Sie sind abhängig von der Art des Rauchens, das heißt von Häufigkeit und Tiefe der Züge, von der Intensität des Inhalierens sowie von der mehr oder weniger vollkommenen Verbrennung der Zigarette. Diese Faktoren variieren von Raucher zu Raucher stark; für einen Raucher, der täglich 30 Zigaretten raucht, mit einem theoretischen Ausstoß von 1 mg Nikotin (in der Rauchmaschine), kann die aufgenommene Nikotinmenge von 10 bis 100 mg täglich variieren!

In der Tat ist das Rauchverhalten eines jeden Rauchers sehr unterschiedlich.[15]

Anzahl von Zügen	Intervall zw. den Zügen	Dauer der Zigarette	Dauer eines Zuges	Volumen des Zuges	Inhaliertes Volumen pro Zigarette
8–16	20–60 Sekunden	4–7 Minuten	1–2,4 Sekunden	20–60 Milliliter	400–900 Milliliter

Ein »nikotinabhängiger« Raucher, der zu leichteren Zigaretten greift, erhöht meist seinen Konsum. Er inhaliert tiefer und atmet den Zug später aus, um seinen Nikotinbedarf zu stillen. Außerdem raucht er die Zigarette bis zum unteren Ende, verstopft häufig noch die Poren der Manschette mit Fingern oder Lippen, nimmt manchmal sogar den Filter ganz weg; auf diese Weise absorbiert er viel mehr Nikotin, als auf der Packung angegeben ist und vor allem viel höhere Mengen Kohlenmonoxyd! Biologische Untersuchungen von Benowitz[16] haben ergeben, daß beim Vergleich verschiedener Zigarettentypen die absorbierten Nikotinmengen nichts zu tun haben mit den auf der Packung angegebenen Werten.

Kozlowski[17], der die Spuren ganz am Ende der Filter untersuchte, hat herausgefunden, zu welchen unbewußten Tricks der Raucher bei leichten Zigaretten greift und hat außerdem die Auswirkungen auf die Teeraufnahme beschrieben.

Welche Rolle spielt die leichte Zigarette bei der Entwicklung der durch Tabak ausgelösten Risiken?

Die epidemiologischen Gegebenheiten zeigen, daß das Risiko von Lungenkrebs und Krebs der oberen Atemwege durch das Rauchen von Filterzigaretten, deren Teerausstoß geringer ist, zum Teil reduziert wurde. Dies wurde vor allem dann ganz deutlich, als enorm teerhaltige Zigarettenmarken vom Markt genommen wurden. Der Rückgang nahm jedoch wieder ab, seit der Teerausstoß weiter reduziert wurde. Was die Risiken für die Herzgefäße angeht, gibt es unterschiedliche Auffassungen. Nur wenige Untersuchungen deuten auf einen leichten Rückgang des Risikos für die Herzkranzgefäße hin. Die meisten Studien belegen ein gleichbleibendes Risiko. Eine kürzlich erfolgte schwedische

Untersuchung hat in diesem Zusammenhang zu sehr wichtigen Ergebnissen geführt: Wie in den Vereinigten Staaten hat auch in Schweden wegen des strengen Rauchverbots in der Öffentlichkeit die Beliebtheit von Kautabak oder Schnupftabak, »Snuff«, sehr zugenommen. Bei dieser Art des Tabakkonsums ist jedoch, obwohl der Nikotingehalt nicht geringer ist, das Risiko für Gefäßkrankheiten lange nicht so hoch, wesentlich geringer noch als sogar bei der »leichten« Zigarette! Mit »Snuff« sinkt das Risiko, an Kehlkopf- oder Lungenkrebs zu erkranken, fast auf Null ... aber nicht die Gefahr von Krebs im Mundhöhlenraum (Lippen, Zunge, Rachen), ganz im Gegenteil.

Es ist interessant und wichtig, zu erfahren, wie Raucher die leichte Zigarette aufnehmen; befragt man sie dazu, was in unserer Beratungsstelle systematisch geschieht, dann ergeben sich folgende Fakten:

- Alle Befragten kennen natürlich die Marke, die sie rauchen und sie wechseln sie nur sehr selten.
- Fast alle Befragten wissen, ob sie normale, leichte oder ultra-leichte Zigaretten rauchen.
- Alle Befragten geben jedoch zu, daß sie nach dem Wechsel zu »leichteren« Zigaretten mehr geraucht, vor allem an ihren Zigaretten öfter »gezogen« und sie zudem bis hinunter zum Filter aufgeraucht haben. Bei der ersten Beratung, die immer gegen 16 Uhr stattfindet, zeigt das Ausmaß an Kohlenmonoxyd in der ausgeatmeten Luft bei denen, die den ganzen Tag geraucht haben, eine durchschnittlich deutlich höhere Zahl an als bei denen, die »leichte« und vor allem »extra-leichte« Zigaretten rauchen.

Auf individueller Ebene reduzieren die »leichten« Zigaretten also das Krebsrisiko, aber sie ändern nur wenig oder gar nichts an der Gefahr von Herzgefäßerkrankungen. Die einzigen, die wirklich von der leichten Zigarette profitieren, sind die nicht oder nur wenig abhängigen Raucher, die anderen werden ihr starkes Nikotinbedürfnis immer mehr oder weniger kompensieren.

Auf allgemeiner Ebene jedoch kann diese Entwicklung nur schaden:

Rauchen in Gegenwart anderer ist ein wesentlicher Grund dafür, daß andere zum Rauchen motiviert werden oder nicht aufhören können. Jeder Raucher, auch wenn er nur wenig konsumiert, sorgt dafür, daß die Epidemie erhalten bleibt.

Auch wenn der Gehalt an reiz- und krebserregenden Stoffen bei der primären Strömung aufgrund des Filters geringer ist, bleiben die Werte bei der sekundären Strömung genau gleich. Raucher, die in großem Umfang verpestete Luft einatmen, übernehmen damit wieder einen Großteil der schädlichen Wirkungen des Rauchs, und leider betrifft das nicht nur die Raucher, sondern auch die Nichtraucher in ihrer Umgebung.

»Sind ›leichte‹ Zigaretten womöglich nur eine Täuschung oder ein Trick?«

- Eine Täuschung vielleicht, wenn man bedenkt, daß die auf den Packungen angegebenen Zahlen im Gegensatz zu der legitimen Annahme des Konsumenten nicht die wirkliche Menge dessen wiedergeben, was er aufnehmen wird; der Hinweis ist nicht mehr als eine Zahl; jedem steht frei, sie zu interpretieren.
- Ein Trick sicher, denn für den, der raucht, suggeriert das Wort »leicht« eine Risikoreduktion. Damit verliert er die Motivation, wirklich mit dem Rauchen aufzuhören und vergiftet sich weiter.

Einzige und wirkliche Nutznießerin der »leichten« Zigarette ist die Tabakindustrie, denn der Kunde bleibt ihr erhalten, er konsumiert im Gegenteil manchmal sogar mehr und nicht selten teurere Zigaretten.

Aufnahme der Bestandteile des Tabaks

Art und Ausmaß des mit Tabakkonsum verbundenen Risikos sind abhängig von der Konsumform: ob Kau- oder Schnupftabak – beides heute die Ausnahme – Rauchtabak, Pfeife, Zigarren, Zigarillos oder Zigaretten konsumiert werden. Zigaretten stellen heute mehr als 95 % des gesamten Tabakkonsums.

Aufnahme von Nikotin

Die Nikotinaufnahme durch die Nasen- und Mundschleimhäute hängt im wesentlichen ab vom pH*-Wert des Tabaks und vom pH-Wert des Rauchs. Im alkalischen Milieu ist Nikotin, eine schwache Base, im nichtionisierten Zustand und durchzieht leicht die Schleimhäute.

1. Was *gerauchten Tabak* betrifft, stellt sich die Situation sehr unterschiedlich dar. Sie hängt ab von den Formen des Rauchens. Es kommt dabei auf die zum Rauchen verwendete Form an. Geht ein Zigarettenraucher zum Pfeiferauchen, zu Zigarren und vor allem Zigarillos über, so wird er aufgrund seiner Gewohnheit, zu inhalieren, ab jetzt einen noch giftigeren Rauch einatmen und den Teufel mit dem Beelzebub austreiben ... Für Zigarettenraucher ist aufgrund der Herstellungstechniken und der verwendeten Tabaksorten der Rauch sauer, die Aufnahme durch die Mundschleimhaut ist deshalb gering oder erfolgt gar nicht. Doch da Zigarettenrauch milder ist und weniger Reizstoffe enthält, wird er leichter durch normales Inhalieren eingeatmet: Er dringt schnell in die Bronchien, die Bronchiolen und die Lungenbläschen ein. Die verschiedenen Reizstoffe und krebserregenden Substanzen im Rauch beeinflussen also die Gesamtheit der Atemwege. In den Lungenbläschen wird das Kohlenmonoxyd (CO) sehr schnell aufgenommen, ebenso wie verschiedene Komponenten der gasförmigen Phasen und der Partikelphase, vor allem aber das Nikotin. Dieses breitet sich sehr rasch im allgemeinen Kreislauf aus, begleitet von einer schnellen Steigerung der Nikotinämie. Auf dieselbe Weise dringen krebserregende Teerstoffe in den Organismus, die das Auftreten von Krebsarten erklären, die außerhalb der Atemwege entstehen, wie zum Beispiel Blasenkrebs. Pfeifenraucher, Zigarren- und Zigarilloraucher inhalieren den Rauch nicht, denn er ist scharf und voller Reizstoffe. Aufgrund seiner alkalischen Substanz wird das Nikotin bei ihnen direkt von den Schleimhäuten aufgenom-

men, was zu einer langsamen und leichten Erhöhung des Nikotingehalts im Blut führt. Die toxischen Komponenten, die Reizstoffe enthalten und krebserregend sind, üben eine rein lokale Wirkung aus.
2. Die krebserregenden Substanzen von *Kau- und Schnupftabak* sind verantwortlich für lokale Gesundheitsgefährdungen; Mund- und Nasenschleimhäute nehmen Nitrosamine auf, die bei Gärung und Lagerung der Tabakblätter vom Nikotin gebildet werden, polyzyklische Kohlenwasserstoffe (durch das Rauchen aromatisierter Tabaksorten), aromatische Produkte und Polonium. Die Nikotinaufnahme geschieht direkt über die Schleimhäute, sie wird häufig durch Zusatzstoffe erleichtert, die den Tabak alkalischer machen. Die ersten Tabakkonsumenten, die Indianer nämlich, waren dem schon auf empirische Weise auf die Spur gekommen: Wenn sie Tabak kauten, vermischten sie ihn mit einer alkalisierenden Substanz, mit Muschelpulver oder Kreide, genauer Kreidekarbonat; und heute noch kauen die kolumbianischen Bauern Kokablätter vermischt mit Kalkpulver.

Die schädlichen Folgen des Rauchens

Die pathologischen Konsequenzen der Aufnahme der Tabakbestandteile sind wissenschaftliche Tatsachen und müßten eine wesentliche Motivation darstellen, mit dem Rauchen aufzuhören.

Sterblichkeit und Lebenserwartung

Die Anzahl der durch Rauchen verursachten Todesfälle liegt in Frankreich, gering geschätzt, pro Jahr bei über 60.000, davon 55.000 Männer und 5.000 Frauen. Das heißt: mehr als 10 % aller Todesfälle sind auf Rauchen zurückzuführen. Jeder vierte Raucher stirbt an den Folgen seines Tabakkonsums! Ein 30jähriger Raucher hat, wenn er 20 Zigaretten pro Tag raucht, eine um 6 Jahre reduzierte Lebenserwartung. Raucht er 40 Zigaretten täglich, so ist seine Lebenserwartung um 8 Jahre reduziert. Wie eine Falle stellt sich die Tatsache dar, daß die auf das Rauchen zurückzuführenden Krankheiten eine sehr lange Latenzzeit aufweisen, das bedeutet, daß zwischen dem Beginn der Vergiftung und den Auswirkungen auf die Gesundheit 15 bis 40 Jahre oder mehr vergehen können, bis Komplikationen auftreten. Die aktuelle Sterblichkeit und Krankheitsrate spiegelt also den Tabakkonsum der Jahre 1960–1975 wider. Eine Pariser Epidemiologin, Catherine Hill[18], hat ausgerechnet, daß, wenn sich am Tabakkonsum der heute 18–30jährigen nichts ändert, in den Jahren 2020–2025, auf Frankreich bezogen, das Zigarettenrauchen an jährlich 165.000 Todesfällen, 110.000 Männer und 55.000 Frauen, schuld ist. Die Frauensterblichkeit würde in diesem Zeitraum also verzehnfacht!

1985 betrafen 95 % der auf Rauchen zurückzuführenden Todesfälle Personen, die vor 1965 mit dem Rauchen begonnen haben. In bezug auf alle Komplikationen wächst das Gesundheitsrisiko linear zur Intensität des Konsums.

Krebsarten

Verantwortlich für die krebserregende Wirkung des Rauchens sind die »Teerstoffe«, das heißt, das Krebsrisiko steigt mit dem Teergehalt der Zigaretten. Lungen- und Bronchialkrebs scheinen durch die allmähliche Verringerung des Teergehalts leicht reduziert worden zu sein, besonders in den USA, aber auch in Europa. Kehlkopf- und Bronchialkrebs sind auf das Inhalieren des Rauchs zurückzuführen, das heißt im wesentlichen auf das Zigarettenrauchen, ein Risikofaktor*, bei dem man direkt von der Ursache auf die Wirkung schließen kann. Rachen-, Mund- und vor allem Speiseröhrenkrebs resultieren oft aus der Verbindung von Alkohol und Tabak. Mundhöhlenkrebs ist im wesentlichen eine Folge von Pfeife- und Zigarrerauchen, vor allem aber von Kautabak-Konsum, der heute in den USA einen dramatischen Aufschwung erlebt.

Hauptverursacher von Krebs infolge Tabakrauchs ist das Benzopyren. Im Rauch sind alle Elemente enthalten, die zu Krebs führen können:

- aromatische Kohlenwasserstoffe, darunter im wesentlichen Benzopyren,
- heterozyklische Nitratderivate, die Nitrosamine,
- phenolische Derivate ...

Bei Bronchialkrebs ist das Risiko um das Zweifache erhöht, wenn in der Familie schon einmal ein Fall von Bronchialkrebs aufgetreten ist. Dies könnte mit Enzymveränderungen zu tun haben, die fähig sind, die Umwandlung von einigen aromatischen Kohlenwasserstoffen in aktivere krebserregende Stoffe zu begünstigen. Familiäre Bedingungen oder berufsbedingte Aspekte können ebenfalls eine Rolle spielen, zum Beispiel, wenn Silikose oder Asbestose (Asbestverschmutzung) vorhanden sind. Die schädliche Wirkung zahlreicher flüchtiger Industriegifte wird durch Rauchen noch beträchtlich erhöht.

Tabak ist verantwortlich für nahezu 30 % aller Krebserkrankungen:

- Manche sind direkt auf Tabak zurückzuführen: Kehlkopfkrebs, Bronchialkrebs, Mundhöhlenkrebs, Speiseröhrenkrebs, letzterer besonders in der Verbindung von Alkohol und Tabak.
- Bei anderen Krebsarten wirkt Tabak als Katalysator: Blasenkrebs und in einem geringeren Grad Krebs der Harnwege und der Nieren, des Gebärmutterhalses, des Magens, der Bauchspeicheldrüse, Brustkrebs ...

Kürzlich erst konnte gezeigt werden[19], daß die im Tabakrauch enthaltenen Kohlenwasserstoffe direkt auf die Lunge wirken, indem sie ein Gen verändern, das p53, das im Normalzustand gegen die Krebs verursachende Degeneration der Zellen schützt. Nun aber hat man bei den meisten Krebsarten entdeckt, daß dieses Gen eine Anomalie aufweist. Die Schädlichkeit von Tabak bei der Entwicklung von Krebskrankheiten ist also wahrscheinlich noch viel stärker als ursprünglich angenommen, denn diese Veränderungen des p53 sind bei zahlreichen weiteren Krebsarten festzustellen.

Chronische und akute Bronchitis, chronische Atemnot

Die im Tabakrauch enthaltenen Reizstoffe (Akreoline, Phenole) bewirken eine Übersekretion von Schleim und eine Schädigung der Epithelzellen, die die Bronchienwände bedecken. Die Aldehyde und Stickstoffoxyde haben eine Lähmung der Bronchien-Flimmerhärchen zur Folge, das heißt, der Bronchialschleim kann nicht abfließen und sammelt sich in den Bronchien an. Die Funktion der Bronchienreinigung ist auf diese Weise empfindlich gestört, Partikel aus Industrie- und Luftverschmutzung werden nicht beseitigt.

Hauptgrund für die Entstehung eines Emphysems ist die Zerstörung der elastischen Fasern um die Bronchiolen. Durch Tabakrauch werden vielkernige Zellen und die in den Bronchien befindlichen großen Freßzellen aktiviert, woraufhin sie proteolytische Enzyme, Elastasen und oxydierende Substanzen freisetzen, mit der Folge, daß das elastische Gewebe zerstört wird.

Und schließlich ist Zigarettenrauch auch die Ursache für eine Störung der Immunreaktionen des lokalen Verteidigungssystems: der Reduzierung der phagozytären Aktivität der Polykerne, der Verminderung der Produktion des sekretabsondernden Immunglobulins A und der Verschlimmerung allergischer Reaktionen. Dies alles trägt dazu bei, das Atmen zu erschweren und alle Arten von Infektionen zu begünstigen.

Tabak ist somit der Hauptverursacher von chronischer Bronchitis und den damit einhergehenden Komplikationen: Emphyseme, akute Bronchial- und Lungeninfektionen mit häufiger Rückfallgefahr. Mehr als 50 % der Personen, die 20 Jahre lang mehr als 20 Zigaretten täglich geraucht haben, leiden an chronischer Bronchitis. Am Ende dieser Erkrankung steht die chronische Atemnot. Sie tritt häufig auf und ist sehr ernstzunehmen, denn sie ist verantwortlich für 10.000 bis 15.000 Todesfälle pro Jahr, und eine beträchtliche Morbidität, über 2 Millionen Fälle sind es gemäß den Zahlen der CNAM. Diese Krankheit kostet die Gesellschaft und die Krankenkassen allein in Frankreich jährlich mehr als 2 Milliarden Francs. Die Einstellung des Rauchens ist die einzige Möglichkeit, um das Fortschreiten dieser dramatisch verlaufenden Krankheit aufzuhalten.

Auf Gefäßproblemen beruhende Krankheiten

Folgende Krankheiten beruhen auf mehreren synergetischen Prozessen, für die verschiedene Bestandteile des Rauchs verantwortlich sind: Arteriosklerose, Thrombose-Bildungen, die zu akuten Arterienverschlüssen führen können, Krämpfe und örtliche Blutleere, Herzrhythmusstörungen.

Abb. 5: Entwicklung der Atmungsfunktionen

(Quelle OMS)

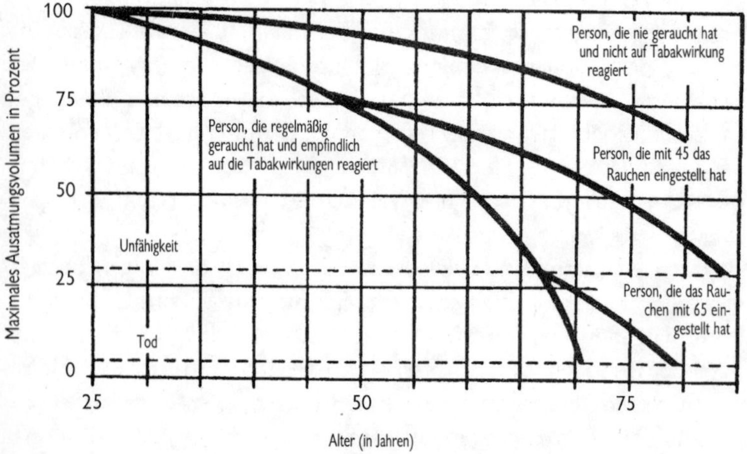

- *Kohlenmonoxyd* (CO) führt zu einer Störung der Sauerstoffversorgung des Gewebes; es wird schnell von den Lungenbläschen absorbiert und setzt sich im Hämoglobin fest, mit dem es eine sehr stabile Verbindung eingeht, wobei der Gehalt an Karboxylhämoglobin (COHb) 15 bis 20 % erreichen kann; er tritt somit an die Stelle des Sauerstoffs. Diese Verringerung der Sauerstoffversorgung des Gewebes ist hauptsächlich verantwortlich für die Schädigung der Endothelzellen*; Kohlenmonoxyd spielt demnach eine wichtige Rolle beim Auftreten von Arteriosklerose.
- *Polyzyklische aromatische Kohlenwasserstoffe* richten ebenfalls großen Schaden an. Durch Arteriosklerose vermehren sich die glatten Muskelzellen der Gefäßwände, was durch verschiedene krebserregende Substanzen im Tabakrauch noch verstärkt wird.
- *Nikotin* ist schädlich, gerade wegen seiner Verbindung mit den anderen gefährlichen Bestandteilen des Tabakrauchs, vor allem mit Kohlenmonoxyd. Die Erhöhung der Nikotinämie zieht eine Stimulation der Katecholamin-Ausschüttung* nach sich, was zur Folge hat, daß der Blutdruck steigt, der Puls sich beschleunigt, das Herz schneller schlägt und dadurch einen größeren Sauerstoffbedarf hat. Dies ist zusammen mit der Erhöhung des Karboxylhämoglobins und mit der Herzgefäß-Arteriosklerose ein Hauptfaktor für Herzkomplikationen. Hinzu kommen periphere Gefäßverstopfung und sehr häufig Störungen des ventrikularen Rhythmus, was zum plötzlichen Tod führen kann. Und nicht zuletzt spielen bei Rauchern auch eine ganze Reihe biologischer Veränderungen beim Auftreten von Gefäßerkrankungen eine wichtige Rolle:

- Die Blutkörperchen verklumpen leichter miteinander und kleben an den Gefäßwänden fest, was die Gefahr von Thrombose erhöht, das heißt, daß dann die Gefäßöffnung durch Gerinnsel verstopft wird.
- Der Fibrinogengehalt im Blut ist erhöht, was direkt mit der Intensität des Rauchens in Beziehung steht. Dieses Phänomen ist auch verantwortlich für die Bildung intravaskulärer Gerinnsel, einer der Hauptfaktoren für das Auftreten von Herzgefäßkrankheiten.

- Lipidveränderungen entstehen, die einhergehen mit einer Senkung des HDL-Cholesterin, dem »guten« Cholesterin, und einer Erhöhung des LDL-Cholesterin, dem »schlechten« Cholesterin.
- Die Anzahl der polynukleären Zellen und der roten Blutkörperchen steigt; dies führt zu einer extremen Zähflüssigkeit des Blutes, stört also in besonderem Maß die Gewebedurchblutung.
- Auf Nikotin zurückzuführende arterielle Mangeldurchblutung kann zur Folge haben, daß Narben erst spät verheilen. Dieser Faktor spielt eine ganz wichtige Rolle in der plastischen und ästhetischen Chirurgie; er führt auch zu einer Verschlimmerung des Raynaud-Syndroms*, bei dem es zur Verkühlung der Extremitäten kommt. Bei schwangeren Frauen treten fötale Komplikationen auf, verursacht durch Veränderungen bei der Plazentadurchblutung und durch Zufuhr von Kohlenoxyd. All dies verringert die Sauerstoffzufuhr beim Fötus.

Jährlich sterben in Frankreich fast 200.000 Personen infolge von Gefäßkrankheiten. In welchem Maße dafür Tabak die Ursache ist, kann nur schwer ermittelt werden, denn diese Erkrankungen haben verschiedene Ursachen. Andere wichtige Risikofaktoren sind arterielle Hypertonie und Hypercholesterinämie sowie Diabetes, Übergewicht und Bewegungsmangel.

Kommen mehrere dieser Faktoren zusammen, so multiplizieren sich die schädlichen Folgen.

Auf das Kreislaufsystem wirkt sich das Ausmaß des Tabakkonsums je nach Lokalisierung unterschiedlich aus:

- Es ist ausschlaggebend für eine Beeinträchtigung der dicken Arterienstämme. Mögliche Folgen sind hier: Arthritis in den unteren Gelenken, Arteriosklerose der Aortenkreuzung und der vom Herz ausgehenden Aorta, sowie Aneurysmen der Aorta; diese Arterienstörung ist auch Hauptursache für männliche Impotenz. Impotenz heißt hier jedoch vor allem Erektionsstörungen, die Libido wird dadurch nicht beeinträchtigt.

- Es spielt eine wichtige Rolle beim Auftreten koronarer Arteriosklerose und akuter Herzanfälle wie Infarkt und plötzlicher Herzstillstand.
- Seine Bedeutung ist geringer, aber bei weitem nicht unwichtig für das Auftreten von Hirngefäßkomplikationen. Das relative Risiko* erhöht sich bei Tabakkonsum um 2,5, vor allem wenn arterielle Hypertonie vorliegt, bei der das relative Risiko um den Faktor 10 erhöht ist; ebenso verhält es sich bei der Kombination Tabak und orale Verhütungsmittel, die gerade bei jungen Frauen zu einer dramatischen Krankheitsentwicklung führen kann.
- Und schließlich verschlimmert Tabakkonsum arterielle Hypertension, mit jeder Zigarette steigt der Blutdruck an, und so verringern sich die therapeutischen Effekte einiger blutdrucksenkender Mittel.

Weitere Krankheitsbilder

Tabakkonsum verschlimmert zahlreiche Krankheitsbilder, deren Liste im übrigen jedes Jahr länger wird: Magen-Darm-Geschwüre werden in beträchtlichem Umfang durch Tabak negativ beeinflußt, denn Rauchen verringert die Wirksamkeit verschiedener Behandlungsmethoden. Nikotin erhöht die Magensäure, reduziert die bikarbonathaltige Sekretion der Bauchspeicheldrüse und hemmt zudem die durch die Magenschleimhaut stattfindende Synthese eines Schutzelementes gegen Geschwüre.

Tabakkonsum ist demnach ein Faktor, der Magen-Darm-Geschwüre verschlimmert: Bei Rauchern kommt es kurz nach der Heilung eines solchen Geschwürs häufiger zu Rückfällen, und die Behandlungsmethoden sind weniger wirksam. Das gilt nicht nur für antisekretorische Wirkungen, sondern auch für die Einnahme von Antibiotika und die Entfernung der für Geschwüre verantwortlichen Bakterien, *Helicobacter pylori.*

Nikotin wirkt sich auf die glatten Magen- und Darmmuskeln aus und beschleunigt damit den Rückfluß aus Magen- und Speicheldrüsen sowie aus dem Zwölffingerdarm. Bei manchen Rauchern kann die daraus entstehende Beschleunigung des Verdauungsprozesses Ursache langanhaltender Diarrhöen werden. Wie eine unserer Beobachtungen gezeigt hat, hören diese auf, sobald das Rauchen eingestellt wird. Andere Raucher wiederum benutzen Tabak als Mittel gegen Verstopfung, die, sobald sie das Rauchen einstellen, wieder auftritt oder sich sogar verschlimmert. Nikotin erhöht auch die Gefahr des Darmverschlusses.

Auch sind Hautveränderungen bei Rauchern festzustellen. Sie äußern sich durch verstärkte Faltenbildung und vorzeitige Hautalterung, manchmal wirkt der oder die Betreffende zehn bis zwanzig Jahre älter als er oder sie wirklich ist.

Folgen des Tabakkonsums bei Frauen

Bei Frauen stellen sich die schädlichen Auswirkungen des Rauchens noch dramatischer dar. Alle schon erwähnten Komplikationen scheinen bei Frauen ernstere Folgen zu haben und früher in Erscheinung zu treten als bei Männern, vermutlich weil das Verhältnis Zigarette/Körpergewicht bei ihnen höher ist. Bronchialkrebs, der früher sehr selten bei Frauen auftrat, droht in den USA und mittlerweile auch in Frankreich die häufigste Krebsart bei Frauen zu werden. Einige Gefahren des Rauchens für die weibliche Gesundheit haben mit den Besonderheiten des weiblichen Organismus zu tun. Tabakkonsum wirkt sich bei Frauen demnach auf das Funktionieren der Eierstöcke aus und hat gynäkologische Folgen: Wir beobachten eine Verringerung der Fruchtbarkeit, eine verfrühte Menopause und eine besonders schwerwiegende postmenopausale Osteoporose. All diese Komplikationen haben mit der auf Tabakkonsum zurückzuführenden Verringerung der Östrogenproduktion zu tun.

Wir müssen an dieser Stelle betonen, wie riskant im Fall von Tabakkonsum die gleichzeitige Einnahme oraler Verhütungsmittel ist: schwerste Gefäßkrankheiten können die Folge sein. *Die Verbindung Tabak-Pille ist kontraindiziert.* Aber leider zeigt die Erfahrung, daß die Ver-

Abb. 6:* *Vergleich der Entwicklung von Lungen- und Brustkrebs in Frankreich und den USA

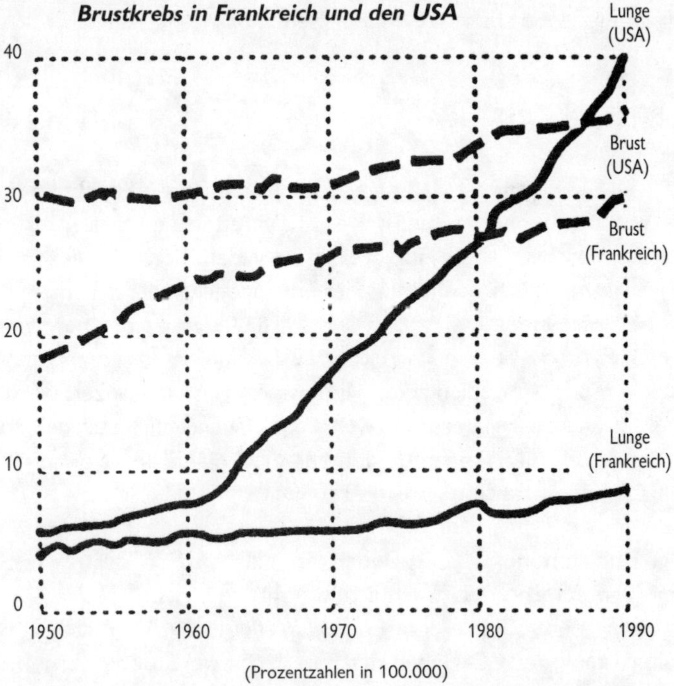

wendung oraler Verhütungsmittel die wenigsten Frauen zur Einstellung des Rauchens motivieren konnte.

Nur in Anbetracht der schädlichen Folgen bei einer Schwangerschaft lassen sich Frauen wirklich motivieren, mit dem Rauchen aufzuhören. Tabakkonsum verringert die Fruchtbarkeit, erhöht das Risiko von Bauchhöhlenschwangerschaften, löst leicht Fehl- und Frühgeburten aus, verzögert das Wachstums des Fötus und erhöht zugleich dessen Risiko, bei oder vor der Geburt zu sterben.

Die Folgen für das Kind zeigen sich häufig erst später. Oft treten angeborene Mißbildungen auf, insbesondere Herzfehler, die psychosomatische Entwicklung erfolgt langsamer und das Risiko steigt, zehn oder fünfzehn Jahre später eine bösartige Krankheit zu bekommen. Außerdem nimmt die Gefahr von Lymphdrüsenkrebs oder Leukämie zu.[20]

Passives Rauchen

Es ist heute unbestritten, daß passives Rauchen ein großes Risiko darstellt. Von den zehn Minuten, die eine Zigarette brennt, beansprucht die aktive Rauchaufnahme nur dreißig Sekunden. Somit ist der in die Luft geblasene Rauch quantitativ viel umfangreicher als der, der vom Raucher direkt in die Lungen inhaliert wird. Aufgrund der bereits erläuterten Pyrolyse ist er auch reicher an Nikotin, an krebserregenden Substanzen und an Kohlenoxyd. All diese giftigen Substanzen werden von Nichtrauchern eingeatmet, wenn das Rauchen in geschlossenen, nicht belüfteten Räumen stattfindet. Für die Gefährlichkeit dieses Passiv-Rauchens lassen sich mehrere Argumente ins Feld führen:

- Der Kohlenmonoxyd(CO)-Gehalt der Luft wird bei der Anwesenheit von Rauchern beträchtlich erhöht; in einem geschlossenen Raum mittlerer Größe zum Beispiel, in dem sich vier Raucher aufhalten, kann der CO-Gehalt der Luft nach zwei Stunden von 1 auf 2 % und mehr ansteigen, das heißt, ein Passivraucher nimmt soviel Kohlendioxyd auf, als wenn er zwei bis vier Zigaretten geraucht hätte. Personen, die passivem Rauchen ausgesetzt sind, weisen nach einigen Stunden viel weniger Kotinin auf, ein Produkt des Nikotinverfalls, was dem Rauchen von einer bis vier Zigaretten entspricht.
- Eine äußerst spektakuläre Untersuchung wurde von G. Roussel[21] mit Unterstützung der SNCF (Société Nationale des Chemins de Fer; französ. Bahn, A.d.Ü.) durchgeführt. Nichtraucher fuhren freiwillig fünf Stunden lang in einem Raucherabteil mit. Durch Urinuntersuchungen in den folgenden 24 Stunden konnte eine Nikotinaufnahme von 100 bis 200 mg nachgewiesen werden, was dem Rauchen von 2 bis 3 Zigaretten pro Tag entspricht.

Die Folgen des Passivrauchens können aufgrund der Höhe des im Speichel oder im Urin enthaltenen Kotinins sehr genau belegt werden, sofern die Untersuchungsmethode sensibel genug ist.

Es gibt keinen Zweifel, daß eine akute Rauchaussetzung, die einige Minuten bis ein paar Stunden dauern kann, schädlich ist: die betreffende Person leidet unter Husten und Augenreizungen, darüber hinaus kann Passivrauchen bei Risikopersonen auch Ursache für Gefäßkrankheiten sein. Nikotinaufnahme kann ein Raynaudsches Syndrom, Angina pectoris*, ja sogar Herzinfarkt hervorrufen. Ebenfalls beobachtet wurden Atmungserkrankungen, insbesondere Asthmaanfälle.

Bei Erwachsenen wurden die Wirkungen langandauernden chronischen Passivrauchens kürzlich bei Paaren untersucht, bei denen einer der Partner raucht: groß ist die Gefahr von Bronchialkrebs, wobei das relative Risiko, je nach Intensität des Tabakkonsums beim rauchenden Partner, durchschnittlich mit 1,3 multipliziert werden kann. Veränderungen der Atmungsfunktion können auftreten, außerdem ist die Gefahr gegeben, an Herzgefäßkomplikationen zu erkranken.

Säuglinge und Kleinkinder sind Hauptopfer des Passivrauchens; bei ihnen erhöht sich die Häufigkeit von Nasenschleimhaut- und Bronchialentzündungen beträchtlich, aber auch von Asthmaerkrankungen. Selbst für das Syndrom des plötzlichen Kindstodes soll Passivrauchen mitverantwortlich sein. Der durch Tabakkonsum entstandene Rauch ist also Hauptverursacher von Luftverschmutzung in Wohnräumen.

Passivrauchen am Arbeitsplatz ist ebenfalls ein bisher unterschätzter Faktor für Erkrankungen und Todesfälle.

In regelmäßigen Abständen versucht die Tabakindustrie »Gegenfeuer« zu entfachen, indem sie die mit dem Rauchen verbundenen Risiken zu leugnen versucht. Als Reaktion auf das Evin-Gesetz (loi d'Evin), das ein Rauchverbot in der Öffentlichkeit festschreibt, werden die Folgen des Passivrauchens mit Scheinwahrheiten und irreführenden Aussagen widerlegt. So zum Beispiel wurde in einer von der Tabakindustrie herausgegebenen Veröffentlichung behauptet, die angebliche Nikotinaufnahme durch Passivrauchen könnte in Wirklichkeit durch das Verzehren mancher Gemüsesorten aus der Familie der Nachtschattengewächse erklärt werden! Es stimmt und ist bekannt, daß in den meisten Nachtschattengewächsen Nikotin enthalten ist – in Tomaten, Kartoffeln, Auberginen ... –, aber die darin enthaltene Nikotinkonzentration ist sehr gering; sie liegt bei 10ng*/g bei der Kartoffel und der Tomate und bei 100 ng/g bei Auberginen. Getrockneter Tabak enthält dagegen immer 10 bei 20 mg*/g Nikotin, das heißt 10.000.000 ng, und das heißt wiederum 1.000.000 mal mehr! Bei Passivrauchern kann nach der Kotinindosierung, einem Ergebnis des Nikotinabbaus im Körper, die aufgenommene Nikotinmenge innerhalb einiger Stunden 1 bis 2 mg betragen. Um diese Menge zu erhalten, müßte man 10 kg Auberginen oder 100 kg Kartoffeln essen! Dabei vergißt man im übrigen eines der Hauptelemente des Nikotinstoffwechsels: bei seinem Weg durch den Verdauungsapparat wird es um etwa 80 % in der Leber abgebaut. Und schließlich enthält Tabakrauch vor allem Kohlenmonoxyd und Reizstoffe, die sich negativ auf die Bronchien auswirken sowie krebserregende Teerstoffe, alles Faktoren, die man in einem Auberginengericht vergeblich sucht. Immer wieder erscheinen in den Zeitungen Artikel, die die unzweifelhafte Gefahr des Passivrauchens leugnen wollen; vermutlich steht auch dahinter die Tabakindustrie: *»Is fecit cui prodest«* (Sucht den, dem das Verbrechen nutzt!)

Wir werden später noch einmal auf das Thema Passivrauchen zurückkommen, das einen im Entzug befindlichen Ex-Raucher leicht wieder zu einem Rückfall verleiten kann.

2
Warum ist es überhaupt so weit gekommen?

Rauchen – Gewohnheit oder Abhängigkeit?

Der Gebrauch von Tabak verbreitet sich sehr; er begeistert die Menschen, weil sie ein heimliches Vergnügen daran finden, so daß diejenigen, welche ihn sich zur Gewohnheit gemacht haben, sich dann nur schwer wieder davon lösen können.

Sir Francis BACON: 1623

Will man die weltweite Verbreitung der Zigarette verstehen und nachvollziehen, zum einen, weshalb es so schwer ist, mit warnenden Kampagnen Erfolge zu erzielen, zum anderen, warum viele soviel Mühe haben, mit dem Rauchen aufzuhören, so muß man nach den Ursachen dafür suchen. Über lange Jahre hinweg wurde Rauchen nämlich als eine harmlose und angenehme Angewohnheit betrachtet, als ein gesellschaftlich erlaubter und geselliger Akt. Erst 1988 wurde der Begriff Abhängigkeit in bezug auf das Rauchen wissenschaftlich begründet. Seit 1967 veröffentlicht in den USA der »Surgeon General«, der Generaldirektor im Gesundheitsministerium, jährlich eine Studie über die pathologischen Auswirkungen des Rauchens. Jeder Band ist jeweils einem einzigen Thema gewidmet: entweder dem Thema Lungenkrebs oder dem Thema Passivrauchen. 1988 trug die Studie den Titel *Nicotine Addiction*; die Schlußfolgerungen dieses 600seitigen Werkes mit 3.000 Belegen sind klar und deutlich und lassen sich in drei Sätzen zusammenfassen:

- Die Zigarette und andere Formen des Tabakkonsums verursachen Abhängigkeit.
- Nikotin ist die Substanz im Tabak, die für diese Abhängigkeit verantwortlich ist.
- Die pharmakologischen Vorgänge und die im Verhaltensbereich ablaufenden Prozesse sind vergleichbar mit dem, was bei Drogen wie Heroin und Kokain Abhängigkeit verursacht ...

Abhängigkeit war 1975 von der Weltgesundheitsorganisation (WHO) folgendermaßen definiert worden:

»Sie ist ein psychischer und manchmal physischer Zustand, Resultat der Interaktion zwischen einem lebenden Organismus und einer Substanz; ein Zustand, der durch verhaltenstechnische Antworten charakterisiert ist und immer einen Wiederholungszwang* aufweist, das heißt, die Substanz muß kontinuierlich oder periodisch eingenommen werden, damit der Konsument ihre psychischen Effekte spürt und das unangenehme Gefühl ihres Nichtvorhandenseins vermeidet. Die Toleranz, das heißt die Notwendigkeit, die Dosis allmählich zu erhöhen, kann vorhanden sein oder aber ganz fehlen.« Aufgrund des besonderen Charakters des Zigarettenrauchens ist es schwierig, mehr als 60 bis 80 Zigaretten täglich zu konsumieren.

Gewöhnlich unterscheidet man mit J. Costentin[1]:

- *Psychische Abhängigkeit*: Das Bedürfnis, die Empfindung von Vergnügen, Befriedigung, Entspannung, Wohlbefinden, Anregung aufrechtzuerhalten, welche die betreffende Substanz dem Raucher verschafft.
- *Physische Abhängigkeit*: ein noch viel stärkeres Bedürfnis, das die betroffene Person aufgrund einer Mangelempfindung, verbunden mit einer Gleichgewichtsstörung des Organismus, dazu zwingt, die Substanz aufzunehmen. Das Gleichgewicht kann nur durch die regelmäßige Zuführung der Substanz aufrechterhalten werden.

Wir pflichten J. Olivenstein[2] bei, für den eine Abhängigkeit immer Folge eines Zusammenspiels ist von:

- einer Substanz mit psychoaktiver Wirkung;
- einem Individuum und seiner persönlichen Anfälligkeit, die zugleich angeboren, das heißt genetisch bedingt ist, aber zum Teil auch im Laufe des Lebens erworben wurde;
- einer bestimmten Umgebung und einem bestimmten sozio-kulturellen Milieu.

Argumente, die den Abhängigkeitscharakter der Zigarette belegen

- Die Mehrzahl der regelmäßigen Zigarettenraucher möchte gerne mit dem Rauchen aufhören, aber viele scheitern oder werden schnell rückfällig
- Die Zahl der Personen, die nach der Einstellung des Rauchens abstinent bleiben, ist absolut vergleichbar mit der von Alkohol- und Heroinabhängigen.
- Herzinfarkt-Patienten hören während der ersten Tage ihres Krankenhausaufenthaltes fast alle auf zu rauchen; aber rund 50 % von ihnen greifen in den Wochen danach wieder zur Zigarette, trotz der allseits bekannten und beschriebenen Gefahren: Das Sterberisiko verdoppelt sich im Jahr, das auf einen Herzinfarkt folgt, wenn die betreffende Person raucht.
- Fast die Hälfte der Personen, die wegen Kehlkopf- oder Lungenkrebs operiert wurden, fangen rasch nach der Operation wieder an zu rauchen. Dabei sind diese Krebsarten direkt auf den Tabakkonsum zurückzuführen, und es gibt keinerlei Zweifel, daß von der Einstellung des Rauchens weitere Prognosen zum Krankheitsverlauf abhängen. Raucht der betreffende Patient weiter, so erhöht sich das Risiko ganz beträchtlich, an einer anderen Form von Krebs oder an einer Gefäßkomplikation zu erkranken.
- Mehr als die Hälfte der Frauen, die zu Beginn ihrer Schwangerschaft geraucht haben, rauchen weiter, obgleich ihr Kind doch eine starke Motivation für sie sein sollte, aufzuhören!

Abb. 7: ***Prozentsatz abstinenter Personen nach dem Einstellen von Alkohol-, Heroin- und Tabakkonsum***
(nach Hunt[3])

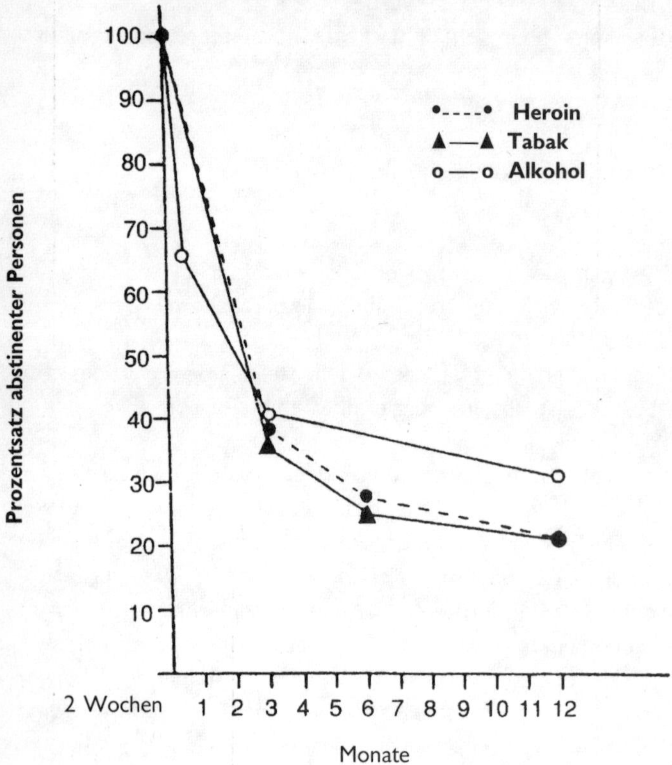

- Nur wenigen Rauchern gelingt es, ihren Tabakkonsum gering zu halten: Rauchen ist für sie einfach eine »banale« Gewohnheit. Die meisten Zigarettenraucher jedoch zeigen die klassischen Kriterien der Abhängigkeit.

Somit ist die Zigarette für die Mehrzahl der Raucher eine Droge. Und die einzigartige Besonderheit dieser Sucht besteht darin, daß sie heim-

Tabelle 4
Kriterien für Abhängigkeit (*gemäß der DSMIV,*
Diagnostical and Statistical Manual of Mental Disorders)
American Psychiatry Association

Abhängigkeit liegt bei wiederholtem und unangemessenem Gebrauch eines Stoffes vor, der zu beträchtlichen Störungen führt. Dabei treten in einem Zeitraum von 12 Monaten zumindest 3 der folgenden Anomalien auf:

1. Toleranz: Dabei kommt es zu einer allmählichen Abschwächung der Wirkung für dieselbe Dosis. Das heißt, die absorbierten Mengen müssen erhöht werden, um die Wirksamkeit zu erhalten.
2. Auftauchen eines Entzugssyndroms.
3. Der Stoff wird länger und in höheren Mengen eingenommen als vorgesehen.
4. Der beständige Wunsch, aufzuhören, bleibt wegen unwirksamer Bemühungen erfolglos
5. Es wird viel Zeit investiert, um sich die Substanz zu besorgen.
6. Wichtige gesellschaftliche oder Freizeitaktivitäten werden unterbrochen, um die Substanz zu konsumieren.
7. Die Substanz wird auch dann noch konsumiert, wenn die damit zusammenhängenden psychischen oder physischen Risiken bekannt sind.

Von physischer Abhängigkeit spricht man, wenn die Punkte 1 und 2 erfüllt sind.

---

tückisch und verdeckt wirkt. Tabakabhängigkeit zeigt nämlich völlig andere Erscheinungsformen als Heroin-, Alkohol- oder Kokainsucht, die allesamt persönliche, soziale und familiäre Konsequenzen nach sich ziehen. Dramen dieser Art sind bei der Tabakabhängigkeit die Ausnahme: Sie wird offensichtlich akzeptiert, und über einen langen Zeitraum wird sich der Zigarettenraucher über die Gefahr seiner Abhängigkeit nicht bewußt; die daraus resultierenden medizinischen Komplikationen treten erst nach längerer Zeit auf und treffen zum Glück nicht jeden Raucher. Das Risiko ist also statistischer Natur, aber dennoch bedeutend.

Die Toleranz der Gesellschaft gegenüber Tabakabhängigkeit erklärt auch die Verfügbarkeit des Stoffes: er ist überall erhältlich, noch dazu zu einem erschwinglichen Preis. Ein Blick in die Geschichte zeigt, daß bei jeder Hungersnot Schwarzmarktgeschäfte aufblühten und Schmugglerbanden ihr Unwesen trieben. Die Beispiele dafür sind zahlreich, wie ein Artikel von F. I. Amtzen[4] belegt:

»In den Kriegsgefangenenlagern oder den Lagern für politische Deportierte tauschten einige Unglückliche ihre Reisration gegen zwei Zigaretten – sie litten lieber an Entkräftung als auf das Rauchen zu verzichten. Eine in Deutschland durchgeführte Untersuchung bei Zivilisten in den Jahren direkt nach dem 2. Weltkrieg nennt Zahlen, die zunächst unglaublich scheinen: von 300 befragten Rauchern hatten sich 256 ihren Tabak auf dem Schwarzmarkt besorgt, 37 hatten Tabak und Lebensmittel regulär gekauft, und nur 7 hatten es vorgezogen, ihr Geld nur für Lebensmittel auszugeben.«

Auch während der noch nicht lange zurückliegenden Belagerung Sarajewos wurde ein Päckchen Zigaretten gegen zwei Kilo Mehl getauscht. Wäre der Verkauf von Tabak verboten, so würden wir alle Aspekte des Schleichhandels erleben, die wir von anderen Drogen kennen.

Das Phänomen der Abhängigkeit wird in einem Brief der Schriftstellerin Colette an ihre Tochter wunderbar beschrieben:

> »Mein Liebling, es war ein schmerzhafter Schock für mich zu entdecken, daß du heimlich rauchst, denn ich kenne die Macht einer selbst harmlosen Gewohnheit. Wenn ich mich vor der Gewohnheit zu rauchen gehütet habe, dann deshalb, weil ich während meines langen Lebens mir nahestehende Menschen gesehen habe, die von der Tyrannei dieser Gewohnheit zerstört wurden. Ich habe meinen Vater erlebt, der sich jedes Jahr aufs neue vornahm, nicht mehr zu rauchen. Und jedes Jahr wurde er wieder rückfällig, von der Macht der Gewohnheit beherrscht. Ich habe erlebt, wie mein ältester Bruder zum Sklaven der Zigarette wurde und dabei doch selbst Arzt war. Ich habe deinen Vater erlebt, der den ganzen Tag lang eine Zigarette nach der anderen anzündete. Nervös und nach Atem ringend, habe ich ihn den Entschluß fassen hören, nicht mehr zu rauchen. Die Entbehrung des Giftes, die Entbehrung seiner Gewohnheit warfen ihn, am Ende seiner Kraft, immer wieder auf den Tabak

zurück. Und schließlich war ich während des Krieges Zeugin eines schrecklichen Schauspiels. Damals waren die Tabaklieferungen aus dem Orient eingestellt worden, und der französische Tabak war für die Armee reserviert: Ich habe gesehen, wie auf dem Place du Théâtre Français eine erschütterte Menschenschlange mit nervösem Bewegen ihrer Finger und schweißbedeckten Gesichtern auf die Wiedereröffnung des Tabakbüros la Civette* wartete. Der Anblick von Rauchern hat mich immer vom Rauchen abgehalten. Ich habe Morphiumabhängige und Kokainabhängige gesehen, die sich ganz genauso verhielten wie Raucher, denen man den Tabak entzieht.«

Hauptverantwortlich für Tabakabhängigkeit ist das Nikotin. Im Zweiten Weltkrieg war Tabak ebenso wie alle Lebensmittel grausame Mangelware. Da Rauchen aber als »normal« galt, verteilte der Staat an die Zwanzigjährigen Marken, für die sie sich zwei Päckchen Zigaretten wöchentlich kaufen konnten. Auf dem Schwarzmarkt kosteten Zigaretten und andere Produkte des täglichen Lebens zehnmal mehr als zu normalen Zeiten. Man konnte damals beobachten, wie Zucker-, Schokolade- oder andere Lebensmittelmarken gegen Zigarettenmarken getauscht wurden. Viele Raucher versuchten es auch mit Tabakersatz: Kartoffelblätter, Wegerichblätter, Salbeiblätter, Weinblätter, Rhabarberblätter ... Kaum war aber Tabak wieder erhältlich, rauchte kein Mensch mehr diese Blätter, denn sie enthalten im Gegensatz zu Tabak ja kein Nikotin. Tabak enthält beträchtliche Mengen Nikotin, und zwar 10 bis 20 mg/g: Der Raucher sucht also beim Tabakkonsum hauptsächlich die Wirkungen dieses Stoffes.

Von der Ratte zum Menschen

Nikotinabhängigkeit konnte bei Ratten nachgewiesen werden[5], und zwar anhand derselben Strategien, wie sie zum Nachweis der Abhängigkeit von anderen Drogen wie Kokain, Heroin und Amphetamin angewendet werden.

Die Strategie des »bevorzugten Platzes« besteht darin, eine Ratte in eine Schachtel mit zwei Abteilungen zu stecken, Abteil A und Abteil B, die beide durch einen Gang verbunden sind. Die Ratte läuft frei von einem Abteil zum anderen: wenn sie im Käfig A ist, erhält sie eine Nikotininjektion, im Käfig B eine Injektion mit physiologischem Serum; nach drei oder vier Injektionen kehrt das Tier, wenn man es in den Gang setzt, regelmäßig in das Abteil A zurück.

Auch mit der sogenannten Selbstverabreichungstechnik konnte man wichtige Erkenntnisse gewinnen. Dazu bringt man der Ratte bei, auf einen Hebel zu drücken, der eine Injektion mit Kokain oder Nikotin auslöst. Das Tier erlernt das Verhalten sehr schnell und wird sich das Produkt immer wieder regelmäßig und in einem bestimmten Rhythmus, auf Kosten von Essen und Trinken, injizieren, so lange, bis es daran stirbt!

Indem wir an ganz bestimmten Gehirnzonen der Ratte Elektroden befestigten, konnten wir zeigen, daß dieser Mechanismus einer Stimulation des mesolimbischen Systems entspricht, das heißt dem »Belohnungssystem«, dem Bereich, der Verlangen auslöst. Diese Wirkung erfolgt über die Absonderung eines Botenstoffes, dem Dopamin*. Dieses Modell ist von unschätzbarem Wert, um zu verstehen, was es mit den vielen für die Lust an der Zigarette verantwortlichen Faktoren auf sich hat, insbesondere aber, um die Rolle der Umwelt zu untersuchen.

Beim Menschen haben wir zahlreiche Beweise für die Rolle des Nikotins als Auslöser lebensgefährlicher Erkrankungen[6]. Vor mehr als fünfzig Jahren, 1942, hat der Engländer Johnson Rauchern geringe Mengen Nikotin unter die Haut injiziert; diese fühlten sich daraufhin wohl und verringerten ihren Zigarettenkonsum. Dieser originelle Befund wurde danach in großem Umfang bestätigt, besonders durch die Arbeiten von Benowitz, von Henningfield und Russel, alles große Namen im Bereich der Nikotin-Pharmakologie. Sie haben das wesentliche Phänomen der Nikotin-Autotitration klar belegt: wenn man einem Raucher physiologisches Serum spritzt, entweder pur oder mit variablen Nikotinmengen angereichert, wird er seinen Zigarettenkonsum verändern. Je mehr Nikotin er auf diesem Weg erhält, desto niedriger fällt sein Zigarettenkonsum aus! Desgleichen wird er, wenn man ohne sein Wissen seine Zigarettenmarke durch eine andere mit variablem Nikotingehalt ersetzt, mehr davon rauchen, wenn man ihm leichte Zigaretten verabreicht hat und weniger, wenn er Zigaretten erhält, denen man künstlich mehr Nikotin hinzugefügt hat. Gibt man ihm Mecamylamin, eine Substanz, die die Wirkung des Nikotins blockiert, dann nimmt der Zigarettenkonsum wieder zu.

Diese Beobachtungen bilden die pharmakologische Basis für die Ersatzbehandlung mit Nikotin. Ein schwedischer Arzt namens Fernö[7] hat dies mit empirischen Methoden herausgefunden.

Er hatte bemerkt, daß bei den sich unter Wasser befindlichen U-Boot-Mannschaften die Raucher natürlich nicht rauchen konnten; sie ersetzten also die Zigarette durch Kautabak. Das brachte ihn auf die Idee, einen mit Nikotin imprägnierten »Kaugummi« herzustellen, um das Bedürfnis, zu rauchen, zu reduzieren.

Erst kürzlich konnte dank neuer Bildtechniken in der Medizin wie zum Beispiel dem Positronenemissionstomographen (PET)* der Beweis für die Wirkung des Nikotins auf die Gehirnfunktionen direkt erbracht werden; diese Aufnahmetechnik macht es möglich, durch Injektion eines radioaktiven Produktes die Wirkungsweise bestimmter Stoffe, so auch Nikotin, in einigen Gehirnzonen zu visualisieren. Ergebnis: Nikotin ist in der Lage, eine ganze Reihe von Gehirnfunktionen zu aktivieren.

Nikotin regt, wie alle Drogen, beim Menschen und ebenso bei der Ratte die Dopamin-Botenstoffe an, das heißt, das System, das frohe Gefühle und ein Gefühl der Belohnung auslöst. Das Tabakblatt enthält jedoch neben Nikotin in schwacher Konzentration auch zahlreiche andere Alkaloide, deren Eigenschaften noch unbekannt sind: Nikotin-Derivate, wie Nornikotin, Anabasin, ß-Karboline, Harmane und Norharmane. Sie alle können im Hinblick auf die antidepressiven Wirkungen des Tabaks eine Rolle spielen. Möglicherweise haben auch einige dieser Elemente Einfluß auf die Tabakabhängigkeit, bislang jedoch beschränken sich die Untersuchungen im wesentlichen auf das Nikotin[8].

Wie gelangt das Nikotin in den Organismus?

Nikotin ist ein im Tabakblatt enthaltenes Alkaloid, und je reifer das Blatt ist, desto höher ist sein Nikotingehalt. Es ist das bei weitem wichtigste Alkaloid und kann Konzentrationen von 10 bis 20 Milligramm pro Gramm getrockneten Tabaks erreichen.

Bei seiner Verbreitung im Organismus sind beim Nikotin sämtliche Wirkungen zu beobachten, wobei es sich in unterschiedlicher Weise, abhängig von der Art des Tabakkonsums, im Körper ausbreitet:

- Beim Schnupfen, Kauen, Pfeife- oder Zigarrerauchen wird das Tabaknikotin von den Mund- und Nasenschleimhäuten absorbiert; diese Aufnahme vollzieht sich regelmäßig, langsam, zeitlich gestaffelt und führt zu einer allmählichen Erhöhung des Nikotingehalts im Blut.
- Bei Zigaretten und auch bei Zigarillos wird der Rauch inhaliert und gelangt in die Lungenbläschen, wo all seine Bestandteile intensiv aufgenommen werden. Dies führt zu einer plötzlichen und intensiven Steigerung des Nikotingehalts im Blut, der mit jeder neuen Zigarette ein Schritt weiter auf dem Weg zur Nikotinabhängigkeit ist.

In Abbildung 8 sind die unterschiedlichen Entwicklungen des Nikotingehalts sehr deutlich zu sehen. Alle Tabakkonsumarten, ganz gleich ob Pfeife, Zigarre, Kautabak, Zigarillo, Zigarette oder »Snuff«, führen zum gleichen Ziel: der Aufnahme des Nikotins durch den Raucher – jedoch mit unterschiedlicher Geschwindigkeit und variabler Intensität – und der Ausbreitung des Nikotins im Organismus:

- Ein Teil des Nikotins wird zu fast 80 % in der Leber zerstört und durch Oxydation in inaktive Metaboliten umgewandelt, von denen die wichtigste das Kotinin ist. Was erklärt, daß Tabak nie wie Nahrung durch den Mund konsumiert wurde: alle dem Organismus zugeführten Substanzen laufen über den Verdauungstrakt durch

Abb. 8: ***Vergleich der Entwicklung des Nikotingehalts im Blut bei unterschiedlichen Arten des Konsums von Tabak und Nikotin-Kaugummi***
(nach Benowitz[9])

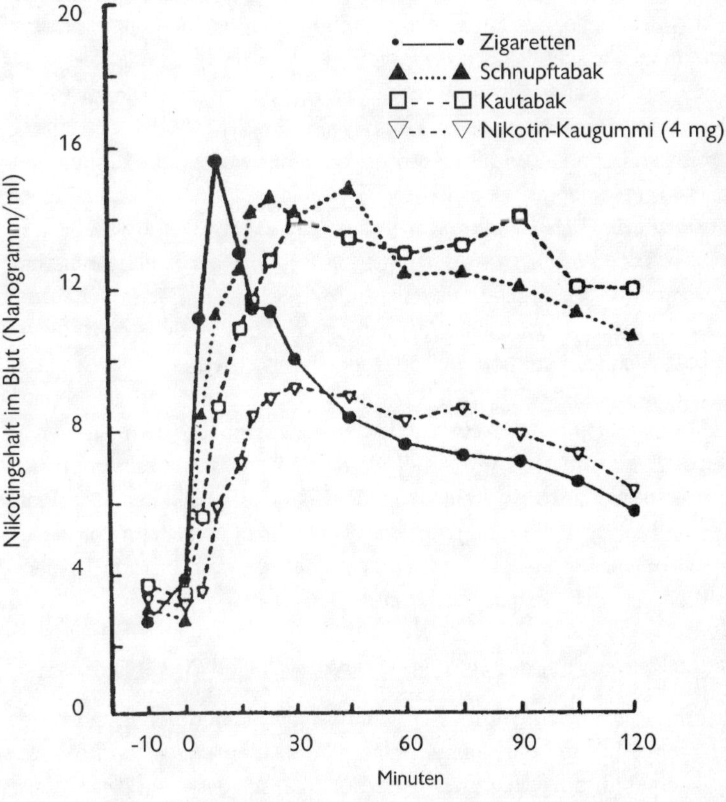

die Leber, wo sie zahlreichen metabolischen Veränderungen unterliegen.

- Der andere Teil des Nikotins setzt sich im Organismus auf Strukturen fest, die an der Oberfläche der Zellen haften, den sogenannten Nikotinrezeptoren. Mit deren Hilfe übt dieses restliche Nikotin seine verschiedenen Wirkungen aus.

Die Rezeptoren

Das Nikotin-Molekül zeigt in Form und Struktur Analogien zu einer natürlichen, sehr weit verbreiteten Substanz, einem Neurotransmitter, dem Acetylcholin, das in den meisten Bereichen der menschlichen Physiologie eine wesentliche Rolle spielt. Heute weiß man, daß alle Funktionen der Neurotransmitter und anderer Botenstoffe wie der Hormone usw. über Eiweißmoleküle erfolgen, die sich auf der Oberfläche der Zellen befinden und Rezeptoren* genannt werden. Es besteht eine Form-Komplementarität zwischen dem Rezeptor und der spezifischen Substanz, die sich mit ihm verbindet. Ein klassischer und sehr ausdrucksstarker Vergleich ist der mit Schlüssel und Schlüsselloch: die hinzukommende spezifische Substanz ist der Schlüssel, der in genau das eine Schlüsselloch paßt. Die Verbindung der Substanz mit dem Rezeptor löst wichtige Funktionsveränderungen der Zellen und also auch der Organe aus. Die Acetylcholin-Rezeptoren befinden sich dort, wo glatte und quergestreifte Muskeln auf Enden des sympathischen Nervensystems (Herz und Gefäße) treffen, außerdem im Bronchialbereich und vor allem in mehreren Gehirnzonen. Das Nikotin ist fähig, den Platz des Acetylcholins auf einigen dieser Rezeptoren einzunehmen, die als Acetylcholin-Nikotin-Rezeptoren bezeichnet werden. Nikotin ist demnach ein falscher Neurotransmitter.

<u>Haupteigenschaften des auf den Rezeptoren befindlichen Nikotins</u>

Nikotin ist eigentlich ein falscher Schlüssel, aber einer, der fähig ist, den richtigen Schlüssel, das Acetylcholin, zu ersetzen und in den meisten Organen eine ganze Reihe von Reaktionen auszulösen; auf diese Weise erklären sich:

- die Kontraktion der glatten und quergestreiften Muskeln;
- die Stimulation des sympathischen Nervensystems mit der damit einhergehenden Kontraktion der Arterien und Arteriolen sowie der Erhöhung des Blutdrucks. Diese Stimulation steht auch am Beginn von wichtigen Herzveränderungen: der Puls beschleunigt sich, und

manchmal, wenn die Stimulation zu stark ist, kann es zu Herzrhythmusstörungen kommen, eine der möglichen Ursachen für den plötzlichen Herztod.

Wirkung von Nikotin im zentralen Nervensystem

Die Wirkungen von Nikotin auf das Gehirn sind äußerst umfangreicher Natur. In mehreren Gehirnzonen befinden sich nämlich neuronale Nikotinrezeptoren:

- Im mesolimbischen System, in dem die Dopamin-Botenstoffe eine bedeutende Rolle spielen; hier befindet sich das sogenannte »Belohnungszentrum«, das für frohe Empfindungen sorgt. Hier greifen alle Stoffe an, die zu Abhängigkeit führen können: Heroin, Kokain, Amphetamine, Alkohol, Kannabinol und Nikotin;
- Im visuellen Kortex, dem Kleinhirn und dem Thalamus.

Dies konnte durch Untersuchungen an Ratten bewiesen werden, denen man radioaktives Nikotin injizierte, das man mittels autoradiographischer Technik *in situ* sichtbar machte. Die Zonen, in denen sich das Nikotin festgesetzt hat, sind sehr genau erkennbar. Dieselbe Untersuchung wurde auch bei Rauchern durchgeführt, und zwar an Personen, die an einem plötzlichen Herztod gestorben waren.

Die Nikotin-Festsetzung hat Konsequenzen für das Funktionssystem:

- Unter dem Einfluß von Nikotin vollziehen sich akute Veränderungen des Elektroenzephalogramms (EEG), die entweder mit einer Stimulation einhergehen oder im Gegenteil mit Schmerzlinderung, je nach Dosierung und Schnelligkeit der Verabreichung; es findet insbesondere eine seitliche Verlagerung statt, mit Übergewicht auf der rechten Gehirnhälfte.
- Durch die Verwendung von bildgebenden Techniken kann man sehen, daß diese Nikotin-Festsetzung mit einer Funktionsaktivierung,

einer stärkeren Gehirndurchblutung sowie einer größeren Sauerstoffversorgung der bezeichneten Gehirnzonen, einhergeht.

Die Nikotin-Rezeptoren sind schon seit Beginn des Jahrhunderts unter Pharmakologen bekannt und identifiziert; sie dienten als Hinweis, um gewisse Eigenschaften des Acetylcholins zu definieren. Seltsamerweise wurde aber erst vor einigen Jahren der Vergleich angestellt zwischen der Wirkung von Acetylcholin und der Wirkung von Nikotin auf das Funktionieren des menschlichen Gehirns.

Die Existenz dieser Rezeptoren erklärt die psychoaktiven Wirkungen des Nikotins, das heißt das Auftreten verschiedener, vom Raucher verspürten positiven Empfindungen, die seine Abhängigkeit erst auslösen:

- Vergnügen und Wohlbefinden, hauptsächlich in Momenten der Entspannung;
- Schmerzlinderung und -stillung;
- Kognitive Stimulation, mit einer Steigerung der geistigen Konzentration, der Wachheit, des Kurzzeitgedächtnisses;
- Stabilisierung der Stimmung, mit einer Reduzierung von Angstzuständen und einer beruhigenden und entspannenden Wirkung; dies ist zuweilen eine langfristige Stimulation, Beginn einer antidepressiven Wirkung;
- Reduzierung des Hungergefühls; da parallel dazu eine erhöhte Kalorienverbrennung festzustellen ist, beträgt das Gewicht von Rauchern 1–3 Kilo weniger als das vergleichbarer Nichtraucher.

Nikotin ist zudem in der Lage, die sensorischen und motorischen Aktivitäten zu verändern:

- Die sensorischen Kapazitäten visueller Aufmerksamkeit werden verändert, und gehen einher mit einer Steigerung des Aufnahmetempos für visuelle Informationen.

- Die Verbesserung der motorischen Fähigkeiten wird durch psychomotorische Tests zu Geschicklichkeit und Ausführungstempo nachgewiesen; in der Tat sind die Reaktionszeiten bei Nichtrauchern, denen man Nikotin verabreicht hat, viel kürzer, ohne daß sich allerdings die Anzahl der Fehler verringern würde.

  Nikotin ist die einzige psychotrope Substanz, die diese Eigenschaften besitzt; auch Amphetamine verbessern die Reaktionszeit, allerdings mit einer gleichzeitigen Erhöhung der Fehlerquote.[10]

Diese Wirkungen werden um so intensiver sein, je schneller und heftiger das Nikotin auf die Hirnrezeptoren trifft: das ist der Fall, wenn man den Zigarettenrauch inhaliert. Es dauert nur 7 Sekunden, bis das im Tabakrauch enthaltene Nikotin ins Blut übergeht und die Gehirnrezeptoren stimuliert. Auf diese Weise bringt jeder Zug aus der Zigarette einen wahren Nikotin»schuß«; Raucher wissen dies und suchen diese Wirkung bewußt. Im Fall von Streß genügen bereits einige Züge, um einen beruhigenden und entspannenden Effekt zu erzielen.

Bei dem Entzug von Nikotin verändern sich die Nikotin-Gehirnrezeptoren: ihre Anzahl steigt, was im Bereich der Biologie der Neurotransmitter sehr ungewöhnlich ist, und ihre Nikotinaffinität nimmt zu. Doch zugleich »desensibilisieren« sie sich, das heißt, sie werden weniger empfänglich für Nikotin. Dies ist wahrscheinlich eine der möglichen Erklärungen für das Mangelsyndrom, das auftritt, sobald einem Raucher das Nikotin plötzlich entzogen wird. Es sieht so aus, als habe das Nikotin im Laufe der Monate und Jahre allmählich die Rolle des Acetylcholins übernommen und indirekt auch die der anderen Neurotransmitter, die unser Hirn zum täglichen Funktionieren braucht. Ebenso die der Hirnzentren, die unsere Empfindungen, Hunger, Durst regulieren ... Ein plötzlicher Nikotinentzug führt zu Störungen verschiedener Art, die erst nach mehreren Wochen korrigiert werden können. Diese Zeit brauchen normale Neurotransmitter zur Wiederherstellung und Wiederaufnahme ihrer üblichen Funktionen.

Mechanismen der Tabakabhängigkeit

Trotz seiner Alltäglichkeit muß Zigarettenkonsum bei der Mehrzahl aller Raucher als echte Abhängigkeit, das heißt als Sucht betrachtet werden. Sämtliche klinischen, epidemiologischen und vor allem neurobiologischen Daten stimmen darin überein, daß Nikotin genau wie Heroin und Kokain ein süchtig machender Stoff ist. Was erklärt, weshalb manche Personen große Probleme haben, vom Rauchen wieder loszukommen. Um diesen Menschen überhaupt helfen zu können, ist es zwingend notwendig, sich über die Mechanismen der Tabakabhängigkeit klar zu werden, die viele Gemeinsamkeiten mit anderen Formen der Abhängigkeit aufweist. Die aktuelle Tendenz besteht darin, diese Anomalien unter der Bezeichnung Suchtverhalten zusammenzufassen, ganz gleich ob es sich im engeren Sinn um den Konsum eines Stoffes handelt oder im weiteren Sinn um ein zwanghaftes Verhalten wie Kaufzwang, Spielsucht, Bulimie ... ja sogar Sexbesessenheit. Alle Formen der Abhängigkeit sind sehr komplexe Phänomene, bei denen sich Verhaltensmechanismen und pharmakologische Mechanismen verbinden und überschneiden: Rauchen ist ein durch Kontinuität und weite Verbreitung gekennzeichnetes Verhalten, das, bedingt durch Nikotin, eine pharmakologische Abhängigkeit erzeugt.

Einige Grundlagen der Verhaltenspsychologie

Jedes Verhalten wurde in einem länger andauernden Prozeß erlernt und erfuhr darauf durch »wirksame bedingte Reflexe« eine Verstärkung. Nach Skinner[11] lassen sich all unsere Verhaltensweisen auf zwei Grundtypen zurückführen:

- Auf das Erwerbs- oder Annäherungsverhalten, mit dem wir uns eine zum Leben notwendige oder angenehme Substanz beschaffen. Die Person wiederholt die Aktion, wenn diese positive Konsequenzen hat, das heißt, ihm positive Empfindungen oder Vorteile gewährt; dies wird als *positive Verstärkung* bezeichnet.

- Auf ein Flucht- oder Vermeidungsverhalten, mit dem man einer Gefahr entgehen oder eine negative Erfahrung bzw. einen unangenehmen Zustand vermeiden oder beenden will; dies wird als *negative Verstärkung* bezeichnet.

In beiden Situationen führt das Verhalten zu einer »Belohnung«, das heißt einer Zustandsbesserung, was bewirkt, daß die Aktion wiederholt wird.

Umgekehrt gibt es aber auch Situationen der »Bestrafung«:

- der *positiven Bestrafung*, wenn das Verhalten negative Gefühle oder Motivationen bewirkt hat;
- der *negativen Bestrafung*, wenn das Verhalten zum Verschwinden positiver Empfindungen führt.

In beiden Fällen findet eine Verhaltenshemmung statt. Somit wird unser gesamtes Verhalten durch die Vielzahl der es motivierenden oder hemmenden Konsequenzen gesteuert. Die Kenntnis der Verstärkungsmechanismen ist wichtig, um zu verstehen, warum jemand zum Raucher wird. Die psychoaktiven Wirkungen des Nikotins – Vergnügen, Entspannung, Stimulierung – erklären die positive Verstärkung, die sehr früh auftritt, und zwar schon nach den ersten Wochen des Tabakeinstiegs. Die negative Verstärkung macht sich erst später bemerkbar: das Gefühl, etwas Wichtiges entbehren zu müssen, unter einem Mangel zu leiden. Es stellt sich ein, sobald man der Person die Nikotinzufuhr auch nur für wenige Stunden entzieht; die negative Verstärkung führt also zu immer größerem Tabak- bzw. Zigarettenkonsum.

Das Gefühl, bestraft zu werden, stellt sich hauptsächlich ein, wenn die Person schon zu den regelmäßigen Rauchern gehört:

- Ist das Entzugssyndrom bei der Einstellung des Rauchens schmerzhaft, wird die Person unweigerlich ihr Abstinenzverhalten aufgeben und wieder zu rauchen beginnen.

- Hatte die Person umgekehrt bereits die positiven Wirkungen des Tabakverzichts verspürt und war im Falle eines Rückfalls mit den negativen Auswirkungen des Tabakkonsums konfrontiert, dann könnte dies zur Folge haben, daß sie erneut mit dem Rauchen aufhört.

Die Wirkung eines positiven oder negativen Stimulus variiert, bedingt durch die Situation, in der sie sich vollzieht: das kleine Vergnügen oder der Entspannungsmoment, der durch eine Zigarette in wenigen Sekunden erreicht wird, hat eine sehr starke Wirkung auf das Verhalten; viel stärker als ein ungleich wichtigerer, aber in weiter Ferne scheinender Stimulus, wie zum Beispiel das Krebsrisiko. Der verstärkende Effekt wird noch erhöht, wenn der Stimulus sehr oft wiederholt wird. Die Schnelligkeit der beim Zigarettenrauchen erfolgenden Wirkungen erklärt, warum es die effizienteste, will sagen gefährlichste Methode darstellt, um Abhängigkeit zu erzeugen. J. Hamburger[12] hat diesen Sachverhalt treffend in seinem Buch *Dictionnaire Promenade* beschrieben:

»Die Menschen sind so gemacht, daß es ihnen schwerfällt, im voraus ein Ereignis zu spüren, das in der Zukunft liegt. Die Macht der Gegenwart verbietet es, daß wir uns wegen einer noch in weiter Ferne liegenden Zeit Sorgen machen. Alkohol und Tabak verjagen Unruhe und mildern Unglück ... Das Heute hat mehr Macht über unser Denken als das Morgen.«

Wie wir gesehen haben, sind die Grundlagen des Verhaltens das Erlernen von Verhaltensweisen und die dieses Verhalten stärkenden Mechanismen. Nur mit Kenntnis der Verhaltensmechanismen ist es möglich, effiziente Strategien gegen das Rauchen zu entwickeln.

Besonderheiten der Tabakabhängigkeit

Bei der Analyse der Tabakabhängigkeit spricht man traditionell von einer »Doppelabhängigkeit«, das heißt, einer psychischen und einer physischen Abhängigkeit. Unter der Bezeichnung psychologisch wird all das als selbstverständlich vorausgesetzt, was sich auf das Verhalten des Rauchers bezieht: die Rituale, die Bewegungen, und eventuell auch die Persönlichkeit des Rauchers. Allerdings entspricht dieses Schema nicht den realen Gegebenheiten, die zugleich einfach und komplexer sind. Das heißt, diese Unterscheidung ist gänzlich künstlich. Will man die Mechanismen der Tabakabhängigkeit untersuchen, so muß man sich auf die Definition von Verhalten beziehen, wie wir sie gerade dargestellt haben.

Die Verhaltensabhängigkeit

Rauchen ist ein Verhalten, das während der Einstiegsphase allmählich, über Wochen und Monate, erlernt wurde: Hauptfaktor ist der soziale Druck und die Geselligkeit, die es bietet. Doch dieses Verhalten würde sich von selbst wieder erledigen, wenn es nicht die neuropharmakologischen Besonderheiten des Nikotins gäbe. Ohne Tabak, das heißt ohne Nikotin, keine Tabakabhängigkeit. Moden mögen vorübergehen – es gab die Zeit, in der man Bocchia spielte oder Jo-Jos benutzte –, doch die Zigarette bleibt, denn die pharmakologischen Eigenschaften des Nikotins verstärken die positiven und negativen Empfindungen, die für eine Fortsetzung des Rauchens verantwortlich sind.

Den Bewegungen beim Rauchen, dem Geschmack des Rauchs, den mit seinem Weg durch die Bronchien verbundenen Empfindungen, den Verwendungsriten der Zigarette wurde früher enorme Bedeutung beigemessen. Zweifellos spielen diese Faktoren eine Rolle, doch sie erweisen sich als sekundär und lassen sich durch bedingte Reflexe erklären:

- Rauchen löst aufgrund des Nikotins Vergnügen und Entspannung aus. Daraus resultiert eine bedingte Verstärkung.
- Diese ist wiederum verbunden mit den Ritualen, der beim Rauchen stattfindenden Motorik, dem Geschmack des Rauchs. All das reicht aus, um den Raucher Vergnügen oder uneingeschränkte Verstärkung der positiven Empfindungen verspüren zu lassen. Wird aber der bedingte Reflex durch Nikotin nicht kontinuierlich weitergeführt, dann löst sich der positive Effekt sehr schnell auf. Benutzt ein

Raucher zum Beispiel Zigaretten ohne Tabak, dann verlieren diese sehr rasch ihre Annehmlichkeiten!

Wir werden gleich zeigen, daß, wenn Nikotin in ausreichender Menge in anderer Form als Tabak konsumiert wird, der Faktor Gestik und Motorik beim Rauchen sehr schnell an Bedeutung verliert.

Psychische Abhängigkeit

Diese äußert sich durch das Bedürfnis, Empfindungen von Spaß, Entspannung, Wohlbefinden, geistiger Anregung und Konzentration, die Nikotinzufuhr dem Raucher verschaffen, zu erhalten oder wiederzuerlangen. Darüber hinaus hat die Zigarette eine schmerzlindernde, schmerzstillende Wirkung sowie den allseits bekannten Effekt als Appetitzügler. Und schließlich ist sie vielen eine Stütze in Streßsituationen, bei schlechter Laune oder, im Fall von Schüchternheit und Angst, ein Mittel der Selbstbehauptung.

Das heißt, Nikotin übt zugleich eine angsthemmende, beruhigende und antidepressive Wirkung aus. Es kann Stimmungsregulator und ein Regulativ für das psychische Gleichgewicht sein.

Da ein Raucher die Erinnerung an alle durch Rauchen ausgelösten positiven Empfindungen in seinem Gehirn bewahrt, wird er unbewußt dazu gedrängt, in unterschiedlichen Situationen wieder zur Zigarette zu greifen. Hier haben wir es also mit allen Elementen der positiven Verstärkung des Raucherverhaltens zu tun.

Eine wichtige Tatsache wollen wir aber nicht verschweigen: im Gegensatz zu Heroin, Kokain oder zu Cannabis-Abkömmlingen, die allesamt die kognitiven Funktionen verändern, ist Nikotin als einzige Droge fähig, diese zumindest kurzfristig zu begünstigen.

Physische Abhängigkeit

Der Weg zur physischen Abhängigkeit dauert länger und betrifft auch nicht alle Raucher. Nach mehreren Jahren Rauchen ändert sich die Situation stufenweise. Die betreffende Person raucht nun nicht mehr nur

Abb. 9: Vergleichende Pharmakokinetik* des Nikotins aus dem Zigarettenrauch und aus dem Nikotinpflaster

(nach Russel[13])

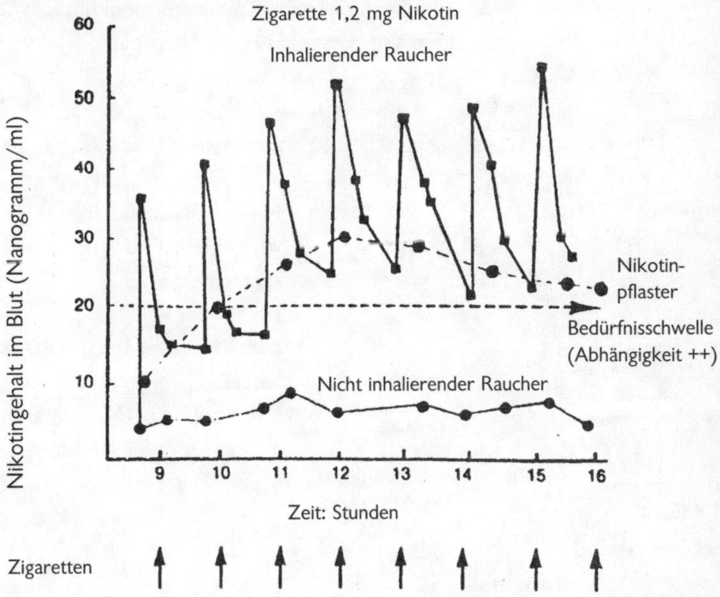

der verschiedenen angenehmen Empfindungen wegen, sondern vor allem und immer mehr, um ein Gefühl des Mangels zu vermeiden oder zu beheben, das sich einstellt, sobald sie auch nur für ein paar Stunden auf Zigaretten verzichten muß! Dieses Mangelgefühl ist sehr unangenehm: es geht einher mit Nervosität, Reizbarkeit, zuweilen Wutausbrüchen, Konzentrationsstörungen, obsessivem Denken und dem unwiderstehlichen Verlangen nach der Zigarette. All diese Symptome deuten auf physische Abhängigkeit hin, die nicht mehr vom Willen gesteuert werden kann. Die Person ist gezwungen zu rauchen, um eine unangenehme Empfindung zu vermeiden: hier haben wir ein Beispiel für negative Verstärkung des Raucherverhaltens.

Untersuchungen zur Funktionsweise des physischen Bedürfnisses haben uns erlaubt, die Rolle der Nikotinämie zu erkennen. Bei einem sich im Ruhezustand, isoliert befindlichen Raucher, der, immer wenn er das Bedürfnis verspürt, beliebig viele Zigaretten raucht, hat Russel den Nikotingehalt im Blutkreislauf gemessen. Das Rauchbedürfnis tritt regelmäßig dann in Erscheinung, wenn der Nikotingehalt unter eine bestimmte Schwelle sinkt.

Raucht der Betreffende dann wieder eine Zigarette, so erhöht sich der Nikotingehalt rasch, er sinkt aber sofort wieder, sobald die Zigarette zu Ende geraucht ist: die Häufigkeit des Zigarettenkonsums ist offensichtlich um so höher, je höher die Nikotin-Bedarfsschwelle liegt. Diese Schwelle definiert die physische Abhängigkeit und stellt ein sehr wichtiges Element in der pharmakologischen Behandlung bei Tabakentzug dar.

Dieser Vorgang ist vergleichbar mit der Hypoglykämie und dem Hungergefühl, das sich einstellt, wenn der Glukosegehalt des Blutes unter eine bestimmte Grenze sinkt. Dem Raucher sollte erklärt werden, daß seine Lust zu rauchen, in Wirklichkeit ein Nikotinhunger ist, so wie bei einer Person, die eine Mahlzeit übersprungen hat, der Zwang besteht, etwas zu essen. Das Gehirn hat nämlich längst gemerkt, daß die Zigarette das schnellste und effizienteste Mittel ist, um diesen Mangelzustand zu beheben.

Ebenso wie es zahlreiche Situationen gibt, die dazu führen, daß man ißt, ohne wirklich Hunger zu haben, kann auch Rauchen außerhalb des physischen Bedürfnisses stattfinden. Es gibt zahlreiche Gründe, zur Zigarette zu greifen, Gründe, die sich in verschiedener Weise über den Tag verteilen.

Form und Stärke der Abhängigkeit lassen drei Typen von Rauchern in Erscheinung treten:

- Der Raucher, dessen Abhängigkeit mit Sozialverhalten und bestimmten Situationen zu tun hat. Er raucht unter dem Einfluß eines äußeren Reizes, um Gesellschaft zu haben, unter sozialem Druck. Dieser Rauchertyp konsumiert im allgemeinen wenig und unregelmäßig, durchschnittlich weniger als 5 Zigaretten am Tag, manchmal mehr, vor allem abends. Am Wochenende und in den Ferien kann er mühelos auf Zigaretten verzichten, aber sehr häufig fängt er, wenn die Umstände gegeben sind, wieder an zu rauchen – zu dieser Kategorie gehören etwa 10 bis 15 % aller Raucher.

- Der psychologisch abhängige Raucher raucht, um der psychoaktiven Effekte des Nikotins willen, also um Spaß, Entspannung, Streßbewältigung, geistige Anregung, antidepressive Wirkung, Selbstbehauptung zu finden, aber auch, um Hunger zu unterdrücken. Die Gründe für sein Rauchen sind von Fall zu Fall sehr unterschiedlich. Sein Konsum ist umfangreicher, doch er hängt ab von der jeweiligen Situation, davon, ob der oder die Betreffende sich bei der Arbeit, im Streß oder im Zustand der Ruhe befindet, und kann einen Umfang von 20 Zigaretten täglich erreichen, manchmal auch mehr.
- Und schließlich gelangen manche Raucher in das Stadium der physischen Abhängigkeit, die verknüpft ist mit der Abhängigkeit des Verhaltens und der psychologischen Abhängigkeit. Diese Gruppe raucht mindestens 20 Zigaretten am Tag und oftmals mehr, wobei die Zahl der am Tag gerauchten Zigaretten bemerkenswert konstant ist. Mehrere epidemiologische Studien, die den Abhängigkeitstest von Fagerström zugrunde gelegt haben (*Tabelle 8, S. 125*), belegen, daß zu diesem Typus ungefähr 30 % aller regelmäßigen Zigarettenraucher gehören.[14] Somit ist die Zigarette die bei weitem populärste »Droge«; sie wird von mehr als 5 Millionen Franzosen konsumiert.

In Frankreich gibt es innerhalb der erwachsenen Bevölkerung 34 % regelmäßige Zigarettenraucher, das heißt 15 Millionen Personen, die rauchen. Ein Drittel davon raucht täglich mehr als 20 Zigaretten. Tabak ist also eine Droge, die genauso erlaubt ist wie Alkohol, erhältlich an jeder Straßenecke. Sobald sich das Syndrom der physischen Abhängigkeit einstellt, hat der Betreffende überhaupt keine Kontrolle mehr über sein Verhalten, und selbst wenn er den festen Willen hat, mit dem Rauchen aufzuhören, so reicht das meist nicht aus. Paradoxerweise sind es gerade diese sehr abhängigen Personen, deren Motivation, mit dem Rauchen aufzuhören, am stärksten ist: Sie wollen sich aus dieser Sklaverei befreien und von all den Folgen, die sie auf ihr tägliches Leben hat; doch nach meist schon mehreren fruchtlosen und schmerzhaften Versuchen haben sie oft das Vertrauen in die Möglichkeit verloren, irgendwann Erfolg mit ihren Bemühungen zu haben. Auf lange Sicht allerdings hätten diese Personen tatsächlich beste Chancen, das Rauchen einstellen zu können. Vor allem, wenn sie dabei professionelle Unterstützung bekommen, die ihnen hilft, die physische Abhängigkeit und alle Folgen des Nikotinentzugs unter angenehmen Bedingungen zu besiegen; pharmakologische Behandlung zusammen mit psychologischer Unterstützung und Verhaltenstherapie ermöglichen die Realisierung dieses Ziels.

Im Vorwort eines kürzlich erschienenen Buches nennt Jean Carlier[15] überaus treffend alle durch Nikotin beeinflußten Empfindungen, die ja ganz wesentliche Elemente der Tabakabhängigkeit darstellen: Tabak als Appetitzügler, seine Antistreß-Wirkung, die geistige Anregung, die er gewährt, und danach die sich mehr oder weniger schnell schließende Falle der physischen Abhängigkeit, die den Raucher zum Sklaven des Nikotins macht. Nur um den Preis größter Probleme kann er sich dieser Abhängigkeit wieder entziehen.

»Während des Krieges hat mich ungeheurer Hunger, vergleichbar dem eines jungen, unterernährten Wolfs, ebenfalls in die Nikotinfalle tappen lassen: Nur das dank Lebensmittelkarte erlaubte Päckchen Zigaretten vermochte meinen Kohldampf eine Zeitlang zu unterdrücken. Als es wieder alles zu essen gab, stand ich bereits unter Drogen, hatte auch nicht den Wunsch, wieder damit aufzuhören. Schlimmer noch, mein Beruf als Journalist, der mich dem Streß des kontinuierlichen Schreibens und der Diktatur der Zeitungsausgaben unterwarf, bewirkte, daß ich im Nikotin einen unverzichtbaren Verbündeten sah. Ohne mich allzusehr anzustrengen, stellte ich idiotische Rekorde auf: Ich war so weit, daß ich täglich zwei bis drei Päckchen starke Zigaretten rauchte, ›Celtiques‹ oder ›Boyard‹, dazu einige Pfeifen mit Tabak der Marke ›Bleu‹ und ein paar kubanische Zigarren oder ein halbes Dutzend Zigarillos. Diese Aufzählung mag zur Genüge erklären, warum ich mehrmals beschloß, mich aus dieser grotesken Sklaverei zu befreien. Meine immer wieder erfolgenden Rückfälle waren Beweis dafür, daß bei diesem Freiheitsstreben die Liebe zu sich selbst stärker ist als die Sorge um die eigene Gesundheit. Von der Gesundheit der anderen ganz zu schweigen ...

Was meiner endgültigen Befreiung vor allem im Wege stand, war mein Beruf. Im Laufe der wenigen Monate, die mein ungewisser Kampf andauerte, passierte es mir, lange Minuten – manchmal auch länger als eine Stunde – wie blockiert vor einer weißen Seite zu sitzen, bedrängt durch die wenige Zeit, die mir bis zur Abgabe meines Artikels blieb. Mehrmals war ich in starker Versuchung, mir eine Zigarette zu erbetteln, um endlich diese verfluchte weiße Seite zu beginnen und füllen zu können. Einige Monate später – erstes Anzeichen für den Erfolg meines Durchhaltens – konnte ich den Rauch meiner Arbeitskollegen nicht mehr ertragen. Verblüffende Erkenntnis, Quelle der sich ankündigenden Freude auf den Beginn eines neuen Lebens ...«

Naturgeschichte des Rauchens

Nichts ist so ansteckend wie das Beispiel, und wir tun nie Gutes oder Schlechtes, ohne damit weitere Beispiele hervorzurufen.

La Rochefoucauld

Warum und wie wird man zum Raucher?

Hauptelement beim Kampf gegen das Rauchen ist die Vorbeugung, das heißt, zu verhindern, daß junge Leute zur Zigarette greifen.

Der Beginn des Tabakkonsums

Junge Leute beginnen heute immer früher zu rauchen: Die Altersgrenze sank allmählich von 18–20 Jahre vor 1968 auf heute 13–14 Jahre, verhängnisvolle Konsequenz des berühmten Slogans: »Es ist verboten zu verbieten.« So kam es, daß die Rauchverbote an Gymnasien und anderen weiterführenden Schulen ab 1968 rasch aufgehoben wurden. Parallel dazu nahm der Zigarettenkonsum bei Frauen enorm zu, so daß heute ebensoviele Frauen wie Männer rauchen, bei jüngeren Altersgruppen rauchen sogar mehr Mädchen als Jungen. 60 % aller 18jährigen rauchen, 90 % davon regelmäßig, das heißt, diese Zahl liegt über der Gesamtzahl der Raucher innerhalb der erwachsenen Bevölkerung.

Darüber hinaus nimmt die Anzahl der am Tag von jedem Jugendlichen konsumierten Durchschnittsmenge mit dem Alter zu. Im Alter von 18 Jahren gehört die Hälfte der Jugendlichen schon zu den regelmäßigen Zigarettenrauchern, 20 % von ihnen konsumieren bereits mehr als 20 Zigaretten täglich, was zeigt, wie schnell Abhängigkeit sich etabliert.

Der Griff zur ersten Zigarette erfolgt fast immer vor dem 20. Lebensjahr. Die Prozentzahl der jugendlichen Raucher nimmt nur sehr langsam ab, obwohl in den letzten 15 Jahren umfangreiche Bemühungen im Bereich der Gesundheitserziehung stattfanden. Eine Tatsache, die uns angesichts künftiger Entwicklungen nur mit Sorge erfüllen kann, denn je früher man mit dem Rauchen beginnt, desto eher und schneller stellen sich Komplikationen ein: Wir beobachten heute Fälle von Lungenkrebs oder von plötzlichem Tod durch Herzinfarkt noch vor dem 40. Lebensjahr, was dramatische Folgen für die Familie hat.

Erfolgt der Tabakeinstieg sehr früh, das heißt vor dem 15. Lebensjahr, so stellt sich schneller Abhängigkeit ein, die danach nur äußerst mühsam wieder zu beheben ist. Eine Entwicklung, die eng verknüpft ist mit den verschiedenen Eigenschaften der industriell hergestellten Zigarette, heute bei jungen Leuten die Form des Tabakkonsums schlechthin.

Die Konsolidierung und Entwicklung der Tabakabhängigkeit beim Jugendlichen vollzieht sich schematisch gesehen in drei Phasen:

1. *Die erste Phase* oder *Initiationsphase* ist sehr kurz. Die Reaktionen des Organismus auf das Nikotin sind dabei von Person zu Person

verschieden: Die ersten Zigaretten schmecken eher schlecht, rufen manchmal Abneigung hervor, und gehen einher mit Übelkeit, Unwohlsein und Kopfschmerzen. Bei manchen Jugendlichen ist diese Reaktion sehr stark und wird auch nicht besser, wenn sie einfach weiterrauchen: sie werden es sein lassen und sich zu den überzeugten Nichtrauchern gesellen. Bei anderen hingegen verschwinden diese Störungen sehr schnell, und die weiteren Zigaretten werden besser vertragen und schnell als angenehm empfunden, vor allem, wenn der Druck der Gruppe hinzukommt und das Rauchen in einer entspannten und geselligen Atmosphäre erfolgt.
Die Initiations- und Lernphase wiederum ist eng verbunden mit einem Prozeß, bei dem Vorbilder imitiert werden, die ein attraktives Wertesystem repräsentieren, von dem angenommen wird, daß es die Norm darstellt. Auch die Rolle von Familie, Schule und sozialem Umfeld ist wichtig. Die Zigarette kann im Hinblick darauf als Symbol für die Welt der Erwachsenen gelten, der Griff zur ersten Zigarette erfüllt das Kind mit Stolz, denn jetzt fühlt es sich auch zu dieser Welt gehörig. Außerdem verbindet sich mit der Zigarette die Vorstellung von Spaß, Ferien, sportlichen Leistungen, Reisen, Abenteuer, Sexualität. Ergebnis der teuflischen und geschickt konzipierten Werbemethoden der Tabakindustrie: um Jugendliche zum Rauchen zu verleiten, werten sie die Zigarette auf und präsentieren sie als ein normales Attribut des gesellschaftlichen Lebens.
Wirksamstes Mittel gegen diese Manipulation ist Gesundheitserziehung, vor allem wenn sie von Eltern und Erziehern kommt, außerdem die Konditionierung des Kindes in Schule und Freundeskreis, Tabak abzulehnen, und schließlich die Einschränkung der Tabakwerbung sowie Rauchverbote: Es muß deutlich gemacht werden, daß die Norm Nichtrauchen heißt, wenn man Ansteckung vermeiden will. In diesem Bereich bleiben negative Bilder wie Angst vor Krankheit fast wirkungslos; man muß im Gegenteil immer wieder darauf hinweisen, wie gut es tut, nicht zu rauchen – Rauchen, das ist schlechter Atem, unangenehmer Geruch, Umweltschädigung – und darauf, wie ungeheuer schnell man davon abhängig, das heißt Sklave

einer Angewohnheit wird. Die Rolle der Nichtraucher-Kinderclubs kann hier nicht hoch genug geschätzt werden.

2. Dieses Verhalten wird durch sozialen Druck und durch biologische Faktoren aufrechterhalten und verstärkt. Wenn beim Rauchen der Rauch inhaliert wird, verläuft die Aufnahme des Nikotins sehr schnell, das sich daraufhin innerhalb nur weniger Sekunden in Gehirnzentren festsetzt, wo es Vergnügen oder Entspannung auslöst bzw. als Appetitzügler wirkt. Dieser Vorgang beeinflußt wiederum die Aufrechterhaltung und Steigerung des Konsums, so lange, bis man von psychischer Abhängigkeit sprechen kann. In dieser Phase verspürt der jugendliche Raucher alle Annehmlichkeiten, die die Zigarette gewähren kann; er glaubt, noch frei darüber entscheiden zu können, wann er mit dem Rauchen aufhören will, in Wirklichkeit jedoch ist die Falle über ihm bereits zugeschnappt: Russel[16] hat gezeigt, daß die Schwelle, an der man von Abhängigkeit sprechen kann, sehr tief liegt, und zwar schon bei 5 bis 6 Zigaretten pro Tag!
3. *Innerhalb weniger Jahre* stellt sich daraufhin bei einigen Rauchern physische Abhängigkeit ein, das heißt, die Person verspürt eine Entbehrung, die sie zwingt, zur Zigarette zu greifen. Damit ist ein dramatischer Punkt erreicht, denn diese Form der Abhängigkeit führt zur allmählichen Erhöhung des Zigarettenkonsums – der tägliche Bedarf liegt dann bei mindestens 20 Zigaretten. Beim »starken« Raucher ist das Risiko für Gefäßkrankheiten und Krebs sehr hoch, und zudem wird er aufgrund seiner Abhängigkeit größte Mühe haben, mit dem Rauchen wieder aufzuhören, selbst wenn er dies möchte, weil ihm inzwischen alle schädlichen Folgen des Rauchens bewußt sind.

Die weiteren Schritte des Tabakkonsums

Die weitere Entwicklung des Tabakkonsums bei Jugendlichen hängt demzufolge vom Zusammentreffen mehrerer Faktoren ab:

- dem sozialen Druck, der Rolle des sozialen Umfelds, der Werbung, dem Image der Zigarette;

- dem aufgrund des Nikotingehalts festgestellten »Sucht«-Charakter des Tabaks und besonders der Zigarette;
- der Tatsache, daß zahlreiche jugendliche Raucher eine psychologische Anfälligkeit aufweisen: dieser Faktor ist in den USA sehr genau geprüft worden.[17] Dazu wurden Kinder im Alter von 10 Jahren und dann wieder im Alter von 16–17 Jahren untersucht; bei denen, die später zu Rauchern wurden, waren manche auffälligen Persönlichkeitsmerkmale, die auf die Vermutung eines späteren Tabakkonsums schließen lassen konnten, schon im Alter von 10 Jahren vorhanden. Diese Merkmale waren:
  - Unsicherheit, begleitet von einer Tendenz zur Neurose;
  - übermäßige Nervosität, Neigung zum Pessimismus. Diese Jugendlichen waren besorgt, ängstlich, litten unter Schlafstörungen und, vor allem morgens, schnellen Ermüdungserscheinungen, die im Laufe des Tages allmählich zurückgingen;
  - bei Jungen eine aggressive, impulsive Persönlichkeitsstruktur;
  - bei Mädchen Gewichtsprobleme, Sorge um das Aussehen;
  - weniger gut ausgebildete kognitive Funktionen, eine wahrscheinliche Erklärung für schlechte schulische Leistungen.

Diese unterschiedlichen Anomalien gilt es nun mit der Häufigkeit depressiver Tendenzen bei erwachsenen abhängigen Rauchern zu vergleichen sowie eine Verbindung herzustellen zwischen Tabakabhängigkeit und den verschiedenen Formen von Depressionen und Angstzuständen.

Wie in vielen anderen Bereichen auch läßt sich, was das Risiko angeht, zum Raucher zu werden, eine biologische Ungleichheit feststellen. Das heißt, in dem zum Rauchen führenden Prozeß läßt sich immer eine mehr oder weniger komplexe Mischung von angeborenen und erworbenen Elementen erkennen.

Die verschiedenen Stadien des Zigarettenkonsums

Wie jede andere Suchtform lassen sich auch bei Tabakabhängigkeit verschiedene Stadien unterscheiden.

Das erste Stadium

Das erste Stadium beginnt nach der Initiationsphase. In dieser Phase ist der Raucher frei von schlechtem Gewissen, fühlt sich zufrieden, verbindet mit der Zigarette Vergnügen, Entspannung und andere angenehme Empfindungen. Von physischer Abhängigkeit kann man hier noch nicht oder kaum sprechen. Über einen längeren Zeitraum hinweg, manchmal 10, 20 oder mehr Jahre, denkt diese Person keineswegs daran, das Rauchen einzustellen und bleibt gegenüber allen Informationskampagnen und Aktionen der Gesundheitserziehung taub. Es gibt kaum Möglichkeiten, ein solches Verhalten zu verändern, jedenfalls haben sich alle bisher angewandten Strategien der Gesundheitserziehung speziell für diese Gruppe als ungenügend erwiesen.

Das zweite Stadium

In diesem Stadium haben wir es mit dem unschlüssigen, schwankenden Raucher zu tun: Informationskampagnen, durch Rauchen bedingte Erkrankung eines nahen Angehörigen, Heirat, Kinder, all das kann den Raucher dazu bewegen, sich zu überlegen, ob er mit dem Rauchen nicht doch lieber aufhören soll. In diesem Fall wägt er das Für und Wider ab, zieht eine Bilanz der positiven und negativen Seiten des Tabakkonsums. Ein allmählicher Reifeprozeß setzt ein, der ein bis drei Jahre dauern kann, bis er schließlich irgendwann einsieht, daß Rauchen mehr Nachteile als Vorteile zu haben scheint: dann erst ist der Zeitpunkt erreicht, an dem der Raucher beschließt, einen Versuch zu starten, damit aufzuhören. Oft gibt es einen konkreten »Auslöser« dafür, wie zum Beispiel: »Ich hatte schon wieder Bronchitis; ich hatte Mühe, drei Etagen zu Fuß hochzugehen, weil der Aufzug kaputt war; mein Sohn hatte wieder einen Asthmaanfall ...« Wenn die Nachteile des Rauchens schwerer zu

Abb. 10: ***Schema der Entwicklung des Tabakkonsums***
(nach Raw M.[18] und Prochaska J.[19])

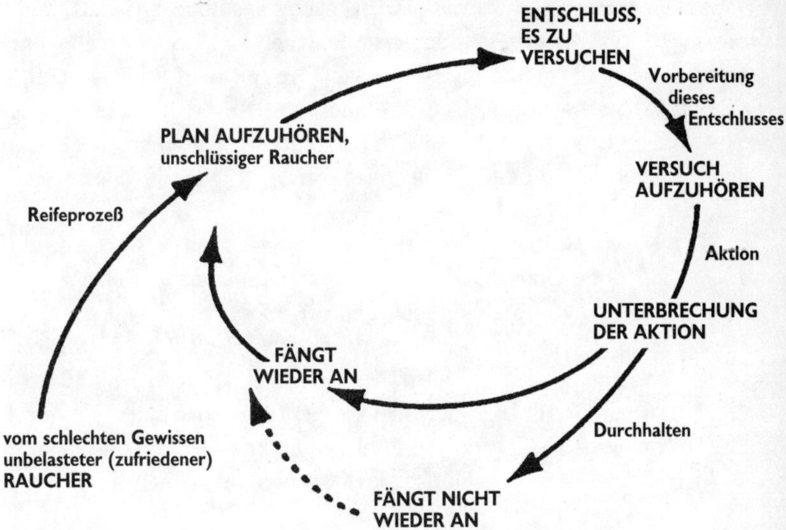

Prozentsatz von Rauchern in den verschiedenen Phasen und durchschnittliche Dauer jeder dieser Phasen

	USA	Niederlande	Zeitraum
zufriedener Raucher	40–50 %	60 %	5–20 Jahre
unschlüssiger Raucher	40 %	30 %	6 Mon. – 2 Jahre
Vorbereitung	10 %	10 %	1 Monat
Aktion			

wiegen beginnen als die Vorteile, so ist das immer das Ende eines langwierigen, sich nur allmählich abzeichnenden Prozesses.

Das dritte Stadium

Das dritte Stadium ist die Phase der Vorbereitung des Versuchs, nicht mehr zu rauchen. Sie zieht sich über mehrere Wochen hin und verlangt die Bewältigung vieler Momente des Schwankens, erst dann wird ein Datum für den Beginn dieses Versuchs festgelegt. In dieser Phase findet also gewöhnlich die Einstellung des Rauchens statt. Jeder wirklich zum Aufhören motivierte Raucher kann ohne große Probleme einen Tag, zwei Tage, ein paar Tage mit dem Rauchen aufhören ... Was schwierig ist, ist die dauerhafte Abstinenz. Diese Fähigkeit, kurzfristig mit dem Rauchen aufhören zu können, liegt allen empirischen »Methoden« zugrunde, die die trügerische Seite dieses Prozesses zeigen.

Die Kurve, welche die Prozentzahl der nach einem Versuch, aufzuhören, (ohne Unterstützung von außen oder aber von einem »Placebo« unterstützt) abstinent gebliebenen Personen repräsentiert, zeigt, daß 80 % dieser Personen während der ersten 3 bis 7 Tage nicht rauchen; am Ende eines Jahres allerdings sehen wir nur noch 5 bis 10 % (je nach Stärke der Abhängigkeit) die abstinent geblieben sind. Die Kurve verläuft exponentiell, denn die Zahl der abstinenten Personen nimmt während der ersten drei Monate rasch, danach langsamer ab.

Das Stadium des Durchhaltens

Rückfälle auf lange Sicht sind gerade bei abhängigen Rauchern keine Seltenheit. Nur in wenigen Fällen schaffen es abhängige Raucher gleich beim ersten Versuch, mit dem Rauchen aufzuhören. Dennoch darf man diesen erneuten Griff zur Zigarette nicht als Scheitern interpretieren. Denn das Leben ohne Tabak muß erst ein paar Tage oder Wochen eingeübt werden, weil es neue Verhaltensweisen nach sich zieht. Jeder Versuch aufzuhören, bringt die betreffende Person dem endgültigen Erfolg ein Stück näher: die Erfolgs-Quote ist bei späteren Versuchen immer höher.

Es ist also wichtig zu wissen, in welchem Stadium sich ein Raucher befindet und wieviele Versuche er schon unternommen hat, mit dem Rauchen aufzuhören. Die Begleitmaßnahmen zur Einstellung des Rauchens müssen sowohl auf allgemeiner als auch auf individueller Ebene jeder dieser Etappen angepaßt sein.

Abb. 11: Verlauf des Prozesses bis zur Tabakenthaltsamkeit
(nach Sachs [20])

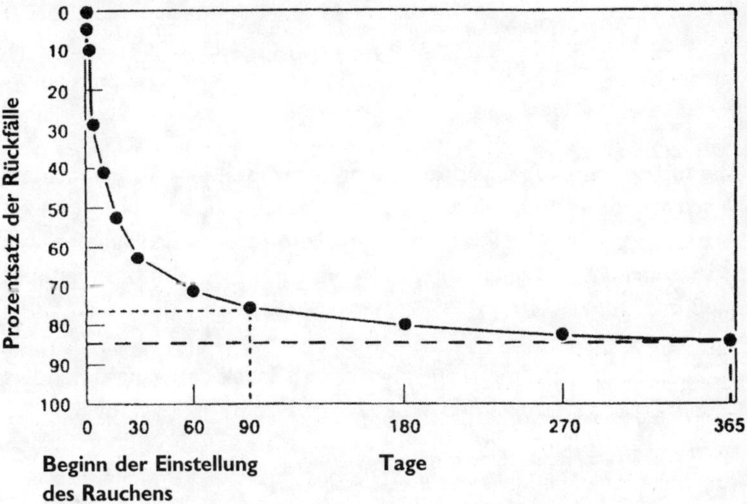

In den meisten Fällen also – und das gilt für alle Drogen – tritt der Moment, in dem der oder die Betreffende sich spontan von der Sucht befreien will, dann ein, wenn die Nachteile des Stoffes dessen Vorteile überwiegen und die Person das Gefühl hat, jetzt die »Schnauze voll« zu haben.

Jede Abhängigkeit ist Ausdruck einer chronischen Störung, die in aufeinanderfolgenden Schüben erfolgt, mit Rückfällen, die sich theoretisch für das Aufhören begünstigend auswirken müßten. Wenn es nicht zuvor schon alle kurz- oder langfristigen Komplikationen gegeben hätte, die mit dem Konsum des Stoffes zusammenhängen.

Typologie der Raucher

Die Natur hat, als sie die Menschen zu dem gemacht hat, was sie sind, sie durch tiefe Unterschiede geprägt.

ARISTOTELES

Die für Beginn und Aufrechterhaltung des Tabakkonsums verantwortlichen Faktoren sind, wie wir gesehen haben, äußerst zahlreich und müssen, wenn man erfolgreich gegen diese Epidemie ankämpfen will, erst einmal im einzelnen untersucht werden: Was man besiegen will, muß man gut kennen.

- Es ist heute nicht mehr zu leugnen, daß Tabak und ganz besonders die Zigarette als eine Droge betrachtet werden müssen, denn Nikotin schafft Abhängigkeit.
- Tabaksucht ist immer das Ergebnis des Zusammentreffens von:
  - einer Substanz mit psychoaktiver Wirkung, dem Nikotin,
  - mit einem bestimmten Umfeld und einem sozio-kulturellen Milieu,
  - und einem Individuum mit all seiner psychologischen und persönlichen Verletzlichkeit, die aus angeborenen und erworbenen Elementen besteht.

Nikotin, eine psychoaktive Substanz

Die psychoaktive Substanz ist das wichtigste Alkaloid des Tabakblatts, das Nikotin. Seine Festsetzung auf den Nikotin-Neurorezeptoren des zentralen Nervensystems erklärt die pharmakologische Abhängigkeit. Das verhaltensverstärkende Moment ist zurückzuführen auf die psychoaktiven Wirkungen dieser Substanz und ihrer Sucht erzeugenden Kraft.

Die unterschiedlichen Arten des Tabakkonsums über die Jahrhunderte waren ausschlaggebend für die Stärke von Abhängigkeiten und

Risiken. Bis um das Jahr 1900 herum, das heißt mehr als drei Jahrhunderte lang, wurde Tabak in Form von Pfeife, Zigarre, Schnupftabak, Kautabak konsumiert. Es gab Risiken, aber sie waren vor allem lokaler Natur und geringer als bei der Zigarette, denn die konsumierte Menge war geringer, und zudem wurde der Rauch nicht inhaliert. Die Abhängigkeit war vor allem psychologischer Natur, wie Texte von damals zeigen, die Vergnügungen und Wohltaten des Zigarre- und Pfeiferauchens begeistert schildern!

Mit dem Aufkommen der Zigarette hat sich diese Situation in weniger als hundert Jahren komplett verändert. Das bei der Zigarette stattfindende Inhalieren des Rauchs führt zu einer massiven und schnellen Nikotinzufuhr, zu einem regelrechten »Schuß« und zu einer damit einhergehenden zwanghaften Wiederholung der Stimulation: bei allen Drogen sind Stärke und Schnelligkeit, mit denen die Substanz in den Organismus eindringt, für das Aufkommen der Sucht verantwortlich. Zum Beispiel ist die Verwendung puren Kokains als Ersatz für das Kokablatt schuld am Beginn einer sehr gefährlichen Rauschgiftsucht, die beim gekauten Blatt nicht eintritt.

Somit hat sich also die Zigarette wegen ihrer großen Verfügbarkeit, ihrer leichten Handhabung und vor allem ihrer Macht, relativ schnell Abhängigkeit zu schaffen, zur fast ausschließlichen Art des Tabakkonsums entwickelt. Sie führt nämlich zu einer viel stärkeren Abhängigkeit als andere Arten des Tabakkonsums und vor allem ist sie verantwortlich für die besonders schwerwiegende Form der physischen Abhängigkeit, die den Konsum immer mehr ansteigen läßt. Der »abhängige« Zigarettenraucher raucht immer mehr als 20 Zigaretten am Tag, also mehr als eine Zigarette in der Stunde, manchmal auch zwei, was mindestens 200 Nikotin-«Schüssen« pro Tag entspricht. Damit ist physische Abhängigkeit erreicht, die das Aufhören zu einem äußerst schwierigen und sehr langwierigen Prozeß macht.

Vergleicht man die Stärke verschiedener Drogen, Sucht hervorzurufen, dann nimmt Nikotin den ersten Platz ein. Es befindet sich auf derselben Ebene wie Heroin, was die beiden folgenden Tabellen zeigen, indem sie den Prozentsatz von Personen angeben, die nach dem Einnehmen einer Droge abhängig werden und die Zahlen für sechsmonatige Abstinenz bei verschiedenen Drogen nennen.

Die tägliche Praxis bestätigt: Raucher, die einmal alkoholabhängig waren und jetzt ihre Tabakabhängigkeit loswerden wollen, erzählen übereinstimmend, daß mit dem Rauchen aufzuhören viel schwieriger ist, als vom Alkohol loszukommen. Desgleichen bestätigen Raucher, die einmal heroinabhängig waren, daß Zigarettenentzug fast ebenso schmerzhaft ist wie Heroinentzug, obgleich die Schwierigkeiten hier auf einer anderen Ebene liegen. Eine dieser Personen meinte sogar: »Bei der Zigarette ist es komplizierter, denn es ist schwierig, sich Heroin zu beschaffen, aber Tabak gibt es in freiem Verkauf an jeder Straßenecke.«

Das Drama des Tabakkonsums ist erklärbar: Der Raucher raucht, um die »Wohltaten« des Nikotins zu spüren und das Gefühl einer Entbehrung zu vermeiden. Bei der Nikotinaufnahme werden jedoch zugleich Kohlenmonoxyd, krebserregende Teerstoffe und alle anderen giftigen Tabaksubstanzen absorbiert. Die Kenntnis dieser Tatsache hat sehr wichtige praktische Konsequenzen: In nicht wenigen Fällen ist eine Einstellung des Rauchens nicht möglich, und bei diesen Personen muß eine Risikoreduzierung versucht werden, indem man Nikotin eventuell weiter in anderer Form als Tabak verabreicht.

Die Umwelt und das sozio-kulturelle Umfeld

Die Umwelt und das sozio-kulturelle Umfeld spielen beim Tabakkonsum eine sehr wichtige Rolle. Ihr Einfluß ist nicht zu unterschätzen: Die Allgegenwart von Rauchern, der soziale Druck und hier besonders die Werbung, die breite Verfügbarkeit des Produkts – all diese Faktoren tragen dazu bei, daß Jugendliche sich zum Rauchen ermutigt fühlen. Wichtig ist auch das soziale Milieu: Nach allen heute verfügbaren epidemiologischen Daten wissen wir, daß in den sozio-ökonomisch benachteiligten Schichten viele starke Raucher zu finden sind; in diesen Schichten bleibt die Prozentzahl der Raucher unter Erwachsenen und

Tabelle 5 (1)
Prozentsatz der Personen, die mehr als sechsmal eine süchtigmachende Substanz absorbiert haben und später Abhängigkeitskriterien erkennen lassen
(nach G. E. Woody[21])

Drogen	%
Tabak	86,5
Kokain	86
Opiate	83
Heroin	82
Alkohol	54
Amphetamine	44
Cannabis	41

Tabelle 5 (2)
Prozentzahl der erfolgreichen Fälle nach 6 Monaten (Abstinenz bestätigt)
(nach C.O'Brien[22])

Kokain-Abhängigkeit	50–60 %
Opiumstoffe (Heroin-)Abhängigkeit	60 % (50–80)
Alkohol-Abhängigkeit	50 % (40–70)
Nikotin-Abhängigkeit	30 % 20–40)

Jugendlichen konstant; in Schulklassen, in denen das Leistungsniveau schwächer ist, sitzen die meisten jugendlichen Raucher. Und für Männer wie für Frauen läßt sich heute ein Ritual, eine Lebenstradition feststellen, die Rauchen mit dem übermäßigen Gebrauch von alkoholischen Getränken verknüpft.

Die persönliche Anfälligkeit

Die psychologischen Voraussetzungen für eine Raucherkarriere waren schon Gegenstand unzähliger Untersuchungen. Manche haben ein Typenprofil gesucht, was natürlich illusorisch ist. Für ein Verhalten, das auf fast ein Drittel der erwachsenen Bevölkerung zutrifft, wobei 10 % der Bevölkerung zu den stark Abhängigen gehören, das heißt 5 Millionen Franzosen, kann man keine eindeutigen, auf jeden zutreffenden Charakteristiken aufstellen.

Der psychoanalytische Ansatz

Ein erster Ansatz, das Verhalten des Zigarettenrauchers zu untersuchen, kommt von der Psychoanalyse. Die jüngsten verhaltensbiologischen und neuropharmakologischen Daten ermöglichen es, diese Theorien mit sehr kritischem Auge zu prüfen. In diesem wie in anderen Bereichen haben wir es mit einer Reihe von Behauptungen zu tun, für die keine Beweise vorliegen, »offenbarte« Wahrheiten, im Gegensatz zu Ergebnissen wissenschaftlichen Vorgehens (J. Cottraux, P. Debray-Ritzen, J. Van Rillaer[23] und viele andere). Einige dieser Behauptungen ringen uns nur ein müdes Lächeln ab, so sehr sind sie Zeichen für die Irrealität dieser Diskussion und seine künstlichen und haltlosen Aussagen. So verhält es sich zum Beispiel mit der in der Psychoanalyse unvermeidlich angeführten These, der Raucher befinde sich noch in der »oralen Phase«, er sei in seiner Kindheit frustriert worden und demonstriere mit dem Zug an der Zigarette die Sehnsucht nach der mütterlichen Brust.

Ich hatte Gelegenheit, dieses Thema in einem sehr amüsanten Dialog behandelt zu hören: Anläßlich einer Tagung zum Thema »Rauchen« brachte eine sehr bekannte Psychoanalytikerin in langatmigen, ausschweifenden Formulierungen diese Deutung vor, bis schließlich Professor Robert Molimard mit seiner üblichen Bissigkeit intervenierte: »Das ist wirklich alles hochinteressant, Madame, aber eines macht mich doch stutzig, und Sie haben dafür sicher eine Erklärung: Haben Sie schon einmal Säuglinge mit ihrer Nase saugen sehen?« »Nein«, antwortete sie, »aber ich weiß nicht, was das mit meiner These zu tun haben soll.« »Wie erklären Sie sich dann, daß jahrhundertelang Schnupftabak die populärste Form des Tabakkonsums war?« Sie blieb die Antwort schuldig, und die Zuhörer hatten etwas zum Lachen.

Es wird auch behauptet, das Rauchen von Zigaretten sei Zeichen dafür, daß der Raucher sich noch in der analen Phase befinde:

»Blasen und Ausatmen des Rauchs erinnern an das Loswerden von Darmgasen und fäkalen Stoffen. Die Bedeutung analer Bezugspunkte beim Rauchen ist beträchtlich ... Rauchen läßt in erstaunlicher Weise an Darmentleerung denken.«[24] Verstehe dies, wer will!

Fehlt nur noch die phallische Phase mit dem Vergleich der Zigarette mit dem Penis und der Rauchschwaden mit Ejakulation!

Und schließlich, unweigerlich, natürlich der Vergleich mit Eros und Thanatos, den beiden Grundfaktoren des menschlichen Verhaltens: Ich bin kein Psychoanalytiker und habe keine Couch ..., aber in meinen täglichen langen Gesprächen mit Rauchern habe ich es nie erlebt, daß einer von ihnen erwähnte, er suche in der Zigarette den Tod oder wolle sich umbringen. Dies trifft höchstens auf die wenigen Opfer starker Depressionen zu, die allerdings erst nach Einstellung des Rauchens auftraten. Ganz im Gegenteil waren die Personen, die an einer mit dem Rauchen zusammenhängenden Krankheit litten und trotzdem nicht aufhören konnten zu rauchen, deswegen voller Angst und Verzweiflung.

All diese psychoanalytischen Weisheiten vergessen ganz einfach etwas sehr Wesentliches: daß Tabak Nikotin mit all seinen psychoaktiven Eigenschaften enthält.

»Die klinischen Beobachtungen der Analytiker sind nur Deutungen im Licht der Theorie; sie vermitteln somit den Eindruck, die Theorien zu bestätigen, denen entsprechend sie interpretiert worden sind.«[25] Das würde man im allgemeinen Sprachgebrauch mit »sich im Kreis drehen« ausdrücken und wie Molière es so treffend formuliert hat: »Das genau ist der Grund, weshalb Ihre Tochter stumm ist.«

Die Persönlichkeit der Raucher

Zum Glück liegen zahlreiche psychologische Untersuchungen mit ernsthaften und genauen Daten und Fakten vor. Im Gegensatz zu den psychoanalytischen »Befunden« basieren sie auf anerkannten und wissenschaftlichen Studien. Hans Eysenck[26], ein berühmter Psychologe aus London, Pionier der Verhaltenstherapien und harter Kritiker der analytischen Theorien, war einer der allerersten, der dieses Problem in den 1960er Jahren rational anging. Er entwarf einen Persönlichkeitsfragebogen, der zwei wichtige Komponenten bewertet:

- Tendenz zur Neurose oder Neurotizismus
- Introversion, Extraversion

Neurotisches Verhalten oder Tendenz zur Neurose ist charakterisiert durch emotionelle Unsicherheit, die in Überempfindlichkeit, Angstzuständen und Neigung zu Depressionen zum Ausdruck kommt.

Extraversion ist definiert durch einen erhöhten Grad an Kontaktfreude, gesundes Selbstvertrauen, manchmal auch Kühnheit und Sensationslust.

Unter Introversion versteht man den Rückzug auf sich selbst, die Hemmung der Aktion.

Wie wir in unserem Zentrum für Tabakologie[27] deutlich machen und damit die Ergebnisse der Arbeiten von Eysenck an der Gesamtheit der Raucher in der Bevölkerung bestätigen konnten, läßt sich bei Rauchern eine schwache Tendenz zur Extraversion und eine deutliche Tendenz zur Neurose feststellen, wobei letztere proportional ist zum Grad der physischen Abhängigkeit vom Nikotin. Diese Elemente dienen in gewisser Weise dazu, Prognosen für die Beendigung des Rauchens treffen zu können. Ein erhöhter Neurotizismus zum Beispiel läßt Schwierigkeiten oder Scheitern beim Aufhören vorhersagen.

Der Persönlichkeitstest von Minnesota ist ebenfalls ein international anerkannter Fragebogen (MMPI-Multiphasic Minnesota Personality Inventory[28]); wir haben ihn systematisch in seiner abgekürzten Form benutzt (Minimult) und insbesondere die Faktoren »Ängstlichkeit« und »Depression« untersucht. Bei 100 nacheinander untersuchten Rauchern lagen die Ergebnisse bei fast der Hälfte im mittleren Bereich, aber oberhalb der normalen Werte, ganz besonders, was das Merkmal »depressive Persönlichkeit« angeht, das direkt mit Tabakabhängigkeit korreliert. Dieses Element gilt es nun natürlich mit »Neurotizismus« zu vergleichen, denn es ist von großer Bedeutung für die Prognose: bei diesen Personen ist der Prozentsatz derer, die wirklich mit dem Rauchen aufhören wollen, geringer, und es kommt häufiger zu Rückfällen.

Einige Untersuchungen konnten noch weitere Persönlichkeitsmerkmale belegen, die Rauchen begünstigen. Zu nennen sind hier insbesondere die Arbeiten, die auf dem Sensationslust-Test von Zuckerman[29] (SSS-Sensation Seeking Searchers) beruhen. Dieser Fragebogen enthält Merkmale, die Gefallen am Risiko zum Ausdruck bringen, so zum Beispiel:

- Ich träume oft davon, bergsteigen zu können.
- Ich möchte gern versuchen, Gras zu rauchen, zu surfen, mich reizt Fallschirmspringen, Tiefseetauchen.
- Ich bringe mich gern mit Alkohol in Stimmung ...

Sensationslust kann also bezeichnend für eine Persönlichkeit sein, die riskantes Verhalten liebt. Das Fahren schneller Autos oder Motorräder, Suchtverhalten, Drogen, Spiel, besessenes Joggen, zügellose oder übermäßige Sexualität lassen sich bei diesem Charaktertypus häufiger feststellen. Von diesen Personen werden vor allem stimulierende Drogen – Kokain, Alkohol, Amphetamine wie Ecstasy, Tabak – konsumiert. Leute, die nach Sensationen suchen, sind also besonders empfänglich für die stimulierenden Eigenschaften des Nikotins und haben eine Veranlagung dazu, »starke« Raucher mit starker Abhängigkeit zu werden. Möglicherweise brauchen diese Personen aufgrund einer biologischen Anomalität gewisse Aktivitäten oder Drogen, um die Absonderung von Nervenzellen des Belohnungssystems im Gehirn zu erhalten.

Legt man die DSM-Kriterien* zugrunde, so kann man von Persönlichkeitsanomalien vor allem dann sprechen, wenn die betreffende Person in Gesellschaft Angst empfindet, wobei die Grenzen zur sozialen Phobie fließend sind. Rauchen verhilft dazu, zum einen durch das Halten der Zigarette, zum andern durch die Wirkung des Nikotins, diese situationsabhängige Angst auszuschalten oder zu mindern. Insbesondere in Situationen, welche die Person einfach bewältigen muß, wie die Teilnahme an einer Konferenz.

Was wir all diesen Arbeiten entnehmen können: Die Gesamtheit der Ergebnisse, die sich dank empirischer Methodik auf eine große Zahl von Personen beziehen lassen, bringt manche immer wiederkehrenden Tendenzen zum Vorschein: Neurose und Neigung zur Depression, Extraversion, Sensationsgier, soziale Angst und Impulsivität. Dennoch sollten wir diesem Ansatz, der ganz gewiß seine Qualitäten hat, besonders bei Untersuchungsbeginn, mit viel kritischer Distanz gegenüberstehen. Die Gruppe der Raucher ist nämlich sehr heterogen, und es ist vielleicht illusorisch, auf wissenschaftlicher Ebene, nämlich durch statistische Berechnungen, allgemeine Regeln aufstellen zu wollen, die sich auf die Gesamtheit aller Raucher beziehen. Hier haben wir es mit dem Mythos des »p« , der statistischen Signifikanz, zu tun. Das heißt, eine Feststellung wird verallgemeinert, ist aber auf individueller Ebene oftmals unbrauchbar, vor allem, wenn die untersuchte Gruppe nicht homogen ist. Wichtiger als das durchschnittliche Profil ist das für jeden Raucher erhaltene Resultat. Man muß also diese Tests und Fragebögen auch anzuwenden verstehen, um zu beurteilen, ob das psychologische Profil dieses oder jenen Rauchers im Normalbereich liegt, ob er sich im Gegenteil als eine Person mit »neurotischen« Zügen darstellt, als jemand, der sensationsgierig oder überängstlich ist mit einer Neigung zur Depression, ob er in Gesellschaft Angst empfindet oder übertrieben impulsiv ist. Diese Angaben entscheiden dann über die für die betreffende Person geeigneten pharmakologischen und psychologischen Therapien.

Bei manchen Personen ist ihre auffällige psychische Veranlagung ein Faktor, der intensives Rauchen mit der Tendenz zu starker Abhängigkeit begünstigt. Rauchen wäre in diesem Fall eine instinktive Form der Selbstmedikation, und Nikotin wäre ein echtes Antidepressivum, ein gefühlsregulierender Stoff, ganz besonders, wenn es um die Verminderung negativer Gefühle geht.

Bei Rauchern mit starker Nikotinabhängigkeit ist die Feststellung psychischer Störungen und anderer eventueller Formen des Suchtverhaltens wichtig für die Prognose und die therapeutischen Indikationen.

Genetische und biologische Grundlagen

Alle epidemiologischen Daten und unsere tägliche klinische Erfahrung zeigen, daß wir nicht alle ein gleiches Risiko in uns tragen, Raucher zu werden. Wie wir gesehen haben, sind unsere Umwelt und sozio-kulturelle Faktoren von ausschlaggebender Bedeutung. Dennoch kann der Umgang mit Tabak, auch wenn mehrere Personen einem absolut identischen Druck in Familie und Schule ausgesetzt sind, sehr unterschiedlich ausfallen.

Manche Jugendliche greifen überhaupt nie zur Zigarette. Die meisten von ihnen machen Erfahrungen damit, aber nicht alle werden regelmäßige Raucher. Manche bleiben immer Gelegenheitsraucher, kommen mit wenigen Zigaretten am Tag aus und können leicht wieder aufhören. Andere werden ihren Konsum nach und nach steigern, das heißt 20 Zigaretten und mehr täglich rauchen. Diese Personen werden abhängige Raucher und damit die größte Mühe haben, das wiedereinzustellen, was für sie eine echte »Droge« geworden ist.

Zahlreiche Studien an homozygoten oder heterozygoten* Zwillingen haben es ermöglicht, den Einfluß der Genetik und der Umgebung, das heißt, die angeborenen und erworbenen Faktoren beim Umgang mit Tabak zu untersuchen und die jeweilige Rolle dieser beiden Faktoren gut herauskristallisiert.

Eine besonders gut dokumentierte Arbeit ist die von Carmeli[30] in den USA. Eine Gruppe von 4.960 eineiigen und zweieiigen Zwillingen, Veteranen des Zweiten Weltkriegs, wurde in zwei aufeinanderfolgenden Etappen untersucht:

- von 1967–1969, einer Zeit, in der das Rauchen hauptsächlich von äußeren Faktoren abhing, wirkte sich der sozio-kulturelle Druck auf den Tabakkonsum aus,
- in den Jahren 1983–1985 war genau das Gegenteil der Fall.

Zwischen diesen beiden Zeitabschnitten sank der Prozentsatz der Raucher von 52 % auf 27 % in der Bevölkerung insgesamt, stieg aber innerhalb der Gruppe der »stark« abhängigen Raucher. Diese Resultate weisen darauf hin, daß der Einfluß genetischer Faktoren zwar gemäßigt, aber unzweifelhaft vorhanden war. Ein Erbfaktor, das heißt eine erbliche Veranlagung wurde für folgende Fälle nachgewiesen:

- ob jemand Nicht-Raucher ist oder bleibt;
- ob jemand starker Raucher wird (mehr als 20 Zigaretten täglich) mit starker Nikotinabhängigkeit und größten Schwierigkeiten, mit dem Rauchen wieder aufzuhören.

Ausgehend von diesen Erkenntnissen konnte die Bedeutung eines Erbfaktors ermittelt werden. Die Bedeutung der Erbanlagen trifft durchschnittlich auf 50 % (30–80 % gemäß dieser Studien) der Raucher zu; aber man muß auch den Konsum von Alkohol und Kaffee mitberücksichtigen, die sehr häufig mit Rauchen einhergehen und ebenfalls von genetischen Faktoren abhängen. In der Carmelli-Studie, in der durch statistische Berechnungen die Resultate diesen Variablen angepaßt sind, stellen sich die Prozentsätze für Tabak-, Alkohol- und Kaffeeabhängigkeit folgendermaßen dar: bei 35 % (Tabak), 29 % (Alkohol) und 36 % (Kaffee) der betreffenden Personen ist die Abhängigkeit zu einem guten Drittel auf Erbfaktoren zurückzuführen. Beim Tabak handelt es sich hier hauptsächlich um Zigaretten. Also hat sich seit kurzem zu den Faktoren Verhalten und sozio-kulturelle Prägung ein weiterer Faktor, der Erbfaktor nämlich, hinzugesellt.

Wo liegt die Ursache für diese genetische Anfälligkeit? Sie muß biologisch begründet sein und scheint auf individuellen Unterschieden in den Gehirnreaktionen gegenüber dem Stoff Nikotin zu beruhen. Wenn ein Jugendlicher seine erste Zigarette raucht und das Nikotin zum ersten Mal in seinen Organismus dringt, empfindet er dies in der Regel als unangenehm, abstoßend. Reaktionen sind Übelkeit, Unwohlsein, manchmal auch Kopfschmerzen. Das mit der Zigarette verbundene angebliche Vergnügen fehlt anfangs völlig.

Bei allen weiteren Zigaretten, die noch unter dem Druck der Umgebung geraucht werden, stellt sich mehr oder weniger schnell Verträg-

Tabelle 6
Individuelle Varianten der Nikotinsensibilität
(nach Pomerleau)

Anfangssensibilität	Grad der Toleranz	Verhaltenstypus
Stark	Gar nicht oder schwach	Nichtraucher
	Umfangreich	Starker Raucher (abhängig)
Schwach	Bleibt schwach	Gelegenheitsraucher oder Nichtraucher

lichkeit* ein: die Störungen bzw. die Abneigung gehen nach und nach zurück, und die Person beginnt die angenehmen Seiten des Rauchens wahrzunehmen. Da der Prozeß der Toleranz noch nicht abgeschlossen ist, muß der Raucher, um immer wieder die angenehme Wirkung des Nikotins zu verspüren, allmählich die Dosis erhöhen, so lange, bis zur mehr oder weniger schnell erreichten physischen Abhängigkeit. Dann erst stellt sich ein Konsumgleichgewicht ein mit einer mehr oder weniger hohen Anzahl von Zigaretten pro Tag, je nach Grad der Abhängigkeit.

Pomerleau[31] hat ein Schema vorgeschlagen, das die verschiedenen Reaktionen von Individuen gegenüber der Zigarette erklärt.

Die verantwortlichen Faktoren sind:

- Grad der Sensibilität für Nikotin
- Schnelligkeit der Toleranz-Entwicklung

Manche Personen sind übersensibel; wenn die abstoßenden Seiten des Rauchens schnell bewältigt sind, das heißt, sich schnell Toleranz diesem gegenüber einstellt, tritt die Wirkung »Freude« und »Vergnügen« in den Vordergrund, und der Zigarettenkonsum wird zu einer sich immer mehr festsetzenden Gewohnheit: Diese Personen gehören bald zur Gruppe der sehr abhängigen Raucher. Und dieser Prozeß ist noch bedeutsamer, wenn die betreffende Person im Nikotin eine Stütze, eine sofortige Kompensierung eventuell vorhandener psychischer Unsicherheiten findet. In diesem Fall stellt die Zigarette regelrecht eine Form der Selbstmedikation dar. Vor allem bei starken Rauchern, denen mit hohem Risiko also, findet man dieses Phänomen relativ häufig. Ist die Nikotin-Empfänglichkeit stark ausgeprägt, aber die Toleranz gegenüber den negativen Seiten des Rauchens schwach oder erst spät vorhanden, dann wird die Abneigung gegen das Rauchen beibehalten. Ein solcher Jugendlicher bricht erfahrungsgemäß rasch und endgültig den Tabakeinstieg ab. Ist die Nikotin-Sensibilität gering und bleiben die Abneigung, aber auch das Vergnügen sehr schwach ausgeprägt, so wird die Person, je nach Umgebung, entweder zum Nichtraucher oder zum Gelegenheitsraucher.

Diese grundlegenden Prozesse scheinen wiederum zu tun zu haben mit der unterschiedlichen Intensität in der Beziehung zwischen dem Nikotin und seinen spezifischen Neurorezeptoren. Dies hat die Untersuchung verschiedener Stämme von Mäusen bewiesen, bei denen genetische Variationen in der Anzahl der Nikotinrezeptoren einiger Gehirnzonen vorlagen[32]: nach subkutaner Injektion von Nikotin stellte sich heraus, daß es eine Verbindung gibt zwischen der Anzahl und Anziehungskraft der Rezeptoren einerseits und der Sensibilität für Nikotin und der Schnelligkeit der Toleranzeinstellung andererseits. Die Mäuse mit der höchsten Anzahl von Rezeptoren erwerben leichter ein abhängiges Verhalten gegenüber nikotinhaltigen Getränken.

Diese Resultate lassen vermuten, daß eine allgemeine Übersensibilität gegenüber Nikotin der Grund sein könnte für Toleranz und, vor allem später, einer Sucht.

Die Arbeiten der nächsten Jahre werden Möglichkeiten herausfinden müssen, diese genetische Veranlagung des Menschen gegenüber dem Nikotin zu untersuchen: Techniken der Molekularbiologie sind in diesem Bereich zweifellos von großer Bedeutung.

Diese genetisch anfälligen Raucher sind allesamt abhängig und zeichnen sich aus durch umfangreichen Zigarettenkonsum: Sie sind also auch ganz besonders risikoanfällig. Die Untersuchungen zu diesem Sektor könnten demzufolge großen Einfluß auf das Gesundheitswesen haben.

Praktische Folgerungen

All diese Studien betonen nochmals, wie vielfältig die den Tabakkonsum beeinflussenden Faktoren sind und wie ungeheuer verschieden die Gruppe der Raucher ist. Allein die Angabe der Stärke des Konsums, also die Anzahl der pro Tag gerauchten Zigaretten reicht bei weitem nicht aus, um die Besonderheiten dieses Konsums zu definieren.

Man muß dabei folgendes berücksichtigen:

- Das Entwicklungsstadium der Sucht und den Motivationsgrad, der zum Aufhören führen könnte;
- Die Natur der Abhängigkeit unter Beachtung der drei Gruppen oder Typen von Rauchern, wobei jeder Raucher wiederum nacheinander Aspekte aller drei Gruppen aufweisen kann. Diese drei Rauchertypen sind:
  - Gewohnheitsraucher mit Verhaltensabhängigkeit;
  - Raucher mit physischer Abhängigkeit, deren Ursachen von Raucher zu Raucher sehr verschieden sind;
  - Raucher mit physischer und psychischer Abhängigkeit, die wesentlich mehr Probleme haben als die anderen Gruppen, wenn sie das Rauchen einstellen wollen.
- Wenn mehrere psychologische Störungen zugleich auftreten, dann kann das folgende Ursachen haben:
  - die Art der Persönlichkeit;
  - Zustände von Angst und Depression, negative Effekte;
  - andere Formen des Suchtverhaltens.

Bei der psychologischen Anfälligkeit spielt also die genetische Veranlagung eine sehr wichtige Rolle. Die systematische Untersuchung des familiären Kontextes ist wahrscheinlich bisher zu sehr vernachlässigt worden. Zwischen diesen verschiedenen genannten Faktoren sind alle Kombinationen möglich. So gibt es also nicht *den* Raucher, sondern viele *verschiedene* Raucher. Am Anfang jeder Beschäftigung mit diesem Bereich muß die umfassende Bestimmung der Eigenschaften stehen, die bei jedem einzelnen zu beobachten sind, damit man denen, die wirklich den Willen haben, das Rauchen zu beenden, auch effizient helfen kann.

ZWEITER TEIL

PRAKTISCHE ASPEKTE BEI DER BEENDIGUNG DES RAUCHENS

1
Wie steht es mit Ihrem Tabakkonsum?

Welcher Typ Raucher sind Sie?

Wissen heißt können.

Ernest RENAN

Immer wieder müssen wir versuchen, diese oben gestellte Frage zu beantworten. Sie drängt sich wie von selbst auf, wenn Sie das Rauchen einstellen wollen. Und sie ist selbst dann sinnvoll, wenn Sie noch nicht den Entschluß gefaßt haben sollten, damit aufzuhören. Außerdem nutzt sie auch jedem, der einmal zu den Rauchern gehörte, um einen eventuellen Rückfall auszuschließen.

In welchem Stadium siedeln Sie sich bei Ihrem Tabakkonsum selbst an?

Um diese Frage zu beantworten, müssen Sie sich auf das allgemeine Entwicklungsschema beziehen und sehen, an welcher Stelle Sie stehen könnten (*siehe Abbildung 10, Seite 99*). Ist Ihnen das Aufhören schon ein oder mehrmals gelungen, und zwar über die Dauer von mindestens einer Woche, dann haben Sie schon einen Teil des Weges hinter sich und sind Ihrem Ziel viel näher gekommen. Je länger Sie es schaffen, das Rauchen zu unterbrechen, desto größer sind Ihre Chancen, endgültig damit aufhören zu können.

Wie stark sind Sie motiviert?

Der Motivationsgrad ist immer schwer einzuschätzen, gerade weil dieser Faktor sehr persönlich und von Mensch zu Mensch so unterschiedlich ist. Es liegt auf der Hand, daß, wenn ein Raucher keine Probleme mit dem Rauchen hat, diese Motivation sehr gering ausfällt, ja sogar gleich null ist. Von dieser Gruppe ist oft die Antwort zu hören: »Vor den nächsten fünf Jahren gedenke ich nicht aufzuhören.« Bei den anderen Stadien, innerhalb desselben Zeitraums, kann die Motivation unterschiedlich sein. Wichtig ist sie jedoch vor allem, wenn es um die Einschätzung des Vorbereitungs- und Aktionsstadiums geht.

Tabelle 7: Test zur Einschätzung der Motivation

(nach R.J. Richmond[1])

Würden Sie gern aufhören zu rauchen, wenn es Ihnen leicht fiele?	**nein**	**0**
	ja	**1**
Haben Sie wirklich Lust, mit dem Rauchen aufzuhören?	**überhaupt keine**	**0**
	ein bißchen	**1**
	es geht so	**2**
	große Lust	**3**
Denken Sie, es gelingt Ihnen, in den nächsten 2 Wochen aufzuhören?	**nein**	**0**
	vielleicht	**1**
	wahrscheinlich	**2**
	sicher	**3**
Glauben Sie, in 6 Monaten zu den Ex-Rauchern zu gehören?	**nein**	**0**
	vielleicht	**1**
	wahrscheinlich	**2**
	sicher	**3**
	Insgesamt	

≥ 8 Punkte = gute Motivation; 6–8 Punkte = durchschnittliche Motivation; ≤ 5 Punkte = schwache Motivation

Ein anderer Fragebogen berücksichtigt die äußeren Einflüsse und die Faktoren der persönlichen Kontrolle.[2]

Ist es wichtig für Sie, mit dem Rauchen aufzuhören?	**Sehr wichtig** .... 5 **Ziemlich wichtig** ...... 3 **Nicht/Wenig wichtig** 1
Wir groß ist der Einfluß anderer auf Ihren Entschluß, das Rauchen einzustellen?	**Schwach oder null** ..... 5 **Es geht so** .... 3 **Groß** 1
Welche Erfolgschancen räumen Sie sich ein, wenn Sie versuchen, aufzuhören?	**Starke** .... 5 **Es geht so** .... 3 **weiß nicht** 1
	Insgesamt ....

Das Verhältnis der Punkte zu den einzelnen Stadien sieht folgendermaßen aus:

12–15 Punkte: Handlung; 7–11 Punkte: Vorbereitung-Handlung; < 6 Punkte: Unentschlossenheit – Geringe Erfolgschancen

Die Motivation wird als gut betrachtet, wenn mindestens 12 Punkte erreicht werden.

Untersuchungen ergeben gewöhnlich, daß 60 bis 70 % der Raucher mit dem Rauchen aufhören wollen. Aber in Wirklichkeit zeugt dieser Wunsch nicht immer von einer echten Entscheidung. Von einer wirklichen Motivation kann man nur sprechen, wenn die Absicht aufzuhören auch bald in die Tat umgesetzt wird. Je weiter die Frist gefaßt ist, die man sich zum Aufhören setzt, desto vager ist der wirklich dahinterstehende Wille. Und wenn als Antwort erfolgt, der oder die Betreffende wolle in mehr als sechs Monaten aufhören, dann war es nur ein frommer Wunsch!

Es gibt auch die Möglichkeit, eine visuelle Analogskala anzuwenden, eine klassische Methode der Psychometrie, die wir regelmäßig für verschiedene psychologische Tests benutzen. Sie besteht darin, der Person eine einfache, zehn Zentimeter lange Linie vorzulegen und sie zu bitten, auf dieser Linie ihren Motivationsgrad einzutragen.

Schätzen Sie Ihren Wunsch ein, mit dem Rauchen aufzuhören

0 ————————————— 5 ————————————— 10

Welcher Art und wie stark ist Ihre Abhängigkeit?

Ihr derzeitiger Konsum

Um diesen einzuschätzen, müssen Sie zunächst beantworten:

- wie lange und wie intensiv Sie konsumieren;
- zu welcher Marke und welchem Typ Ihre Zigarette gehört;
- wie hoch der Nikotingehalt Ihrer Zigarettenmarke ist;
- wieviele Versuche, aufzuhören, Sie hinter sich haben;
- wie lange diese Abstinenzperioden anhielten.

All diese Aspekte sind wichtig, um die richtigen therapeutischen Maßnahmen zu entwickeln und eine Prognose für den jeweiligen Raucher über seine Erfolgschancen abzugeben, mit dem Rauchen aufzuhören.

Ihre psychischen Abhängigkeiten

Mit der Analyse dieser Abhängigkeiten können wir die Motive untersuchen, die Sie zum Rauchen veranlaßt haben. Die Stärke dieser Faktoren wird anhand der visuellen Analogskala gemessen: mit dem Rauchen verbundene Bewegung der Hände, Geselligkeit, Freude und Entspannung, geistige Anregung, Hilfe in Streßsituationen, psychische Aufrichtung, Kontrolle über Appetit und Gewicht.

Nun können wir unterscheiden, ob und warum die betreffende Person Zigaretten wirklich braucht:

- weil es »Spaß« macht zu rauchen; weil man sich mit Zigaretten und Kaffee nach einem Essen mit Freunden entspannen kann; weil man sich nach der Arbeit oder nach einer Anstrengung belohnen will;

- weil die Zigarette »Gesellschaft« leistet, wenn man sich abends allein und einsam fühlt;
- weil man Zigaretten zur geistigen Anregung braucht, vor allem, wenn die zu erledigende Arbeit schwierig und dringend ist;
- weil man sich in Situationen psychischer Anspannung, Nervosität, schmerzhafter Ereignisse beruhigen will;
- weil Rauchen bei depressiven Stimmungen die Moral aufrichtet;
- weil Zigaretten den Appetit zügeln, wenn man Schwierigkeiten hat, das angebliche Idealgewicht zu halten.

Auf diese Weise können wir für jeden Raucher die für ihn in Frage kommenden psychologischen Faktoren bestimmen, die ihn zur Zigarette greifen lassen. Wobei natürlich im Laufe eines Tages bei jedem Raucher verschiedene Gründe zusammenkommen, die ihn zum Rauchen veranlassen. Dies hängt ab vom Grad der Abhängigkeit und der jeweiligen Situation, in der er sich befindet. Dank der visuellen Analogskala haben wir dennoch die Chance, die wichtigsten Elemente beim Rauchverhalten zu ermitteln, um so Abwehrstrategien und Möglichkeiten der Kompensation in Risikosituationen zu entwerfen.

Physische Abhängigkeit vom Nikotin

Das Hauptelement zur Einschätzung dieses Abhängigkeitstypus ist der Fragebogen von Fagerström, denn die Anzahl der gerauchten Zigaretten genügt nicht zur Einordnung. Zum Beispiel kann bei 20 Zigaretten und mehr pro Tag physische Abhängigkeit bestehen, es muß aber nicht so sein. Doch der Begriff selbst bestimmt schon die therapeutischen Maßnahmen, insbesondere die Verwendung von Nikotinsubstituten.

Abhängigkeit besteht, wenn die Zahl der Stimmen mindestens 5 beträgt.

Unter diesen Fragen ist die wichtigste diejenige, die sich auf die Zeit zwischen dem Aufwachen und der ersten Zigarette bezieht. Beträgt sie weniger als dreißig Minuten, dann liegt eine physische Abhängigkeit vor; je schneller man innerhalb dieser Zeit zur Zigarette greift, desto größer ist die Abhängigkeit.

Wenn Sie sich nach dem Aufwachen als erstes eine Zigarette anzünden, sind Sie stark abhängig. Doch zuweilen muß man die Antworten auf diese Frage auch genauer deuten. Heute ist es so, daß sich Raucher, die in Familien mit Kindern leben, das Rauchen verkneifen, weil ihnen die Risiken des Passivrauchens bekannt sind. Das physische Bedürfnis dieses Rauchers nach der Zigarette ist zwar mehr oder weniger schnell nach dem Aufwachen vorhanden, doch er verschiebt seine erste Zigarette freiwillig und zündet sie erst an, wenn er die Schwelle der Haustür überschritten hat. Oft hat er dieses neue Verhalten nach einigen Monaten verinnerlicht und kann dann mit viel weniger Schwierigkeiten seine erste Zigarette um ein oder zwei Stunden verschieben; wichtig ist aber das Wissen, rauchen zu können, sobald diese Frist verstrichen ist. In der folgenden Stunde wird er eben mehrere Zigaretten hintereinander rauchen, um den für ihn erforderlichen Nikotingehalt in seinem Blut wiederherzustellen. Dies ist ein erstaunliches Beispiel für die Möglichkeiten des Erlernens einer neuen Verhaltensweise und die Rolle der kognitiven Veränderungen.

»Wenn ich weiß, daß Rauchen verboten ist, kann ich mich ohne Probleme zurückhalten.«

Was sagt uns dieser Satz?

Auch die Antworten auf die Frage nach dem Einfluß der Rauchverbote verlangen nach einer Interpretation: viele Raucher erklären, alles hänge von den Umständen und der Art des Verbots ab. Ist das Verbot offiziell, integrierender Bestandteil gesellschaftlichen und persönlichen Verhaltens, dann wird es ohne allzuviel Schwierigkeiten respektiert: ein gutes Beispiel ist das Kino, wo die Lust zu rauchen ein paar Stunden gar nicht auftaucht. Der Raucher weiß jedoch, daß, sobald er wieder draußen ist, sein Bedürfnis nach einer Zigarette sich sofort wieder einstellt. Sieht er denselben Film zu Hause, in seinem Sessel, fern aller Verbote, wird er sich nicht enthalten können, dabei einige Zigaretten zu »schmauchen«.

Tabelle 8: Test zur Prüfung der Nikotinabhängigkeit

(nach Fagerström[3])

Wie lange nach dem Aufwachen rauchen Sie die erste Zigarette?	**weniger als 5 Minuten**	**3**
	6–30 Minuten	**2**
	31–60 Minuten	**1**
	Nach 60 Minuten	**0**
Haben Sie Probleme nicht zu rauchen, wenn ein Rauchverbot besteht?	**ja**	**1**
	nein	**0**
Auf welche Zigarette möchten Sie ungern verzichten?	**die erste**	**1**
	eine andere	**0**
Wieviele Zigaretten rauchen Sie pro Tag?	**10 oder weniger**	**0**
	11 bis 20	**1**
	21 bis 30	**2**
	31 oder mehr	**3**
Rauchen Sie in der Stunde nach dem Aufwachen mehr Zigaretten hintereinander als am Rest des Tages?	**ja**	**1**
	nein	**0**
Rauchen Sie, auch wenn Sie eine Krankheit ans Bett fesselt?	**ja**	**1**
	nein	**0**
	Insgesamt	

0–2: keine Abhängigkeit; 3–4: schwache Abhängigkeit; 5–6: durchschnittliche Abhängigkeit; 7–8: starke Abhängigkeit; 9–10: sehr starke Abhängigkeit

Wie heißt Ihre Zigarettenmarke?
Wie hoch ist deren Nikotingehalt?

Ähnliche Beispiele sind religiöse Feste wie Schabbat oder Ramadan: Seltsamerweise ertragen es dann selbst abhängige Raucher, 24 Stunden oder selbst einen ganzen Tag lang nicht zu rauchen, aber kaum ist die Zeit verstrichen, zünden sie sich als erstes eine Zigarette an.

Vor jeder Behandlung benutzen wir ein einfaches klinisches Mittel zur Messung des Grades Ihrer physischen Abhängigkeit: Hören Sie eines Morgens auf zu rauchen, und versuchen Sie, 12, 24 oder 48 Stunden durchzuhalten, so lange wie möglich.

Es kann dann zu zwei Situationen kommen:

- Der physische Zwang zu rauchen taucht schnell wieder auf und nimmt im Lauf der Stunden langsam zu, zur gleichen Zeit weist er alle Begleiterscheinungen akuter Entzugssyndrome auf, welche die Person mehr oder weniger schnell zwingen, wieder zur Zigarette zu greifen. Hier liegt mit Sicherheit physische Abhängigkeit vor, zumal die Dauer des Entzugs kurz war und die Entzugserscheinungen schmerzhaft: Für manchen sind sie die Hölle!
- Das physische Bedürfnis bleibt sehr gering oder taucht gar nicht auf; in diesem Fall haben wir es mit, psychologisch erklärt, Lust zu tun, die zur Zigarette greifen läßt, mal nach dem Kaffee, mal bei Streß oder Schwierigkeiten, eine schwierige Aufgabe oder Situation zu bewältigen – die Abhängigkeit ist in diesem Fall einzig und allein psychologischer Natur. Die Analyse, weshalb jemand in bestimmten Situationen Lust bekommt, zu rauchen, scheint sehr wichtig für die spätere Prognose und für die Strategien zur Hilfe bei der Einstellung des Rauchens.

Die biologische Messung der Nikotinzufuhr

Es ist für jede Untersuchung nützlich zu wissen, wieviel Nikotin ein Raucher täglich aufnimmt; die Dosierung der Ersatzbehandlung muß nämlich dieser Menge angepaßt sein.

Wie schon gesagt, ist die Anzahl der gerauchten Zigaretten allein kein ausreichender Indikator. Selbst wenn man den Nikotinausstoß der Zigaretten berücksichtigt, geht die Gleichung: *Anzahl von Zigaretten mal Nikotinausstoß* nicht auf.

Der Fagerström-Fragebogen gibt uns schon bessere Hinweise, doch seine Meßmethodik ist nur indirekter Natur. Zwei biologische Methoden erlauben eine präzisere Schätzung, wir werden sie künftig so oft wie möglich anwenden müssen:

- Die *Messung des Kohlenmonoxyds* (CO) in der ausgeatmeten Luft kann mittels Verwendung eines CO-Analysators* sofort stattfinden.

Nach tiefem Luftholen hält der Raucher seinen Atem fünfzehn Sekunden lang an und bläst ihn dann langsam und tief in den Apparat, der mit einem wegwerfbaren Aufsatz versehen ist: die CO-Menge wird dann in ppm* angezeigt; sie spiegelt die Rauchintensität der letzten zwölf Stunden wieder und ist ein Indikator dafür, wie tief die Person den Rauch inhaliert. Diese Methode muß mindestens 30 Minuten nach dem Rauchen der letzten Zigarette erfolgen und bevorzugt in der zweiten Tageshälfte. Es zeigt sich eine deutliche Verbindung zwischen dem CO-Gehalt der Luft und der Stärke des Entzugssyndroms, das heißt der physischen Mangelerscheinungen. Diese Messung wirkt sich aber auch positiv auf die Psyche aus:

- Bevor jemand aufhört zu rauchen, bekommt er auf diese Weise einen Eindruck von dem Grad seiner Vergiftung geliefert. Fast immer liegen die Werte über 20ppm, was dem Raucher zeigt, wie sehr er den Rauch inhaliert, jedenfalls viel stärker als er glaubt.
- Nach der Einstellung des Rauchens sinkt der CO-Gehalt innerhalb einiger Tage wieder auf seinen normalen Umfang ab, das heißt auf 5ppm. Dies ist ein sehr wichtiger Befund, um die positiven Wirkungen gegenüber dem Raucher zu bestätigen, wenn er mit dem Rauchen aufhört.

Ein sehr großer Nachteil ist der hohe Preis dieses Meßapparates. Er kann deshalb nur in Gemeinschaftspraxen oder in Spezialkliniken zur Behandlung von Tabaksentzugserscheinungen verwendet werden. Dort ist er genauso unverzichtbar wie in der Kardiologie der Elektrokardiograph.

- Der erfolgreichste Test besteht heute in der Bestimmung des Kotiningehalts im Blut, im Speichel oder im Urin. Das Kotinin ist der Hauptmetabolit des Nikotins. Die Halbwertszeit* dieses Kotinins beträgt 24 Stunden, die erhaltenen Mengen spiegeln den durchschnittlichen Tabakkonsum der vorangehenden zwei oder drei Tage wider. Ein Gehalt von 100 Nanogramm pro Milliliter plasmatischem Kotinins entspricht einer täglichen Nikotinzufuhr von ungefähr 100 Milligramm. Bei sehr nikotinabhängigen Rauchern werden häufig auch Werte um 500 Nanogramm pro Milliliter beobachtet. Das heißt, Nikotinaufnahmen von und über 50 Milligramm pro Tag und mehr sind keine Seltenheit. Es besteht jedoch keine enge Verbindung zwischen den wirklich absorbierten Nikotinmengen einerseits und der Anzahl von Zigaretten oder ihrem Nikotingehalt andererseits; was bestätigt, daß die Anzahl der gerauchten Zigaretten oder der Zigarettentyp nur ein sehr ungenauer Hinweis auf den Grad der Vergiftung des Rauchers sind. Leider ist die Kotininbestimmung in der täglichen Praxis noch nicht möglich, und ihre Anwendung wird von den Krankenkassen nicht bezahlt.

Die Beziehungen zwischen psychischer und physischer Abhängigkeit

Typ und Stärke der Abhängigkeit sind von Raucher zu Raucher verschieden. Manchmal gibt es nur einen Grund für das Rauchen. Meist jedoch sind es viele Gründe zugleich, und im Laufe des Tages können die Umstände, warum jemand raucht, ebenfalls verschieden sein. Um sie besser erkennen und die notwendigen Verhaltensmaßnahmen ergreifen zu können, ist es erforderlich, daß der Raucher ein paar Tage hintereinander aufschreibt, wieviel er raucht und dabei jedesmal genau angibt, wann er raucht, in welchen Situationen, wer dabei zugegen war, welche Art von Empfindungen er dabei hatte, sowie den Umfang seines Bedarfs.

Bevor jemand wirklich zum Raucher wird, schwankt er gewöhnlich zwischen den beiden Formen der Abhängigkeit. In der Einstiegsphase existiert nur die psychische Abhängigkeit, in der das Rauchen mit Spaß und Entspannung verbunden wird; diese Phase kann Jahre andauern: die Gründe, warum man raucht, sind dabei von Raucher zu Raucher verschieden, und der Zigarettenkonsum kann je nach Gelegenheit und Situation sehr unterschiedlich hoch sein. Die Vertreter dieser Gruppe können noch leicht mit dem Rauchen aufhören, ein paar Tage oder sogar Wochen durchhalten – aber meist greifen sie dann irgendwann doch wieder zur Zigarette.

Abb. 12: Die verschiedenen Ursachen des Rauchens

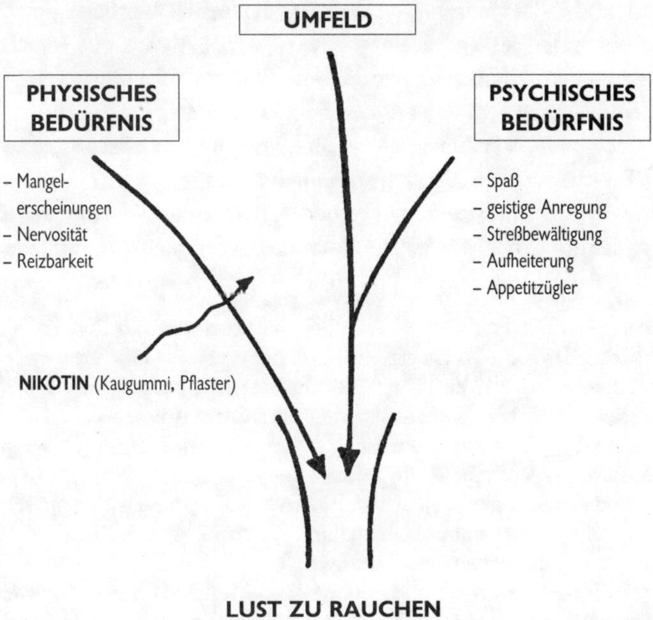

Die Lust, zu rauchen, resultiert immer aus drei Faktoren, die sowohl isoliert als auch als Synergieeffekte wirksam werden können:

- dem physischen Bedürfnis, das durch ausreichende Nikotinzufuhr reduziert werden kann;
- der psychischen Abhängigkeit mit ihren vielen Komponenten;
- der Umgebung, ein wesentlicher und nur sehr schwer zu beeinflussender Faktor.

Wie wir jedenfalls sehen, erreicht nicht jeder Raucher das Stadium der sehr gefährlichen physischen Abhängigkeit. Je größer die physische Abhängigkeit ist, desto geringer wird die Rolle der »positiven« psychologischen Effekte des Rauchens, das heißt, die Wirkungen Spaß und Entspannung sind nur noch in abgeschwächter Form vorhanden. Nur noch eine oder zwei der am Tag gerauchten Zigaretten werden vom physisch Abhängigen als »gut« empfunden. Der Rhythmus des Rauchens wird sehr regelmäßig, und der tägliche Konsum, 30 Zigaretten und mehr, bleibt von einem Tag auf den anderen konstant.

Nachfolgend nennen wir einige Beispiele für Raucherprofile. Wir haben Raucher herausgegriffen, die in der Zigarette ein Mittel gegen Einsamkeit, zur Unterstützung bei der Arbeit, einen Appetit- und Gewichtsregulator sehen sowie eine Methode, Geselligkeit zu produzieren:

- Ein 40jähriger Mann, Mitarbeiter eines großen Unternehmens, hat vor einigen Jahren seine Frau verloren. Seither raucht er rund 20 Zigaretten pro Tag: seine physische Abhängigkeit ist gering: er raucht morgens eine oder zwei zum Frühstück, eine oder zwei mit seinen Kollegen nach dem Mittagessen zum Kaffee, raucht aber nicht während der Arbeit, da in seinem Betrieb das Evin-Gesetz respektiert wird. Er raucht eine Zigarette, wenn er sein Büro verläßt und beim Nachhausekommen, er lebt allein. Aber während des Abends raucht er sein Päckchen auf, vor und nach dem Abendessen, beim Fernsehen oder Lesen. Ihm leistet die Zigarette Gesellschaft, sie ist ein Mittel, die Einsamkeit zu ertragen.
- Eine 32jährige Frau, Nichtraucherin, Bankangestellte. Nach einem Weiterbildungskurs innerhalb der Bank muß sie ein Praktikum in Informatik absolvieren, um beruflich aufsteigen zu können. Schon während der ersten Tage ist sie »verloren«, es gelingt ihr nicht, dem Stoff zu folgen. Die meisten ihrer Kollegen im Praktikum rauchen und behaupten, es gehe viel einfacher, wenn man beim Arbeiten rauche: also beginnt sie mit ein paar Zügen, merkt schnell, daß alles besser geht, wenn sie ihren Konsum allmählich erhöht. Sie besteht ihre Prüfung, raucht aber weiter, allein schon deswegen, um bei ihrer täglichen Arbeit geistig stimuliert zu werden. Wenn sie ehrlich ist, macht ihr das Rauchen keinen Spaß, aber sie bildet sich ein, ohne Zigaretten nicht gut arbeiten zu können. Während der Ferien zum Beispiel oder am Wochenende, wenn sie ihrer anspruchsvollen Arbeit als Informatikern nicht nachgehen muß, fällt es ihr leicht, darauf zu verzichten. Sie kam in unsere Beratungsstelle, damit wir ihr einen Ersatz für die geistige Anregung anbieten, die sie glaubt, aus dem Rauchen zu beziehen.
- Eine 35jährige Frau, groß und sehr schlank, 1,70 m groß und 55 kg schwer, ist besessen von ihrem Gewicht und ihrer äußeren Erscheinung. Sie will un-

bedingt ihre Linie halten; schon einmal hat sie einen Versuch unternommen, mit dem Rauchen aufzuhören, doch als sie innerhalb weniger Wochen um 5 Kilo zunahm, fing sie schnell wieder an, um dieses »Übergewicht« loszuwerden. Zigaretten können in der Tat ein Heißhungergefühl während des Tages unterdrücken und sind ein Ersatz für Desserts und Leckereien zwischendurch. Sie möchte sich zwar gern vom Rauchen befreien, aber nicht um den Preis, zuzunehmen. Was tun?

Selbst wenn jemand sehr stark physisch vom Rauchen abhängig ist, erfüllt manch eine Zigarette, wie folgende Beobachtung zeigt, doch noch eine psychologische Funktion:

- Ein 40jähriger höherer Angestellter raucht 30 Zigaretten pro Tag. Schon beim Aufwachen verspürt er ein physisches Bedürfnis zu rauchen, so daß er sich seine erste Zigarette schon vor dem Frühstück anzündet. Nach dem Kaffee raucht er eine weitere Zigarette, mit der er sich für den beginnenden Tag rüstet und stimuliert. Wenn er ins Auto steigt, raucht er wieder eine, denn das physische Bedürfnis hat sich erneut eingestellt. Er kommt nicht recht voran, steckt bald im Stau, wird nervös, zündet sich eine Zigarette an, gegen den Streß. In seinem Büro muß er einen schwierigen Bericht redigieren, also raucht er ununterbrochen, um sich geistig anzuregen. Wenn er abends nach Hause kommt, läßt er sich müde in seinen Sessel fallen: nun braucht er eine Belohnungs-, eine Entspannungszigarette. Er geht aus, um mit Freunden zu Abend zu essen, alle rauchen, weil es so gesellig ist, vor, manchmal während und nach dem Essen.

Die Gründe, weswegen man raucht, sind also vielfältig und sehr unterschiedlich. Wenn man jemandem beim Aufhören helfen will, muß man all diese Faktoren berücksichtigen und Strategien anbieten, die der jeweiligen Situation angepaßt sind.

Weitere mit Tabakkonsum verbundene Verhaltensabhängigkeiten

Diese Verhaltensabhängigkeiten treten relativ häufig auf und müssen systematisch untersucht werden.

Unverzichtbar ist die Ermittlung des *Alkohol*-Konsums bei der jeweiligen Person, denn Alkohol- und Tabakkonsum treten häufig zusammen auf. Mehrere Situationen sind dabei möglich:

- der Alkohol-Konsum ist schwach oder gar nicht existent;
- es liegt ein übermäßiger Alkohol-Konsum vor;
- es liegt im Moment eine Alkohol-Abhängigkeit vor;
- die Person war alkoholabhängig, hat ihre Abhängigkeit jedoch schon mehr oder weniger lange besiegt.

Was die *anderen Drogen* angeht, Heroin, Kokain ...

- der Konsum harter Drogen geht fast immer einher mit einer bedeutenden Tabakabhängigkeit; in diesem speziellen Fall aber ist das Hauptproblem nicht mehr der Tabak ...
- in Frankreich taucht parallel zum Zigarettenkonsum immer häufiger eine andere Droge auf, Haschisch, das vor allem in Form eines »Joints« geraucht wird.

All diese Drogen stellen uns vor eine ganz besondere Problematik; sie wird in einem eigenen Kapitel behandelt (siehe S. 213 ff.)

Psychische Störungen aufgrund von Tabakkonsum

Schon lange weiß man, daß zwischen Tabakabhängigkeit und Depressionen oder Ängsten ein Zusammenhang besteht. Bei stark abhängigen Rauchern findet man vorangegangene Depressionen zwei- bis dreimal häufiger als bei Nichtrauchern. In diesem Fall ist die Beendigung des Rauchens immer begleitet von Entzugserscheinungen, und es kommt in zahlreichen Fällen zu Rückfällen, was häufig mit dem Wiederauftauchen einer Depression zu tun hat.

Den psychischen Anomalien, die man auf Rauchen zurückführen kann – sowohl Beeinträchtigung der Persönlichkeit als auch Aufheiterung bei Angst und Depressionen – müssen wir ganz systematisch nachgehen: sie verändern nämlich nachhaltig die therapeutischen Indikationen und die Strategien, die der Person bei der Beendigung des Rauchens helfen sollen.

Wenn ein Raucher zum ersten Mal unser Beratungszentrum aufsucht, lassen wir ihn stets einen anerkannten und in der Psychiatrie regelmäßig benutzten Fragebogen ausfüllen, den HAD-Fragebogen[4] (Hospital Anxiety Depression Test). Für sich genommen hat er natürlich noch keinen diagnostischen Wert; er ist vielmehr ein Mittel, um momentane latente depressive Störungen aufzuspüren.

Desgleichen muß ein Gespräch mit dem Psychologen stattfinden, wenn in der Vergangenheit bei der betreffenden Person oder ihrer Familie psychische Störungen auftraten, wie zum Beispiel Depressionen, Überängstlichkeit, Panikzustände, Phobien, Formen von Zwängen oder manische Zustände (Kriterien des DSM[5]).

Am Ende dieser ersten Bilanz kann festgestellt werden, zu welcher Rauchergruppe der Raucher gehört. Diese Untersuchung muß jedem Versuch, mit dem Rauchen aufzuhören, vorausgehen.

In den letzten Jahren haben sich die besonderen Eigenschaften der Raucher, die den Wunsch hatten, aufzuhören, verändert: die Mehrzahl derjenigen, die durchschnittliche oder auch starke Werte physischer Abhängigkeit aufweisen, ohne daß gleichzeitig psychische Störungen beobachtet werden konnten, schaffen es – vorausgesetzt ihre Motivation ist ausreichend – mit Nikotinersatz durchzuhalten. Ganz im Gegensatz zu stark abhängigen Rauchern, die noch dazu psychische Störungen in Form von Angstzuständen und Depressionen erkennen lassen: diese scheitern oder erleiden meist Rückfälle; ihre Zahl nimmt also im Verhältnis zu der anderen Gruppe zu. Auf diese Weise hat sich allmählich ein »harter Kern« gebildet, zu dem heute mehr als die Hälfte aller Personen gehört, die bei ihrem Nikotinentzug auf professionelle Hilfe angewiesen sind.

Wenn Sie sich ebenfalls in einer solchen Situation befinden, sollten Sie jedoch wissen, daß medizinische Hilfe beim Tabakentzug sich hier meist als sehr schwierig erweist. Er kann nämlich schnell zu zahlreichen, sehr ernstzunehmenden Störungen führen, die sich ungünstig auf die Psyche der betreffenden Person auswirken; diese Schwierigkeiten wiederum verringern die Motivation und geben dem Betreffenden das Gefühl, sein Ziel unmöglich erreichen zu können!

Wie findet man die Motivation, aufzuhören?

Wer etwas besiegen will, ist dem Sieg schon sehr nahe.

ROTROU (Venceslas)

Ist es eine Frage des Willens?

Man hört es allzuoft: mit dem Rauchen aufzuhören sei eine Frage des Willens. Im Radio gab eine bekannte politische Persönlichkeit aus der »Anti-Tabak-«Gruppe eines Tages zum Besten: »Wer nicht aufhört, ist ein Schlappschwanz!«

Manch ein abhängiger Raucher hat sich durch diesen Satz verletzt gefühlt, denn trotz ihrer Bemühungen schaffen es viele nicht, aufzuhören. Hier waren die Worte wohl schneller als die Gedanken ...

Nehmen wir uns zunächst die Definition der Begriffe *Motivation, Entschluß, Wille* vor; es ist ein semantisches Problem, gewiß, doch wir wollen mit der Definition vermeiden, daß diese Menschen sich ständig mit Schuldgefühlen quälen. Der Duden gibt folgende Definition:

- *Motivation* – Summe der Beweggründe, die jemandes Entscheidung, Handlung beeinflussen.
- *Entschluß* – durch Überlegung gewonnene Absicht, etwas Bestimmtes zu tun.
- *Wille* – jemandes Handlungen, Verhaltensweisen leitendes Streben; Wollen, besonders als Fähigkeit des Menschen, sich für oder gegen etwas zu entscheiden; durch bewußte geistige Entscheidung gewonnener Entschluß zu etwas.

Die Motivation hat tiefe Wurzeln. Sie sind das Resultat langsamer Veränderungen im Bereich des Denkens und Erkennens; Motivation führt zum Entschluß und dann zur Tat.

Der Wille[6] bezeichnet das ausführende Instrument und nicht den Entschluß; er ist das Ende der Entscheidung, die zur Tat führt:

- Ich bin motiviert, mit dem Rauchen aufzuhören.
- Ich habe beschlossen, mit dem Rauchen aufzuhören.
- Ich habe den Willen, mit dem Rauchen aufzuhören.
- Ich höre auf zu rauchen.

Zurück zu der eingangs gestellten Frage: Ist es eine reine Willensfrage? Die Antwort darauf ist: *nein.*

Sie sind nicht wirklich sicher, ob Sie Lust haben, aufzuhören

Die Motivation ist das wichtigste Element in diesem Prozeß. Sie sollten für sich selbst eine Liste aufstellen und auf der einen Seite die Gründe zum Weiterrauchen eintragen, auf der anderen die Gründe, die fürs Aufhören sprechen, so lange, bis die Motive fürs Aufhören diejenigen fürs Weiterrauchen überwiegen. Der Motivationsgrad stellt sich im Laufe der Gewöhnung ans Rauchen unterschiedlich dar, aber wir wissen noch kaum, wie wir diesen Prozeß beschleunigen können oder wie wir es schaffen könnten, den Raucher die aufeinanderfolgenden Etappen bewältigen zu lassen, die zur Absicht führen, aufzuhören.

Es ist wichtig, die Etappen der Bewußtwerdung gut zu kennen, denn sie erlauben den Übergang vom »Wissen« zur Verhaltensänderung:

- Empfang der Botschaft und Zurkenntnisnahme: Man hat mir gesagt, Rauchen sei gefährlich.
- Zustimmung zur Botschaft und geistige Haltung: Ich weiß, daß Rauchen gefährlich ist für die Gesundheit.
- Persönliche Folge: Ich weiß, daß Rauchen gefährlich ist für meine Gesundheit.

- Tat: Ich habe den Entschluß gefaßt, mit dem Rauchen aufzuhören, ich habe den Willen aufzuhören, ich werde nach Möglichkeiten dafür suchen.

Ermitteln Sie die Vor- und Nachteile des Rauchens

Um Ihnen bei der Bewußtwerdung Ihrer wirklichen Motivation zu helfen, erstellen Sie eine Liste mit zwei Spalten und tragen Sie darin jeweils das Für und Wider des Rauchens ein, die Vorteile und Nachteile und analysieren Sie jedes einzelne Argument im Hinblick auf Ihre Haltung gegenüber der Zigarette.

A priori scheint es gefährlich, den Raucher zu bitten, die verschiedenen Vorteile und Gratifikationen des Tabakkonsums zu beschreiben. Tatsächlich ist es sehr wichtig, mit ihm zusammen diese Angaben zu analysieren, um dann eventuell die notwendigen Kompensationsmöglichkeiten ausfindig zu machen.

Umgekehrt sollte man die jetzigen und künftigen Nachteile des Rauchens auch nicht verheimlichen, sie allerdings auch nicht dramatisieren oder Schuldgefühle verteilen. Auch hier können wir wieder den Vergleich mit den beiden Schalen einer Waage anstellen. Die Absicht, aufzuhören, wird dann laut, wenn die Nachteile schwerer wiegen als die Vorteile ...

Der Motivationsgrad verändert sich nach und nach im Laufe der Jahre.

- In einem ersten Stadium, wenn der Raucher noch ohne schlechtes Gewissen Zufriedenheit beim Rauchen spürt, kann man, sobald der Konsum 5 bis 6 Zigaretten pro Tag beträgt, von Abhängigkeit sprechen. Dieser Raucher wird 5 bis 10 Jahre lang, manchmal auch wesentlich länger, keinerlei Absicht haben, damit aufzuhören: mehr als die Hälfte der 18jährigen Jugendlichen, die regelmäßig rauchen, werden noch 20 Jahre später zu den Rauchern gehören. Zwar antworten auf die in der Epidemiologie stets gestellte Frage »Möchten Sie

Beispiel für eine Schätzung

Rauchen: das Für und das Wider

Vorteile	**Nachteile**
Spaß, Entspannung	Gesundheit
Geselligkeit, Kontakt zu anderen	Geld
Verminderung nervöser Anspannung	Körperliche Fitness
Streßbewältigung	Umwelt
geistige Anregung	Geruch und Atem
allgemeine Anregung	Sklaverei
Appetitzügler, Gewichtskontrolle	Husten
Selbstbehauptung, Fassung	Falten
Kampf gegen Einsamkeit und Langeweile	schlechtes Beispiel
usw.	usw.
Mit 10 bewerten	*Mit 10 bewerten*

mit dem Rauchen aufhören?« zwei von drei Befragten mit Ja, aber dieser Wunsch drückt eher eine Hoffnung als eine wirkliche Motivation aus. Ihre Motivation ist schwach oder gleich null, wenn Sie nicht wirklich den Wunsch haben, das Rauchen in naher Zukunft einzustellen.

- Im Stadium des »unschlüssigen« Rauchers gewinnen die Argumente gegen das Rauchen immer mehr Gewicht und ein Versuch, aufzuhören wird wahrscheinlich in den folgenden sechs Monaten stattfinden.
- Oft wird der Entschluß, mit dem Rauchen aufzuhören, von einer Krankheit oder körperlichen Schwäche ausgelöst: »Ich habe eine starke Bronchitis«; »der Aufzug funktionierte nicht, und ich konnte die vier Stockwerke nicht hochsteigen«; »Ich kann nicht mehr schnell laufen oder rennen« ... In Wirklichkeit ist dieser Auslöser das Ergebnis eines langen und langsamen Reifeprozesses, der zur Ablehnung von Tabak führt, sobald die Nachteile die Vorteile zu überwiegen beginnen.

Bestimmen Sie das Datum, an dem Sie aufhören wollen

Wenn Sie erst einmal motiviert sind, sollten Sie selbst einen Termin festsetzen, wann Sie mit dem Rauchen aufhören wollen: wieder haben wir es hier mit einem persönlichen Entschluß des Rauchers zu tun, doch wir können Sie darin beraten, welcher Termin für Sie am günstigsten ist. Die Erfahrung zeigt, daß die ersten Wochen ohne Tabak meistens die schwierigsten sind, und daß es angeraten ist, für günstige Ausgangsbedingungen zu sorgen.

Man sollte also eine Zeit psychischer Entspanntheit wählen, in der voraussichtlich weniger berufliche oder familiäre Sorgen auftauchen. Wenn Sie in Kürze eine wichtige Arbeit erledigen müssen, die Ihre ganze geistige Konzentration braucht, wie eine Prüfung oder ein Wettbewerb, oder aber wenn ein großes Fest, eine Hochzeit oder ein Geburtstag bevorsteht – in all diesen Situationen ist es besser, den Beginn des Aufhörens auf einen späteren Zeitpunkt zu verschieben. Eine Person, die bei der Arbeit viel raucht, sollte den Beginn des Versuchs auf ein verlängertes Wochenende, in die Ferien oder auf eine Reise legen. Ein Beginn unter der Woche kann dagegen günstiger für jemanden sein, der nur innerhalb der Familie raucht.

Möglich ist es auch, und oft hat sich das unter psychologischen Aspekten als sehr nützlich erwiesen, ein Datum zu wählen, das einen Geburtstag, ein Fest, ein glückliches Ereignis markiert – und dieses Datum sollte der Umgebung wie eine Herausforderung an sich selbst auch angekündigt werden. Das wirkt motivationsverstärkend!

Steht die Entscheidung fest, dann können Sie Ihre Erfolgschancen einschätzen, indem Sie die Fragen des Erfolgschancen-Tests beantworten. Die Analyse Ihrer Antworten ist wichtig, damit Sie für Ihren Versuch die besten Strategien entwickeln können. In bezug auf Ihre Antworten können Sie untersuchen, welche Faktoren Sie bei Ihren Bemühungen besonders berücksichtigen müssen; es gibt zwar Gegebenheiten, die man einfach so akzeptieren muß, aber auf andere kann man einwirken, und bei einigen können Sie auch die Hilfe Ihres Arztes in Anspruch nehmen.

Tabelle 9
Test zur Ermittlung der Erfolgschancen

1. Ich komme spontan, aus einer persönlichen Entscheidung heraus zur Beratung	2
2. Ich habe schon einmal mehr als eine Woche nicht geraucht	1
3. Im Moment habe ich beruflich keine Probleme	1
4. Im Moment läuft in der Familie alles gut	1
5. Ich möchte mich von dieser Sklaverei befreien	2
6. Ich treibe Sport oder habe die Absicht, es zu tun	1
7. Ich möchte körperlich mehr in Form sein	1
8. Ich möchte mein Aussehen bewahren.	1
9. Ich bin schwanger/meine Partnerin ist schwanger	1
10. Ich habe kleine Kinder	2
11. Mit meiner Moral steht es im Moment gut	2
12. Ich bin es gewohnt, zu schaffen, was ich mir vornehme	1
13. Ich habe ein eher ruhiges, entspanntes Wesen	1
14. Mein Gewicht ist gewöhnlich stabil	1
15. Ich strebe nach einer besseren Lebensqualität	2
Insgesamt	—

Die Summe der auf jede Antwort erhaltenen Punkte zeigt die Erfolgschancen an. Beträgt die Motivationszahl weniger als 12, so sollte man versuchen, vor dem Entzugsbeginn erst die Motivation zu stärken.
16 Punkte und mehr: *sehr große Erfolgschancen;* 12–16 Punkte: *vorhersehbare Schwierigkeiten;* 6 und weniger Punkte: *ist der Zeitpunkt wirklich günstig?*

Eines ist sicher: Jemand, der das Rauchen für immer eingestellt hat, wird das schicksalhafte und erinnerungswürdige Datum des ersten Tages ohne Zigarette nie wieder vergessen!

Die Behandlung von Tabakabhängigkeit

Seit jeher war der Mensch bemüht, in der Natur Substanzen zu entdecken, die seine körperlichen und seelischen Leiden lindern können und eine positive Wirkung auf die Psyche haben.

J. COSTENTIN

Gibt es eine »Methode« für die Beendigung des Rauchens?

Zu oft noch sieht man Broschüren und Artikel, die die verschiedenen »Methoden« auflisten, mit deren Hilfe man das Rauchen beenden kann; dieser regelrechte Mythos macht Erklärungen notwendig.

Es gibt und kann keine einzelne »Methode« oder ein Universalmittel für die Einstellung des Rauchens geben. Man braucht sich nur die Komplexität des Abhängigkeitsmechanismus vor Augen zu halten, um einzusehen, daß es sich dabei um eine Illusion handelt. Wenn eine dieser »Methoden« Wirkung zeigen würde, wäre das Problem des Tabakkonsums schon längst gelöst. Bemerkenswert ist auch, daß diese Methoden nie erwähnt werden, wenn es um andere Formen der Abhängigkeit geht, also bei Alkohol-, Heroin oder Kokainabhängigkeit ...

Lange Jahre hindurch wurden Raucher, die Hilfe bei ihrem Bemühen suchten, mit dem Rauchen aufzuhören, hauptsächlich in Krankenhäusern oder Ambulanzen behandelt; und dort hatte man für alle Ratsuchenden eine systematisch angewandte Methode parat, völlig unabhängig von der Art der Abhängigkeit des einzelnen und von deren Auswirkungen. Zur Behandlung der Tabakabhängigkeit bot man vor allem Akupunktur und Aurikeltherapie an, den »Faden im Ohr«, Behandlungen, die in Frankreich beliebt sind. Außerdem wurden auch Homöopathie, Mesotherapie, Hypnose und aufgelöste Tabakextrakte, die für eine auf völlig irrealen Ideen beruhende Impfung gedacht sind, angeboten. Natürlich gab es unter den auf diese Weise behandelten Rauchern auch einige »Erfolge« zu vermelden, denn vielen Rauchern gelang es aus eigenem Antrieb, das Rauchen einzustellen. Diese Resultate sind es, die die trügerische, aber manchmal doch nützliche Bekanntheit all dieser Techniken aufrechterhalten. Aber es gibt Schlimmeres, und man kann nur alle Raucher davor warnen, nämlich vor den Anzeigen in Sensationsblättern, die über Methoden und Wege berichten, mit denen sich das Rauchen »garantiert« beenden läßt, erfunden von Doktor X oder Professor Y ... die Erfolgsquote beträgt angeblich 99 %! Dies ist eine für Illusionisten durchaus sehr interessante Marktlücke und paßt in die Kategorie der falschen Versprechungen, wie jene, in drei Tagen zehn Kilo Körpergewicht zu verlieren!

Alle Arten von oft sehr kostspieligen »Methoden« schießen wie Pilze aus dem Boden: Pflanzenextrakte, Laser, Strahlen zur Absonderung von Endorphinen*, und das alles wird in einem pseudo-wissenschaftlichen Jargon präsentiert: »Entgiftung des Organismus, Stärkung der natürlichen Abwehrkräfte, Energiestimulation«. Eine dieser Stop-Smoking-Initiativen ist zum Glück vom französischen Gesundheitsministerium verboten worden.

Aktionen dieser Art sind zur Zeit sehr verbreitet, sie machen sich die Leichtgläubigkeit und die verzweifelte Situation vieler Menschen zunutze. Die Anziehungskraft der Menschen auch in diesem Zusammenhang für das Irrationale, ja Magische war auch Gegenstand mehrerer wissenschaftlicher Arbeiten[7], wie zum Beispiel von C. Got, M. Tubiana und J. Hamburger.

Eigentlich dürften diese Versprechungen heute gar keinen Zulauf mehr haben, denn die Wissenschaft ist inzwischen weit fortgeschritten und ihre Einsichten über Ursachen und Mechanismen der Tabakabhängigkeit sowie über die Einschätzung verschiedener therapeutischer Möglichkeiten dürften allgemein bekannt sein. Die Hilfsmaßnahmen bei der Einstellung des Rauchens beruhen nicht mehr auf den rein empirischen Befunden, dennoch bleibt auf dem hier so wichtigen Gebiet der menschlichen Beziehung zwischen Arzt und Patient und im psychologischen Dialog noch einiges zu tun. Beide ergänzen einander, und irrationelle Methoden sowie Scharlatanerie lassen sich mit einem Satz treffend deuten: »Wissenschaft ohne Gewissen ist ein Zeichen für den Verfall der Seele«, so Rabelais. Bei der Beendigung des Rauchens verhält es sich wie in vielen anderen Bereichen der Medizin: das Einfühlungsvermögen des Arztes und die psychologische Unterstützung, die er gewährt, stellen die bestmögliche Hilfe dar.

Die Erforschung der Tabakabhängigkeit ist heute ein anerkanntes Spezialgebiet, das offiziell an mehreren Universitäten gelehrt wird und mit einem Diplom abschließt. Allerdings darf man diese Tätigkeit nicht nur den Spezialisten überlassen; auch die Allgemeinmediziner können ihren Patienten sehr gut bei der Beendigung des Rauchens helfen, so wie sie es viele Jahre bei anderen Risikofaktoren schon getan haben, wie zum Beispiel bei Bluthochdruck und einem erhöhten Cholesterinspiegel. Die auf Tabakabhängigkeit spezialisierten Zentren sollten künftig eine parallele Rolle spielen, sie sollten bei besonders schweren und schwierigen Fällen eingreifen und beratend tätig sein, außerdem auch bei der Ausbildung mithelfen und Allgemeinmedizinern die Ergebnisse epidemiologischer Forschungen und der passenden therapeutischen Methoden vermitteln.

Politische Aspekte der Beendigung des Rauchens

Folgende unbestreitbare Tatsachen müssen bei jeder künftigen Anti-Tabak-Kampagne berücksichtigt werden:

Tabakkonsum ist ein Hauptrisikofaktor für die Gesundheit jeder Gesellschaft. Die Zigarette ist die zur Zeit wirksamste und gefährlichste Substanz bei der Entwicklung der Tabakepidemie, das in ihr enthaltene Nikotin ist für die meisten Raucher eine echte Droge. Erst seit sehr kurzer Zeit, etwas mehr als zehn Jahren, sind die Mechanismen der Tabakabhängigkeit besser bekannt – sie sind komplex und wie bei jeder Suchtform zugleich verhaltensabhängig und wirksam im neuropharmakologischen Bereich.

Die Rolle der im Gesundheitsbereich Beschäftigten, der Ärzte und des Pflegepersonals, besteht darin, zu versuchen, diese doppelt wirksame Epidemie zu bremsen.

- *Die Aktionen müssen kollektiv erfolgen.* Experten müssen den politischen Entscheidungsträgern alle wissenschaftlichen Elemente liefern, damit diese die notwendigen politische Maßnahmen ergreifen können. Dies tat Professor Tubiana beim Veil-Gesetz und genauso tat es die Gruppe der fünf Weisen beim Evin-Gesetz: die beiden Hauptelemente dieser Gesetze sind die Reglementierung des Rauchens und Rauchverbote an manchen öffentlichen Orten. Es versteht sich von selbst, daß die Mediziner anschließend bei den Aktionen aktiv beteiligt werden müssen.
- *Die Aktionen müssen individuell ausgerichtet sein,* damit es von Raucherseite nicht heißt: »das ist unterlassene Hilfeleistung!« Das heißt, man muß den Motivierten helfen, ihre Motivation zu stärken, und denen, die am abhängigsten sind, die erforderliche medizinische Hilfe zukommen lassen. Diese abhängigen starken Raucher haben mit den höchsten Risiken zu kämpfen. Ihre Existenz ist für die anderen Raucher häufig die Ursache für ein Scheitern beim Aufhören oder für einen Rückfall. Ihnen bei der Beendigung des Rauchens zu helfen, ist im Rahmen einer allgemeinen Anti-Tabak-Politik also ebenfalls notwendig.

Bei diesen Hilfsmaßnahmen sollte man sich stets mehrere wesentliche Tatsachen vor Augen halten:

- Tabakkonsum ist ein durch Abhängigkeit aufrechterhaltenes Verhalten; die Veränderung dieses Verhaltens ist eine persönliche Entscheidung, die der Arzt zu respektieren hat. Es ist leicht, einen Rat zu erteilen, aber man darf nie versuchen, Zwang auszuüben; damit wäre das Scheitern vorprogrammiert.
- Der Raucher ist deswegen nicht schuldig oder verantwortlich für seine Situation, ganz im Gegensatz zu den häufigen Behauptungen von seiten des Ehepartners, von Verwandten, Freunden und, leider, manchmal auch von Medizinern. Gewiß, die erste Zigarette war vermutlich noch Ergebnis einer bewußten Entscheidung, wenn auch meist beeinflußt von der Umgebung, der Verfügbarkeit des Produk-

tes und dem sozialen Druck. Danach kommen jedoch bei der Entwicklung von Tabakabhängigkeit genetische Faktoren zum Zug, wie Anfälligkeit der Person und ihre persönliche Reaktion gegenüber dem Produkt. »Opfer, aber nicht schuldig«, wäre die passende Definition für den Raucher. Die Zigarette ist für viele Raucher ein wichtiges Element, ihr psychologisches Gleichgewicht wiederzuerlangen, dies gilt es unbedingt zu berücksichtigen.

Mythos und Realität der Abhängigkeiten

Eine gewisse Anzahl von Vorurteilen bedürfen einer kritischen Beleuchtung. Abhängigkeit stellt keine akute Störung dar, die mit einer »Methode« behoben werden könnte. Es gibt nicht *die* ausschließliche Therapie, um mit dem Rauchen aufzuhören, genausowenig wie für die Behandlung anderer Formen des Suchtverhaltens. Die klassische Haltung bestand in der Idee, man müsse nur Entgiftung und Entzug erreichen, und zwar unter Anwendung derselben Therapien wie bei anderen akuten Krankheitsbildern. In Wirklichkeit gilt es zwischen zwei Prozessen genau zu unterscheiden, die sich unabhängig voneinander entwickeln können:

- Der mit den »toxischen« Eigenschaften des Produktes verbundenen Vergiftung, die bei allen Drogen unterschiedlich ist und die natürlich aufhört, sobald der Konsum der Droge beendet wird;
- Der Abhängigkeit oder »Sucht«, deren Mechanismen bei allen Drogen ähnlich sind. Es ist ein chronischer Prozeß mit einer längeren Entwicklung, der mit dem Konsumentzug nicht beendet wird.

Die Beendigung des Konsums ist also ganz offensichtlich ein wesentlicher Faktor zur Unterbrechung der Vergiftung. Sie geht jedoch oft mit einem Entzugssyndrom einher, das eine spezifische Behandlung verlangt. Dieser Abschnitt ist wichtig, aber die Therapie darf sich nicht darauf beschränken.

Jede Sucht ist ein chronischer Prozeß, der sich über Jahre entwickelt und zur Folge hat, daß sich jemand ihrer annehmen muß und sie über einen längeren Zeitraum fortlaufend begleitet.

Falsche Vorstellungen, was den Prozeß des Süchtigwerdens angeht, führen zu Fehlern bei der Analyse; die gewöhnlichen Überlegungen in der Therapie tragen dem Rechnung, indem sie den Erfolgsprozentsatz langfristig mit dieser oder jener Behandlungsmethode einzuschätzen versuchen. Die Frage lautet immer: Wie sieht der Erfolgsprozentsatz nach sechs Monaten und nach einem Jahr aus? Eine Frage ohne Objekt und ohne Antwort. Man kann die Wirkungen einer Aktion auf das Entzugssyndrom eventuell, und das schon mit vielen Schwierigkeiten, für einen kurzen Zeitraum beurteilen, zwei bis drei Monate im Durchschnitt, doch eine längere Prognose ist illusorisch, denn Tabakabhängigkeit ist wie jede Suchtform eine chronische Störung mit einer langen Entwicklungsgeschichte. Auch wenn die Person das Rauchen beendet hat, bestehen die Faktoren, die sie einmal zum Rauchen verleitet hatten, in der familiären und beruflichen Umgebung, im Verhaltensbereich und auf neuropharmakologischer Ebene weiter. Beschränkt man sich auf eine akute Therapie, die sich über das Jahr nach dem Entzugsbeginn erstreckt, so liegt die Rückfallquote bei 80 bis 90 %. Hin und wieder wurden Vergleiche angestellt, und auch wenn sie zuweilen karikaturenhaft erscheinen mögen, so spiegeln sie doch die Wirklichkeit wider:

- Wenn eine Person in einem tropischen Land an Malaria erkrankt, so ist eine Behandlung des akuten Anfalls meist möglich. Wird hingegen die »Mücken«-Umgebung nicht verändert oder kehrt die Person mehrere Monate später in dieses Land zurück, dann kann es zu einer erneuten Infektion kommen. Kann man damit die Behandlung als gescheitert ansehen?
- Ein prosaischeres Beispiel: Wenn eine Person, die es liebt, sexuell herumzuvagabundieren, Opfer einer Gonorrhö wird, so kann diese wirksam behandelt werden. Tritt später dasselbe Leiden wieder auf, muß dieser Rückfall dann auf einen Mißerfolg der Behandlung mit Antibiotika zurückgeführt werden?

Was den Tabak angeht, so muß man analog dazu betonen, welche Schwierigkeiten ein Ex-Raucher nach längerer Enthaltsamkeit haben kann, wenn er überall mit Rauchern konfrontiert wird, überall Tabakverkaufsstellen sieht, und vor allem wenn er mit Schicksalsschlägen wie Trauer, Trennung, Arbeitslosigkeit usw. konfrontiert wird.

Die folgende Beobachtung ist ein dramatisches Beispiel dafür:

- Eine 40jährige Frau, starke Raucherin mit hoher Abhängigkeit hatte es geschafft, nach mehreren erfolglosen Versuchen, dank einer Nikotinsubstitutionsbehandlung, das Rauchen einzustellen; sie sagte, sie sei glücklich, fühle sich aus dieser Sklaverei befreit, und sie sei sicher, daß sie nie wieder zu rauchen anfangen werde. Nur wenige Monate später erfuhr sie, daß ihr Mann bei einem Verkehrsunfall ums Leben gekommen war: Schon eine Stunde später griff sie zur Zigarette, und auch ein Jahr später raucht sie immer noch, ohne jegliche Motivation, aufzuhören.

Kann man hier von einem Scheitern der Nikotinbehandlung sprechen? Leider gibt es keine Therapie, die vor schmerzlichen Ereignissen des Lebens schützen kann.

Die für Rückfälle verantwortlichen Faktoren sind so zahlreich, variieren so sehr von einer Person zur anderen, daß es sehr schwierig ist, die therapeutischen Strategien miteinander zu vergleichen und einen »Konsens« herzustellen. Es sind höchstens allgemeine Richtlinien möglich sowie kurzfristige Versuche bei der Behandlung des Entzugssyndroms. Das gleiche gilt für andere Suchtformen.

Da Tabakabhängigkeit eine chronische Störung ist, sollte man bei der möglichen Therapieentscheidung die Behandlungsformen anderer chronischer Leiden in Betracht ziehen. Unbedingt notwendig ist eine Langzeitbegleitung, deren Dauer jedoch von Patient zu Patient unterschiedlich ist.

Arterielle Hypertonie ist ein ausgezeichnetes Beispiel: Sie hängt von biologischen, genetischen, Umweltfaktoren (Streß, Beruf ...) und Faktoren des Verhaltens (Ernährung, zu wenig Bewegung, Tabakkonsum ...) ab. Der Arzt verschreibt ein Medikament und rät zu einer Diät, zu sportlicher Betätigung, sowie dazu, das Rauchen sein zu lassen. Wenn diese letzten Ziele nicht erreicht werden, was sehr oft der Fall ist, sind die Ergebnisse weniger gut, rechtfertigen aber nicht, von Scheitern zu sprechen, denn allein durch die Medikation läßt sich die Prognose verbessern und das Risiko vermindern. Wenn der Raucher mit seinem Versuch, aufzuhören, gescheitert ist oder einen Rückfall erlitten hat, so muß man daraus nicht schließen, daß »nichts läuft« oder »alles irgendwie umsonst ist«. Es ist unmöglich, 20 bis 30 Jahre Tabakkonsum in zwei Tagen, zwei Wochen oder auch zwei Monaten wegzuzaubern. Die Tatsache, daß jemand wieder zu rauchen anfängt, darf nie als ein Scheitern verstanden werden; jede Unterbrechung, selbst von nur geringer Dauer von einer bis zu mehreren Wochen, ist ein positives Signal: Sie bringt die Person dem endgültigen Erfolg näher, denn während dieser wenn auch kurzen Periode hat sie begonnen, sich an ein Leben ohne Zigarette zu gewöhnen. Alle Statistiken stimmen darin überein: wenn es mehrere Versuche gegeben hat, aufzuhören, dann sind die Chancen, irgendwann wirklich Erfolg zu haben, bei einem späteren Versuch sehr groß.

Das Hauptziel muß darin bestehen, das mit Tabakkonsum verbundene Gesundheitsrisiko zu vermeiden; der endgültige Verzicht auf die Zigarette ist gewiß das wirksamste Mittel zu seiner Erreichung. Es gibt jedoch Fälle, bei denen die Beendigung des Rauchens absolut unmöglich ist, entweder weil die Person nur ungenügend motiviert ist oder weil sie aufgrund von psychologischen Störungen eine besonders anfällige Prädisposition hat. In dem Fall muß die Behandlung diese Störungen mitberücksichtigen, was zuweilen bedeutet, daß Nikotin noch über längere Zeit in anderer Form verabreicht werden muß. Diese Methode kennt man von Heroinabhängigen, die mit Methadon behandelt werden. Darf man diesem Patienten Ersatznikotin mit dem Argument verweigern, daß er auf diese Weise »drogenabhängig« bleibt? Nein: Genauso wie es absolut üblich und akzeptiert ist, daß Insulin, Blutdrucksenker und manche Psychopharmaka lebenslang verabreicht werden, sollte man einsehen, daß es Menschen gibt, die aus erst jüngst erkannten neurobiologischen Gründen über längere Zeit Methadon oder Nikotin brauchen, um eine Störung der Neurotransmitter zu kompensieren. In Namen welchen Prinzips sollte man ihnen dies verweigern, vor allem, wenn Sicherheit darüber besteht, daß die Risiken, denen diese Personen unterworfen sind, so reduziert werden können?

Die Behandlung von Abhängigen unterscheidet sich also sehr von traditionellen Behandlungsmethoden. Auch Geduld, Zuhörenkönnen und Empathie sind hier vom Arzt noch stärker gefordert als in anderen Bereichen der Medizin.

Die Suche nach den verantwortlichen Ursachen und Faktoren müßte immer am Anfang jeder therapeutischen Überlegung stehen. Das ist oft langwierig und schwierig, aber die Dringlichkeit der Aufgabe rechtfertigt den Einsatz.

Die Möglichkeiten

Wie sehen die unterschiedlichen »Methoden« aus?

Zahlreiche Möglichkeiten wurden schon ausprobiert, um Rauchern zu helfen, ihr Laster loszuwerden. In der Geschichte des Kampfes gegen Tabakkonsum unterscheidet man zwei völlig verschiedene Phasen:

- In der ersten Phase wurden aufgrund empirischer Untersuchungen unzählige Strategien entwickelt: Schon ihre Anzahl ist ein Zeichen für ihre jeweilige Erfolglosigkeit; J. L. Schwartz vom amerikanischen Nationalen Gesundheitsinstitut hat sie 1987 in erschöpfender Weise analysiert, seine Untersuchung bezog sich auf den Zeitraum von 1978 bis 1985. Eine Übersetzung und kritische Analyse dieses Werks ist in Frankreich durch R. Molimard (INSERM, 1989) vorgenommen worden. Fazit: Keine der Strategien war den anderen deutlich überlegen. Was bei der Beendigung des Rauchens hauptsächlich zählt, ist die Motivation der betreffenden Person, die psychologische Unterstützung, die sie erfährt, sowie eine langanhaltende medizinische Begleitung, die sich verhaltensverändernd auswirken kann.

- Die Jahre 1985–1987 sind genau genommen Übergangsjahre; während dieser Phase hat sich die Situation wegen neuer Erkenntnisse im Bereich der Verhaltensmechanismen und der pharmakologischen Prozesse bei der Tabakabhängigkeit, vor allem der Schlüsselrolle, die das Nikotin spielt, vollkommen verändert.

Diese Entwicklung ähnelt sehr der Entwicklung der arteriellen Hypertonie der Jahre 1955–1960, und genau wie damals kann und muß die Beendigung des Rauchens auf der Grundlage empirischer Daten erreicht werden.

Wir werden also unter Bezug auf jüngste bibliographische Angaben nur aktuell abgewandten Möglichkeiten beschreiben und sie im Einzelfall auch kritisch beleuchten. Die renommierte amerikanische Zeitschrift JAMA[8] hat vor einigen Monaten eine Zusammenfassung der aktuellen Fortschritte auf diesem Sektor veröffentlicht, unter der Ägide von 50 Experten, die vom Department of Health and Human Services-US Office for Smoking and Health ausgewählt worden waren.

Zwei Hauptansätze, die empirisch bestätigt werden konnten, lassen sich festhalten:

- die kognitiven Therapien und Verhaltenstherapien
- die pharmakologische Behandlung des Entzugssyndroms und eventuell vorhandener psychischer Störungen

Die beiden Ansätze stellen keine Gegensätze dar, sondern ergänzen einander. Die besten Resultate werden erzielt, wenn man sie miteinander verknüpft. Wir werden später sehen, worin diese Methoden im einzelnen bestehen.

Was andere Therapien angeht, so haben manche keinerlei wissenschaftlich nachweisbare Wirkung und können demnach als Placebo-Effekt betrachtet werden. Dies betrifft alle sogenannten sanften Formen der Medizin: Akupunktur, Aurikelpunktur, Reflextherapie, Mesotherapie ... Was nicht heißen soll, daß sie völlig bedeutungslos sind. Bei wenig abhängigen Rauchern können durchaus Erfolge damit erzielt werden; es obliegt allerdings dem einzelnen, sich für eine dieser Methoden zu entscheiden. Im Grunde entsprechen sie der Sehnsucht vieler nach dem Übernatürlichen und dem Magischen und verstärken somit noch den Placebo-Effekt.

Auch Raucher mit schwachem persönlichen Engagement greifen zuweilen zu diesen Methoden und hoffen, damit eine Art »magischen Trunk« zu erhalten oder den »Trick« herauszufinden, mit dem sie ihre ungenügende Motivation verstärken können, was aber, natürlich, nie gelingt. Bei anderen Rauchern wiederum, die sehr motiviert sind, aber unter starker Abhängigkeit leiden, sind die Verzweiflung und die Angst so groß, daß sie alles, selbst diese Methoden, versuchen wollen, um sich von der Sklaverei der Zigarette zu befreien. Diese »Methoden« bieten ihnen natürlich keine Hilfe, sie sind im Gegenteil riskant für sie, denn oft habe ich beobachtet, daß diese bedauernswerten Personen einen Teil ihrer Motivation verlieren: Sie glauben, weil die neue und leider oft auch noch sehr teure »Wundermethode« fehlgeschlagen ist, würde es ihnen nie gelingen, mit dem Rauchen aufzuhören.

Auch Hypnose, ebenfalls mit der Aura des Magischen behaftet, wird oft als Methode angepriesen. Unter bestimmten Aspekten ähnelt sie zwar den Methoden der kognitiven Psychotherapie, aber jüngste wissenschaftliche Erhebungen konnten auch bei ihr nicht den Beweis einer wirklichen Wirkung erbringen.[9]

Weitere Therapien bieten sich an beim ersten Versuch, mit dem Rauchen aufzuhören: Dazu gehören in erster Linie Gruppentherapien. Sie beruhen im übrigen teilweise auf Strategien der Verhaltensmodifikation und können im Rahmen von Gemeinschaften und insbesondere von Unternehmen realisiert werden. Es kommt zweifellos zu einem verstärkenden Effekt, wenn mehrere Personen zugleich mit dem Rauchen aufhören und sich gegenseitig unterstützen und ermutigen.

Wir haben hier die gleiche Strategie wie bei den »Weight-Watchers«, die Übergewichtigen helfen, Gewicht zu verlieren.

Ein anderes, sehr bekanntes und häufig verwendetes Beispiel ist der

»Fünf-Tage-Plan«. Er hat zwar Erfolge erbracht, dennoch sollte man ihm mit Vorsicht begegnen:

- Zwar liegt die Erfolgsrate am 5. Tag bei 85–90 %, aber was geschieht danach?
- Vor Beginn dieses Plans fand keine Bestimmung der jeweiligen Abhängigkeiten statt, außerdem gab es keine medizinische oder psychologische Begleitung und auch keine Rückfallprävention. Man darf auch nicht vergessen, wie komplex das Problem des Tabakentzugs in manchen Fällen sein kann, es ist dann unmöglich in fünf Tagen, ja nicht einmal in fünf Wochen zu lösen. Wir können das Beispiel von drei Ex-Rauchern zitieren, die von uns behandelt wurden, nachdem es ihnen im übrigen leicht gefallen war, mit dem »Fünf-Tage-Plan« das Rauchen zu beenden. Ein paar Wochen später jedoch litten sie unter heftigen Depressionen – mittlerweile weiß man, daß dies eines der häufigsten Entzugssyndrome ist. Aber immerhin, die Gruppentherapie ist als erster Schritt auf dem Weg zum Nichtraucher zu empfehlen. Es gelingt manchen Rauchern durchaus, auf diese Weise aufzuhören, sie erzielen damit einen Erfolg für sich selbst und für die Gruppe als Ganzes. Aber sie sollten wissen, daß Gruppentherapie immer nur eine erste Etappe sein kann, daß sie gezwungen sind, ihren Erfolg auch zu stabilisieren und daß sie im Falle eines Rückfalls, andere, wirksamere Strategien in Anspruch nehmen müssen.

Zigaretten ohne Tabak wurden früher mit einigen guten Resultaten verwendet; sie hatten den Zweck, die Lust am Rauchen zu unterdrücken, indem man den Zigaretten das für die Abhängigkeit des Rauchers verantwortliche Nikotin entzog. Doch heute werden sie nur in Ausnahmefällen eingesetzt. Denn diese Zigaretten werden mit Pflanzen, Huflattich und anderem hergestellt und enthalten zwar keinen Tabak, aber ihr Rauch liefert unvermeidlich Kohlenmonoxyd (CO), Teerstoffe und alle Reizsubstanzen. Es fehlt allein das Nikotin. Da der abhängige Raucher gerade dieses jedoch braucht, »zieht« er unbewußt sehr stark an der tabaklosen Zigarette und inhaliert auf diese Weise intensiv alle Giftstoffe. Außer dem sehr unangenehmen Geruch ihres Rauchs kann, wie einige Beobachtungen gezeigt haben, ihre Verwendung sogar gefährlich sein:

Personen, die mit Nikotin-Kaugummi oder -pflaster behandelt wurden, wahrscheinlich in ungenügender Dosis, griffen zwecks Befriedigung ihres hartnäckigen Rauchbedürfnisses zu diesen tabaklosen Zigaretten, in der Annahme, sie seien ungefährlich. Nun haben sie auf der einen Seite, mit Kaugummi oder Pflaster, die Nikotinzufuhr und auf der anderen das Inhalieren von CO – was passiert? Sie rauchen wieder eine »echte« Zigarette, mit allen Gefahren, die damit verbunden sind: Zweimal haben wir in einer solchen Situation Angina pectoris*-Anfälle erlebt. Zigaretten ohne Tabak dürfen also nicht verwendet werden bei Personen, die mit Nikotin behandelt werden. Sie werden nur schwach oder nicht abhängigen Rauchern mit wenig Tabakkonsum verschrieben, und sie dürfen nur wenige Wochen verwendet werden, denn das Krebsrisiko ist wegen der darin enthaltenen Teerstoffe mindestens genauso hoch wie bei der echten Zigarette.

Verhaltenstherapien und kognitive Therapien

Verhaltenstherapien und kognitive Therapien[10] stellen in der Psychologie einen neuen Ansatz dar. Sie beruhen im wesentlichen auf dem Erlernen neuer Verhaltensweisen und der Analyse von Denkstrukturen.

Ein gestörtes Verhalten wie zum Beispiel Tabakkonsum ist unter bestimmten Umständen erlernt und dann aufrechterhalten worden und zwar aufgrund von Umweltbedingungen sowie physiologischen Veränderungen, die im Falle des Rauchens auf einer psychoaktiven Substanz beruhen. Das Ziel der Psychotherapie besteht darin, der Person mit dem Erlernen neuer Verhaltensweisen zu helfen, ihr anomales Verhalten zu verändern und sich davon zu befreien. Die kognitiven Ansätze betreffen nicht nur das beobachtbare Verhalten, sondern auch die Gedanken, Ideen und »alles Kognitive«, was bei der Auffassung der Person von ihrem Verhalten und dem ihrer Umgebung eine Rolle spielt.

Diese Verhaltenstherapien und kognitiven Therapien stellen eine wissenschaftliche Disziplin dar, die auf bestätigten und evaluierten experimentellen Daten beruht. Die verwendeten Strategien sind ebenfalls eindeutig definiert und reproduzierbar. Sie sind unverzichtbar und spielen bei den verschiedenen aufeinanderfolgenden Etappen des Tabakentzugs eine Rolle: bei der Vorbereitung, dem Aufhören, der Rückfallprävention. Wichtig ist vor allem, daß die betreffende Person selbst sie sich zu eigen macht. Ihr Ziel besteht in:

1. Veränderungen der automatisch ablaufenden kognitiven Prozesse, um – durch eine persönliche Analyse der Gründe, mit dem Rauchen aufzuhören – die Motivation zu verstärken und negative Gedanken im Fall einer Depression zu verjagen.
2. Einer von jedem einzelnen Raucher durch die Führung eines Tagebuchs vorgenommenen Analyse der Besonderheiten des Tabakkonsums.
3. Dem Erlernen von Selbstkontrolle und Abwehrstrategien in riskanten Situationen, welche die Person befähigen sollen, unterschiedliche äußere Umstände und negative oder positive Gefühle zu beherrschen, die Lust zum Rauchen auslösen. Diese Analyse der Einstiegsstimuli ist immer ein wesentliches Element bei der Rückfallprävention; die Amerikaner nennen es *skill coping* oder Abwehrstrategie. Dieser Prozeß zieht sich immer über eine längere Dauer hinweg und nimmt viel Zeit und Verfügbarkeit in Anspruch.
4. Dem Erlernen von Streßbewältigung, ein wesentliches Element, dem in den meisten Ländern noch viel zu wenig Aufmerksamkeit geschenkt wird. Dieses Training beinhaltet mehrere aufeinanderfolgende Phasen, die man vergleichen kann mit der Aneignung einer sportlichen Technik, wie Golf oder Tennis oder einer künstlerischen Technik, wie Klavierspielen. Natürlich ist so etwas nicht improvisierbar. Das Erlernen dieser Fähigkeit kann in der Gruppe oder auf individueller Ebene stattfinden, jedoch nur unter Anleitung von geschulten, qualifizierten Begleitern.
5. Den Selbstbehauptungstechniken, die sich gerade bei den zahlreichen Rauchern anbieten, die unter Angst oder Sozialphobie leiden

und Opfer der »Angst vor den anderen«[11] sind; leider war die Kunst, sich in Gesellschaft anderer Menschen wohl zu fühlen, nie ein Lehrfach.

Diese Therapien können alle im Rahmen von Gruppentherapien angewandt werden.

Die Gruppentherapien

Auch bei der Wahl der Gruppentherapie handelt es sich um eine individuelle Entscheidung: manche Personen lehnen diese Art von Behandlung ab, andere im Gegenteil sehen darin nur Vorteile, mit anderen Rauchern über die Schwierigkeiten des Aufhörens zu diskutieren, ihnen die eigenen zu schildern und Erfahrungen auszutauschen. All dies kann sich zweifellos positiv auswirken, indem es die notwendigen psychologischen Veränderungen mit erzeugt und der Person hilft, sich neue Verhaltensweisen anzueignen. Wir haben gesehen, wie interessant, aber auch wie begrenzt in seiner Wirkung der »Fünf-Tage-Plan« ist. Gruppentherapie im Rahmen von Unternehmen jedoch, vorausgesetzt sie finden unter professioneller Anleitung statt, haben einen ganz klaren Vorteil. Die Sitzungen sollten dabei mindestens 30 Minuten dauern, und es sollten über vier Wochen verteilt fünf bis sieben Sitzungen stattfinden, wobei die Teilnehmerzahl 8 bis 12 Personen nicht überschreiten sollte. Die Effizienz dieser Methode steht fest: Je höher die Unterstützung ist, die der einzelne erfährt, desto größer sind die Erfolgschancen.

Wenden Sie sich an Ihren Arzt, wenn Sie Ratschläge brauchen: Es ist immer wichtig, über die Schwierigkeiten zu sprechen, die beim Tabakentzug auftreten können. Halten Sie sich immer vor Augen, daß der Entschluß, aufzuhören, Ihr persönlicher Entschluß ist. Sie sind es, die jeden Tag gegen die verschiedenen Aspekte der Abhängigkeit ankämpfen. Und geben Sie nicht gleich auf, wenn sich Schwierigkeiten einstellen oder Sie einen Rückfall erleiden: Ärzte haben heute wirksame Möglichkeiten, um Ihnen zu helfen, die Störungen und Komplikationen zu überstehen, die ihr Leben in der Zeit nach der Einstellung des Rauchens verändern können. Sie sind die Hauptperson, das sollten Sie beherzigen.

Eine Expertengruppe aus dem US-Gesundheitsministerium hat auf der Basis der Gesamtheit dieser Fakten ein schrittweises Schema entwickelt (*step by step*), das mehrere aufeinanderfolgende Phasen beinhaltet und vom Einfachsten bis zum Komplexesten alles einschließt.

Ihr Ziel – das mag wie eine Binsenweisheit scheinen, aber es trägt nur einer feststehenden Tatsache Rechnung – besteht darin, dem Druck zu rauchen zu widerstehen: Dieser kann sich in den unterschiedlichsten Situationen bemerkbar machen, von sehr unterschiedlicher Stärke sein, aus verschiedenartigen Mechanismen bestehen und multiple Ursachen haben. Zur Analyse dieses Zustands kann das allgemeine Schema der Rauchlust herangezogen werden, damit man auf die drei Komponenten einwirken kann, die meist in unterschiedlichen Proportionen miteinander verknüpft sind (*siehe Abb. 12, Seite 129*).

- Die Rolle der Umgebung und die Verhaltensabhängigkeit sind konstant: welcher Typ Raucher Sie auch sein mögen, wovon Sie abhängig sind und in welchem Maße, all das spielt eine wichtige Rolle; zu empfehlen sind eine Reihe von Maßnahmen zur Verhinderung der Einstiegsstimuli.
- Die Faktoren der psychologischen Abhängigkeit stehen sehr oft in Verbindung mit der Umgebung.
- Und liegt schließlich physische Abhängigkeit vor, dann geht der Tabakentzug immer mit einem mehr oder weniger umfangreichen Entzugssyndrom einher, die Hauptursache für kurzfristig auftretende Schwierigkeiten.

Besondere Situationen sind die, bei denen sich die physische Nikotinabhängigkeit mit anderen Suchtformen verbindet, besonders mit Alkohol und/oder bekannten oder latenten psychischen Störungen.

Wir werden mit Ihnen diese drei Elemente untersuchen und Ihnen die Abwehrmöglichkeiten in diesen verschiedenen Situationen beschreiben.

Die Aversions-Therapien

Ihr Ziel besteht darin, das Verhalten des Rauchers zu verändern, indem sie die Zigarette mit einer unangenehmen Empfindung, einer »Bestrafung« in Zusammenhang bringen:

- Zubereitungen auf Kochsalzbasis, die in der Form von Kaugummi oder Pastillen geliefert werden, erzeugen beim Rauchen einen sehr schlechten Geschmack im Mund. In Einzelfällen sind kurzfristig damit positive Resultate erzielt worden, aber wegen der schlechten lokalen Toleranz wird die Behandlung nur selten über einen längeren Zeitraum fortgesetzt. Außerdem würde eine längere Anwendung einen überhöhten Kochsalzgehalt im Organismus zur Folge haben, mit Blaufärbung von Haut und Schleimhäuten.
- Die Technik der schnellen Konsums besteht darin, die Person zu bitten, den Rauch sehr tief und sehr schnell zu inhalieren sowie mehrere Zigaretten direkt hintereinander zu rauchen, so lange, bis er sich elend fühlt und Übelkeit verspürt. Die Risiken der Nikotin- und der Kohlenmonoxyd-Überdosierung sind jedoch offensichtlich, es kann hier leicht zu Herz- und Gefäßkrankheiten kommen. Eine solche Therapie kann nur nach einer absolut vollständigen Bilanz des Abhängigkeitsverhaltens und unter strenger medizinisch-kardiologischer Aufsicht vorgeschlagen werden.

Die pharmakologischen Behandlungsmethoden

Sie sind die unvermeidliche Ergänzung der kognitiven Therapie und der Verhaltenstherapie, gerade bei großer Tabakabhängigkeit und damit einhergehenden psychischen Störungen. Sie beinhalten:

- Behandlung durch Nikotin-Substitute
- Psychisch wirksame Medikation oder Psychopharmaka

Die Behandlung mit Nikotinersatz

Sie ist die elementare Behandlung bei physischer Nikotinabhängigkeit und mit dem Aufhören einhergehendem akuten Entzugssyndrom. Da dieses Syndrom seine Ursache im Nikotinmangel und der Senkung des Nikotingehalts im Blut hat, liegt das Prinzip auf der Hand: Man muß der Person in anderer Form als Tabak das physisch so dringend benötigte Nikotin liefern. Es über den Verdauungsapparat zuzuführen, wäre zwecklos, denn Nikotin wird beim Verdauungsprozeß in der Leber zerstört.

Zwei Formen kommen in Frankreich zur Anwendung:

- Die älteste ist der *Nikotin-Kaugummi,* der von dem schwedischen Arzt Fernö[12] entwickelt wurde. In den 1970er Jahren hatte er die Idee, Nikotin in einen Kaugummi zu integrieren. Er konnte beweisen, daß dieser Kaugummi das Bedürfnis nach Zigaretten reduziert. Auf der Grundlage dieses Prinzips wurde das Produkt Nikotin-Kaugummi entwickelt.

Mehrere therapeutische Versuche mit jeweils einer Placebo-Gruppe haben die Wirkung dieser Idee bestätigt; mit der Verabreichung des Nikotin-Kaugummis, vorausgesetzt, es wird korrekt angewandt und die Dosis sowie die Behandlungsdauer sind ausreichend, gelang es, die Erfolgsquote im Vergleich zur Placebo-Gruppe zu verdoppeln. Nikotin-Kaugummi wird vorwiegend für die Minderheit, das heißt für 5 bis 10 % aller Fälle empfohlen, die auf Nikotinstempel allergisch reagieren.

Anfangs wurde dieser Nikotin-Kaugummi eher gelutscht, dann langsam gekaut, und zwar 30 bis 40 Minuten lang. Das Nikotin dringt durch den Speichel in den Organismus und wird langsam von den Mundschleimhäuten aufgenommen. Bei zu schnellem Kauen verflüchtigt sich das Nikotin rasch, erzeugt ein Übermaß an Speichel und wird geschluckt, wodurch es manchmal zu Magenbrennen oder zu Schluckauf kommt. Darauf wird es unwirksam, denn es wird zum großen Teil in der Leber zerstört.

- Die Nachteile des Nikotin-Kaugummis haben dazu geführt, sich eine Form zu überlegen, wie die Nikotinzufuhr über die Haut stattfinden kann: das Nikotin-Pflaster* war erfunden. Die Haut absorbiert nämlich zahlreiche Substanzen sehr gut, ganz besonders Nikotin. Durch Stempel mit unterschiedlichen Oberflächen ist es möglich, die verabreichte Dosis der jeweiligen Person anzupassen.

Zwei weitere Formen sind in Frankreich nicht verfügbar:

- ein Nasenspray, das das Schnupfen unserer Vorfahren nachahmen will;
- ein Bronchienspray, das auf demselben Prinzip basiert wie die Medikamente, die bei Asthma inhaliert werden.

Nikotinsubstitution wird von den Krankenkassen nicht bezahlt. Der Verkaufspreis beträgt, je nach Dosierung, 7 bis 10 DM pro Tag: Da der Raucher gleich bei Behandlungsbeginn das Rauchen einstellen muß, ist die Ausgabe in etwa gleich hoch wie der Preis eines Päckchens oder anderthalb Päckchen Zigaretten pro Tag. Der Vorteil zeigt sich erst nach dem Ende der Behandlung, nimmt dann aber auch sehr schnell beträchtliche Ausmaße an.

Die Behandlung mit psychologisch wirksamen Medikamenten

Diese Behandlungsmethode eignet sich bei zugleich auftretenden psychischen Störungen, verschiedenen Formen von Angst und depressiven Zuständen. Zwei Medikationskategorien können angewandt werden:

- Anxiolytika und hier ganz besonders die Benzodiazepine. Man muß bei ihrer Anwendung allerdings sehr vorsichtig sein, weil die behandelten Personen oft eine Prädisposition für Suchtverhalten mitbringen und auch von den Medikamenten abhängig werden können. Ihre Verwendung, wenn sie denn überhaupt nötig ist, sollte immer nur über einen kurzen Zeitraum erfolgen und zu regelmäßigen Zeiten eingenommen werden.

- Antidepressiva und ganz besonders die neuen, auf das Serotonin[13] einwirkenden Derivate. Sie werden heute am häufigsten verwendet, weil sie eine sehr gute Wirkung auf Impulsivität und zwanghaftes Verhalten zeigen.

Zusammenfassung

Tabakkonsum ist eine durch Nikotin bedingte Form der Abhängigkeit.

Die unverzichtbare Grundbedingung für jeden Versuch, mit dem Rauchen aufzuhören, ist die persönliche Motivation; ihr geht eine Entscheidung der Person selbst voraus.

Ist die Person motiviert, hat aber keine längere Unterbrechung des Tabakkonsums erreichen können, so muß sie wissen, daß sie auf medizinische Hilfe zurückgreifen kann. Die beiden einzigen Therapien, deren Wirksamkeit bewiesen ist, sind:

- Strategien im Bereich des Verhaltens und Denkens
- Behandlung durch Medikamente: vor allem die Nikotinsubstitution und eventuell die Verabreichung von Psychopharmaka im Fall von Angstzuständen und Depressionen

2

Aufhören oder wie man sich vom Rauchen befreit

Die einzelnen Schritte

Um alle Chancen auf Ihre Seite zu bringen, sollten Sie nicht alleine kämpfen, sondern die Hilfe von Freunden und Verbündeten in Anspruch nehmen.

Wie findet man Hilfe

Die Umgebung

Sie sind jetzt motiviert, mit dem Rauchen aufzuhören, und Sie haben das schicksalhafte Datum festgelegt: wenn Sie es mit dem Tabakentzug schon einmal versucht haben, wissen Sie, wie schwierig es sein kann. Für manche Raucher stellt Nikotin eine echte Droge dar, denn es hat eine genauso starke Macht, Sucht auszulösen, wie Kokain oder Heroin. Demnach braucht es oft mehrere Versuche, bevor man endgültig davon befreit ist.

Wir werden zusammen der Frage nachgehen, wie Sie alle Chancen für sich nutzen können. Bei diesem heiklen Schritt ist professionelle Hilfe immer empfehlenswert, auch wenn einige es vorziehen »die Sache ganz allein durchzustehen«. Hilfe kann man jedoch auf verschiedenen Ebenen finden:

- Familie, Ehepartner und Kinder können eine sehr wichtige Rolle spielen, denn sie ermutigen und unterstützen einen im Alltag, ertra-

gen und akzeptieren eventuelle Stimmungsschwankungen und machen es dem oder der Betreffenden dadurch möglich, schwierige Momente zu bewältigen. Ganz wichtig ist, daß die Umgebung repressive oder schuldzuweisende Haltungen vermeidet, vor allem, wenn die betreffende Person für eine oder zwei Zigaretten ins Wanken geraten ist.
- Die Arbeitskollegen – sofern es in der unmittelbaren Umgebung keine anderen Raucher gibt.

Die Probleme sind in den verschiedenen Phasen des Tabakentzugs, die sich über mehrere Monate erstrecken, unterschiedlich; der Prozeß ist lang und schwierig. *Kurzfristig* hängt das Ergebnis des Entzugsversuch ab von dem jeweiligen Gewicht zweier gegensätzlicher Kräfte:

- auf der einen Seite die Qualität der persönlichen Motivation und das Vertrauen der Person in ihre Erfolgschancen;
- auf der anderen die Abhängigkeit, ihre Natur und ihre Stärke sowie korrelativ dazu die Furcht, aufzuhören.

Wenn die Motivation sehr stark und die Abhängigkeit nur gering ist, vor allem keine physische Abhängigkeit vorliegt, kann der Raucher von alleine oder mittels psychologischer Unterstützung von seiten der Familie oder eines Experten sowie mit Hilfe von Gruppentherapien aufhören; er kann es aber auch mit einer reinen »Placebo«-Methode schaffen, vorausgesetzt, er hat Vertrauen in sie.

Aber wenn die Tabakabhängigkeit groß ist und vor allem, wenn physische Abhängigkeit besteht, ist das Aufhören selbst mit starker Motivation immer schwierig, ja sogar unmöglich, denn damit einhergehend, treten meist verschiedene Störungen auf, die wir unter der Bezeichnung *Entzugssyndrom* beschrieben haben. Diese Störungen sind wegen ihrer Stärke und des dadurch ausgelösten schlechten Befindens der Person oft Grund für kurzfristige Rückfälle, denn schon wenige gerauchte Zigaretten lassen diese Störungen fast sofort wieder verschwinden.

Verstärken Sie Ihre Motivation

Um Ihr Verhalten ändern zu können, ist es wichtig, daß Sie Ihre Motivation stärken. Wie wir auf Seite 137 gesehen haben, kann es nützlich sein, eine Zwei-Säulen-Tabelle zu erstellen, auf der man die Vorteile und den Nutzen des Aufhörens sowie die eventuellen negativen Begleiterscheinungen notiert und gegeneinander abwägt.

Parallel zum Nutzen und zu den Vorteilen muß man sich alle Nachteile, die überhaupt nur auftreten können, vor Augen halten: denn man muß wissen, daß es zu zahlreichen Störungen kommen kann, die eventuell einen Rückfall verursachen; wenn man sie gut kennt, kann man mit medizinischen oder paramedizinischen Mitteln schnell Abhilfe schaffen.

Vorteile des Aufhörens	**Nachteile des Aufhörens**
Beispiele: Geschmack, Geruch, Atem, Teint, Haarstruktur, Tabakgeruch, Wohlbefinden	Beispiele: Nervosität, Lust zu rauchen, Appetit, Konzentrationsmangel, Verstopfung, Angst, Depressionen ...
Eventuell auf 10 notieren	

Die kurzfristigen Wohltaten des Aufhörens sind zahlreich:

- Die Verbesserung des Atmens ist eine der schnellsten und spektakulärsten Veränderungen. In wenigen Tagen ohne Tabakzufuhr verschwindet das Übermaß an CO, die Sauerstoffzufuhr des Gewebes verbessert sich, und es wird wieder möglich, hinter einem Autobus herzurennen oder eine Treppe hinaufzusteigen, ohne außer Atem zu geraten.
- Der Teint hellt sich sehr schnell auf, eine schöne Nachricht besonders für die Frauen.
- Schlechter Atem verschwindet; Geruchs- und Geschmackssinn werden rasch wiederhergestellt. Zahlreiche Aussagen von Exrauchern belegen dies:

- Ein Gourmet und Weinkenner konnte einen Saint-Emilion wieder von einem Margaux unterscheiden, dabei war es mit ihm schon so weit gekommen, daß er gute Weine trank, ohne sie noch schätzen zu können.
- Ein begeisterter Segler freute sich darüber, Algen und Meer wieder riechen zu können, einen Geruch, den er verloren hatte, ohne es überhaupt zu merken.
- Blumen, gutes Parfum, Wälder, Erdbeeren, aber auch den nassen Hund oder Benzin – all das lernt man neu zu riechen.
- Ein Mann bemerkte seiner Frau gegenüber, ihre Gerichte schienen ihm ziemlich versalzen. In Wirklichkeit hat sich an ihrer Würz-Gewohnheit nichts geändert, nur hat er plötzlich wieder Salz schmecken können.

Auch die Umgebung kann davon profitieren, wenn jemand das Rauchen einstellt:

- Eine junge Frau von 30, Sekretärin, hat einen 9jährigen Sohn, der an schwerem Asthma leidet, mit häufigen Anfällen tagsüber und nachts, die ihn täglich mehrmals zu Bronchialinhalationen zwingen und zu häufigen Besuchen beim Arzt. Als sie aufhört zu rauchen, verschwinden die Asthmaanfälle ihres Sohnes wie durch ein Wunder, er braucht nicht mehr behandelt zu werden ...

Dieses glückliche Ereignis stellt natürlich ein sehr schlagkräftiges Argument dar, um Motivation und Erfolgschancen zu stärken.

Raucher leiden häufig an chronischer Bronchitis, die sich durch Hustenanfälle und Auswurf vor allem morgens bemerkbar macht; nach dem Wegfall der Zigarette verbessern sich diese Störungen schnell innerhalb weniger Wochen. Dennoch aber werden einige von Ihnen schon an den ersten Tagen nach dem Tabakentzug, durch Husten und seltsamerweise auch durch Auswurf gequält werden, worunter sie vorher nie gelitten hatten. Der Grund dafür liegt auf der Hand: Unter der Wirkung des Tabakrauchs waren die Flimmerepithelzellen der Bronchien gelähmt und konnten die Reinigung der Bronchien vor Sekreten nicht mehr sichern. Diese Funktion der Flimmerepithelzellen der Bronchien, ein ansehnlicher Reinigungsdienst, ist sehr wichtig für die Verteidigung der Lungen gegen äußere Verschmutzung und Infektionen. Sobald das Rauchen aufhört, nehmen die Flimmerepithelzellen ihre Arbeit wieder auf, und da gibt es wahrlich allerhand zu tun; zwei oder vier Wochen lang hat der Ex-Raucher mit einer Übersekretion von Bronchialsekreten zu tun: das ist natürlich frustrierend und enttäuschend für ihn, aber dies ist ein Übergangsstadium, und es ist nützlich, ihn vorher zu warnen, damit er nicht beunruhigt reagiert und nicht zu enttäuscht ist nach dem Motto: »Ich habe doch nicht aufgehört zu rauchen, um dann mit dem Husten anzufangen.«

Wie kann man gegen Abhängigkeiten des Verhaltens und der Psyche ankämpfen?

Beherrschen Sie Ihre Umgebung

Die Lust zu rauchen ist an sehr viele bedingte Reflexe geknüpft, die der Raucher während seines ganzen Lebens allmählich erworben hat; sie taucht noch auf am Beginn des Entzugs, in den ersten Tagen der Abwesenheit von Tabak, und wird noch verstärkt, sobald die Person mit Rauchern in Berührung kommt und dadurch, daß die Zigarette schnell verfügbar ist. Die Unmöglichkeit zu rauchen ist materiell bedingt, wenn kein Päckchen Zigaretten in Reichweite ist, im Auto, zu Hause oder im Büro; und sie ist psychologisch bedingt, wenn Regeln, zum Beispiel verwaltungsmäßige oder religiöse Vorschriften, das Rauchen verbieten.

Die persönliche Umgebung

Sie besteht aus allen Tabak-Accessoires, Zigaretten, Feuerzeugen, Streichhölzern, Aschenbechern. Wobei die innere Haltung der Raucher sehr unterschiedlich ist: Manche wollen ihre Abhängigkeit regelrecht exorzistisch austreiben, andere ziehen es vor, ein Päckchen Zigaretten in Reichweite zu haben, in der Schreibtischschublade oder im Auto, weil ihnen das ein beruhigendes Gefühl gibt, sagen sie – aber es kann auch eine gefährliche Versuchung sein. Doch auch wenn man die Risiken erklären und dem Betreffenden Ratschläge erteilen kann, so sollte man nie Zwang ausüben: denn jeder hat seine eigene Strategie im Kopf.

Die äußere Umgebung

Sie besteht aus allen anderen Rauchern, deren Gegenwart allein schon genügen kann, die Lust zu rauchen von neuem zu entfachen. Deshalb ist es bei Ehepartnern oder in der Familie immer von Vorteil, wenn alle gleichzeitig aufhören zu rauchen. Am besten ist es, ein Ehepaar unternimmt den Schritt gemeinsam, denn sie werden sich so gegenseitig stützen können. Im Fall eines Entzugssyndroms mit starker Nervosität und Reizbarkeit kann es zu Ausbrüchen kommen: In diesem Fall erzielt man mit der Nikotinbehandlung ganz erstaunliche Resultate, das heißt, der Tabakentzug kann in Frieden und Harmonie stattfinden. Ungleich schwieriger ist die Situation hingegen, wenn einer der Ehepartner weiterraucht; hier müssen Gespräche stattfinden, die zuweilen in einen Ehekonflikt münden! Eine bestimmte Zeit, ein paar Wochen, ist es von Vorteil, Begegnungen mit dem rauchenden Partner oder mit rauchenden Freunden möglichst zu vermeiden oder besser noch, sie zu bitten, wenigstens ein paar Stunden nicht zu rauchen.

Die Gegenwart anderer Raucher am Arbeitsplatz gibt dagegen Anlaß, besorgt zu sein. Gewiß, in der Regel herrscht Rauchverbot, allerdings müssen dann den Rauchern gewisse Bereiche, sogenannte Raucherzonen, zugestanden werden: diese Maßnahme ist sehr weise, gibt sie doch abhängigen Rauchern, die die größten Schwierigkeiten haben, mehrere Stunden ohne Zigarette auszuhalten, die Möglichkeit, wenn sie es wirklich nicht mehr schaffen, eine »zu schmauchen«. Leider werden die Gesetze zum Schutz der Nichtraucher in Frankreich immer lockerer gehandhabt, was zweifellos für Ex-Raucher in den ersten Monaten des Tabakentzugs eine Quelle von Problemen darstellt; das Verlangen, zu rauchen, kann sich so schnell wieder einstellen und zu einem Rückfall führen, vor allem wenn noch persönliche Sorgen oder ein Ärgernis hinzukommen.

»Wie kann ich mich vor den Rauchern in meiner Umgebung schützen?«

Um Ihnen dabei zu helfen, diese Problemquelle so gut wie möglich zu umgehen, schlage ich vor, sich ein kleines Plakat mit folgender Aufschrift zu basteln: »Ich bin in Tabakentzug, bitte helfen Sie mir. Danke, daß Sie in meiner Gegenwart nicht rauchen.« Dies ist zugleich eine persönliche Herausforderung und ein Hilferuf. Es empfiehlt sich, dieses Plakat im Wohnzimmer oder Büro aufzuhängen; einige »Bekehrte« haben daraus sogar ein Abzeichen entwickelt, das sie ganz offen zur Schau tragen!

Zwei Vorbehalte bekommen wir manchmal bezüglich dieser Vorgehensweise zu hören: Es gibt Personen, die sich gehemmt fühlen, andere, Familienangehörige, Freunde oder Kollegen zu bitten, in ihrer Gegenwart nicht zu rauchen, weil sie ihr früheres Leben als Raucher noch zu gut in Erinnerung haben. Sie müssen einsehen, daß diese Haltung nur nach außen hin einschränkend ist: Raucher akzeptieren diese Bitte sehr gern, sofern sie als Hilferuf und nicht als Verbot formuliert ist; diejenigen, die wenig oder gar nicht nikotinabhängig sind, werden das mühelos akzeptieren, aus Höflichkeit oder Respekt für den anderen. Desgleichen gilt auch für die abhängigen Raucher, die oft daran interessiert sind zu erfahren, welche Methode jemand für den Tabakentzug anwendet. Sie stellen Fragen dazu, wollen wissen, welche Schwierigkeiten es dabei gibt, welche Unannehmlichkeiten ... Wenn Ihr Bedürfnis nach der Zigarette unerträglich wird, gehen Sie raus, um zu rauchen; dieses Verhalten kann einen Schritt hin auf dem Weg zur Motivation, aufzuhören, darstellen.

Natürlich empfiehlt kein Mensch, Beziehungen zu Freunden oder Verwandten, die rauchen, abzubrechen. Aber der Ex-Raucher muß sich dennoch allmählich darauf vorbereiten, all diesen Situationen zu begegnen, damit der bedingte Reflex erlischt. Dies ist besonders wichtig nach der zweiten Phase, das heißt wenn die physische Abhängigkeit vorbei und die Nikotinbehandlung abgeschlossen ist.

Die bedingten Reflexe

Die verschiedenen Umstände, bei denen bedingte Reflexe die Abhängigkeit im Verhalten und auf psychologischer Ebene nach außen tragen, können ebenfalls Ursache für Versuchungen darstellen. Lange Zeit hindurch hat man den kurzfristigen bedingten Reflexen viel Aufmerksamkeit gewährt: dem Bedürfnis, die Zigarette in der Hand oder am Mund zu spüren, den Geschmack und den Geruch von Tabak zu genießen, den Weg des Rauchs in den Atemwegen zu verfolgen; zur großen Überraschung des Ex-Rauchers erloschen diese Reflexe, wenn durch Pflaster oder Kaugummi eine genügende Menge Nikotin zugeführt wird: er behilft sich dann eventuell mit Ersatzgesten: kleinen Stöckchen, Kaugummi, Stiften, Strickzeug ... jedem das, was zu ihm paßt und ihm gefällt.

Hingegen stellen alle Situationen, in denen der Raucher es gewohnt war, eine Zigarette zu rauchen, anregende Stimuli dar: die Zigarette wurde immer in Verbindung gebracht mit Gefühlen wie Vergnügen, Entspannung – die Zigarette nach dem Essen, zum Kaffee, in einer geselligen Runde mit Freunden, die Belohnungs-Zigarette.

»Wie kann ich vermeiden, den bedingten Reflexen in die Falle zu gehen?«

Um all diese Reflexe auszuschalten, sollte man in der ersten Zeit Risikosituationen ganz meiden. Man braucht deshalb ja nicht auf den Kaffee nach dem Essen zu verzichten, aber sobald man ihn getrunken hat, sollte man die Umgebung ändern, das Zimmer verlassen. Diese neuen Situationen zu erlernen, ist manchmal schwierig, doch die Veränderung stellt sich manchmal schneller ein als vorgesehen.

Jeder, der ernsthaft das Rauchen aufgeben will, muß zuvor analysieren, welche Situationen Lustgefühle auslösen können, damit man im voraus Abwehrstrategien entwickeln kann.

Es ist noch recht einfach, unter normalen Lebensumständen der Lust zu rauchen zu widerstehen, aber es gibt ja auch außergewöhnliche Lebenssituationen, die man früher nur mit Hilfe der Zigarette meistern konnte:

- Dazu gehört das Beispiel jenes 45jährigen Mannes, Gymnasiallehrer, starker Raucher und begeisterter Segler. Nach dem Ende der Ferien hatte er mit dem Rauchen Schluß gemacht, er erfuhr nur ein Minimum an Störungen dank einer dreimonatigen Behandlung mit dem Nikotin-Pflaster. Zigaretten waren für ihn nur noch Erinnerung an eine ferne Zeit; dann kamen die großen Ferien und sein erster Segelausflug: Sobald er am Strand war, verspürte er plötzlich eine unbändige Lust zu rauchen, die ihn erstaunte, denn es war gar kein Raucher in der Nähe, und zum Glück waren auch keine Zigaretten verfügbar! Sonst wäre er, wie er sagte, schwach geworden – er hatte sich daran erinnert, daß er früher, nach jeder Segelpartie, gewohnt war, ein paar besonders angenehm schmeckende Zigaretten zu rauchen.
- Die gleiche Beobachtung machte eine 50jährige Frau, Buchhalterin, die enorm viel rauchte, vor allem wenn sie eine schwierige Arbeit bewältigen mußte: Nach mehreren erfolglosen Versuchen gelang ihr der Entzug und sie betrachtete sich als definitiv vom Rauchen geheilt... Zehn Monate später fand sie beim Aufräumen den Rest eines Päckchens Zigaretten; sofort verspürte sie Lust, zu rauchen, der Gedanke daran war so beherrschend wie in den Tagen, als sie bereits am Morgen das Verlangen nach einer Zigarette verspürte. Doch die Vernunft siegte: sie hatte den heilsamen Reflex, das Päckchen in den Müllschlucker zu werfen, worauf sich ihr Zustand beruhigte und innerhalb einiger Minuten verschwand!

Derlei Geschichten kennt man von Leuten, die von harten Drogen abhängig sind: Zuweilen genügt es, daß sich der ehemals Süchtige nach Monaten und Jahren Abstinenz in der Umgebung befindet, in welcher er früher seine Droge konsumiert hatte und diese Droge gleichzeitig verfügbar ist, um das Verlangen, sie zu nehmen, wieder zu wecken, und alles von vorne anfängt. Ein völlig identischer Prozeß kann bei der Ratte reproduziert werden, wenn man sie in einem Suchtexperiment Heroin konsumieren läßt.

»Wie lassen sich diese Ereignisse erklären?«

Der Mechanismus ist in biologischer Hinsicht sehr mysteriös, denn er taucht selbst dann auf, wenn seit langem gar keine physische Abhängigkeit mehr besteht: gerade so, als ob in bestimmten Gehirnzonen die Erinnerung an Genuß und Befriedigungen, die von der früher konsumierten Substanz gewährt wurden, festgeschrieben wäre. Wie auch immer, jedenfalls weist es auf die Notwendigkeit hin, das eigene Verhalten über lange Zeit extrem aufmerksam zu beobachten.

»Was für Risikosituationen können dies sein?«

Risikosituationen gibt es zahlreiche, zum Beispiel wenn mehrere Aufgaben gleichzeitig bewältigt werden müssen, mehrere Probleme zugleich auf Lösung warten, Situationen, die gerade in Führungspositionen an der Tagesordnung sind, oder wenn um einen Markt gekämpft wird, persönliche Sorgen auftreten, Konflikte und Diskussionen bewältigt werden müssen ... In all diesen Fällen steht der Ex-Raucher vor einer großen persönlichen Entscheidung, denn da er gewohnt war, sich der Zigarette zu bedienen, um Streß zu bewältigen, sich zu konzentrieren oder sich zu beruhigen, sind alle Situationen psychischer Anspannung Momente, in denen die Lust zu rauchen wieder die Oberhand gewinnen kann. Da die Möglichkeit, sich auf eine einsame Insel zurückzuziehen, nicht gegeben ist, muß man lernen, mit derartigen Situationen umzugehen. Die *Verhaltensstrategien* finden hier eine ihrer besten Anwendungsmöglichkeiten: Streßbewältigung muß erlernt werden, erst dann läßt sich ein inneres Gleichgewicht herstellen, das ein Ersatz für die Zigarette sein kann. Aber so etwas schüttelt man nicht einfach aus dem Ärmel: es gibt dafür spezielle Techniken, die man sich aneignen muß[1], sie sind das beste Mittel, um einen Rückfall zu vermeiden.

Einige Ratschläge, wie man bedingten Reflexen widerstehen kann

Kontrollieren Sie Ihren Alkoholkonsum, denn Alkohol und Tabak werden oft gemeinsam konsumiert: Feste, Treffen mit Freunden, Kneipenbesuche, Weinabende sind hochriskante Situationen; die Erinnerung an den Genuß, den die Zigarette bereitet hat, in Verbindung mit Alkohol und einer geselligen Atmosphäre kann die Lust zu rauchen wieder entfachen. Wappnen Sie sich, das ist das beste Mittel, um nicht schwach zu werden: wenden Sie Abwehrstrategien an, *skill coping*, wie es die Amerikaner nennen; Konfrontieren Sie sich im voraus mit den Fragen: »Was täte ich in so einer Situation? Wie werde ich reagieren, wenn mir jemand eine Zigarette anbietet?« und geben Sie eine Antwort darauf.

Wenn Sie Lust zu rauchen verspüren, müssen Sie sofort

- ein großes Glas Wasser trinken
- einen Kaugummi kauen
- für kurze Zeit den Ort verlassen, denn die Umgebung, das Milieu spielen beim Verlangen, zu rauchen, eine große Rolle

Finden Sie Kompensationsmöglichkeiten

Schon in den ersten Wochen müssen Sie unbedingt für Kompensationsmöglichkeiten sorgen. Jeder soll dabei das wählen, was er mag und was ihn interessiert.

- Körperliche Betätigung bringt vielerlei Vorteile, doch gerade wenn man über vierzig ist, sollte man damit vorsichtig sein; man kann sich auch für kulturelle und künstlerische Betätigungen entscheiden (Malerei, Musik, Gesang, Basteln, Gartenarbeit ...)

- Mehrere Ex-Raucher wiesen uns auf eine überraschende Feststellung hin: Da Rauchen viel Zeit beansprucht, kann man in den dadurch verfügbar gewordenen Minuten etwas anderes tun.
- Ein weiteres mögliches Kompensationselement ist die Tatsache, daß man nach dem Tabakentzug Geld spart: ganz wichtig! Mehrere Ärzte haben einmal zusammengerechnet, was das Rauchen über die Jahre hinweg kostet, das Ergebnis ist schwindelerregend ...

Da es sich jeweils um eine geringe tägliche Ausgabe handelt, nimmt man sie gar nicht bewußt wahr. Eine Medizinstudentin, die gerade mit dem Rauchen aufgehört hatte, gestand uns ihre Überraschung: »Wie konnte ich 7.000 Francs im Jahr nur für meine Zigaretten auftreiben?«

	In Francs 1 Päckchen/Tag		In Francs 2 Päckchen/Tag	
	Unverheiratet	Ehepaar	Unverheiratet	Ehepaar
pro Tag	20	40	40	80
pro Monat	600	1.200	1.200	2.400
pro Jahr	7.500	15.000	15.000	30.000
in 10 Jahren	75.000	15.0000	150.000	300.000

(10 Franc = DM 3,– = ÖS 21,– = SFr 2,40)

Wie lässt sich physische Abhängigkeit bekämpfen?

Was versteht man unter Entzugssyndrom?

Unter Entzugssyndrom versteht man die Folgen des plötzlichen Tabakentzugs oder einer umfangreichen Verminderung der Nikotinzufuhr bei einem physisch abhängigen Raucher. Eines der wichtigsten Entzugssymptome, eine Folge der entzugsbedingten Störungen, ist das, was in angelsächsischen Untersuchungen als *craving* bezeichnet wird; darunter versteht man eine krankhafte Besessenheit, ein fast unstillbares Verlangen, also in unserem Fall der sehr starke Wunsch, zu rauchen, um die durch Nikotinmangel aufgetretenen Störungen zu beruhigen. Man kann es vergleichen mit dem instinktiven Bedürfnis, zu essen oder zu trinken, wenn man Hunger oder Durst verspürt. Bei diesem Verlangen dreht sich das ganze Denken zwanghaft um die Zigarette, die Person ist nicht mehr in der Lage, sich auf etwas anderes zu konzentrieren. Diese Störungen sind um so schlimmer, je größer die physische Abhängigkeit ist, und sie werden im Laufe der Stunden und Tage allmählich immer akuter.

Wie äußert sich das Entzugssyndrom?

Die charakteristischen Äußerungen des Entzugssyndroms müssen nicht unbedingt alle bei derselben Person vorkommen, und sie treten nacheinander meist in größeren zeitlichen Abständen auf.

- Reizbarkeit, Charakterstörungen, Unruhe und Wutanfälle haben ihre Ursache immer im Verlangen nach der Zigarette: Sie können sehr stark sein und im Alltag, in der Familie und im Beruf eine Konfliktquelle darstellen. Ihr Auftreten ist oft Grund für einen Rückfall. Oft drängen die Umgebung, der Ehepartner, die Kollegen, die Person dazu, lieber wieder zu rauchen, mit dem Argument, der oder die Betreffende sei kaum noch auszuhalten!
- Schlafstörungen treten von Person zu Person verschieden auf; oft sind sie in Angst und Niedergeschlagenheit begründet; sie äußern sich in Einschlafschwierigkeiten, seltener im nächtlichen Aufwachen.
- Depressive Stimmung, im Englischen *depressive mood* genannt, taucht später auf, vom 3. bis 6. Tag, mit unterschiedlicher Intensität, ist aber immer verknüpft mit einer gewissen Schläfrigkeit und Apathie.
- Konzentrationsstörungen und Nachlassen der Aufmerksamkeit kommen, beeinflußt von der beruflichen Tätigkeit der betreffenden Person, mehr oder weniger stark zum Ausdruck.
- Auch Appetitschwankungen sind von Person zu Person verschieden.

Tabelle 10
Merkmale des Entzugssyndroms
(nach DSMIV)

A – Über mindestens mehrere Wochen täglich Konsum von nikotinhaltigen Produkten.

B – Nach abrupter Beendigung oder umfangreicher Reduzierung der Nikotinzufuhr Auftreten von mindestens 4 der folgenden Symptome:

- traurige Stimmung (Dysphorie), Depressionen
- Schlaflosigkeit
- Reizbarkeit, Frustration, Wut
- Angst
- Konzentrationsschwierigkeiten
- Unruhe
- Pulsverlangsamung
- Appetitsteigerung

C – Diese Symptome sind Ursache bedeutender klinischer Störungen, mit Einfluß auf das Verhalten in Gesellschaft, Familie und anderswo.

Fast konstant ist eine Pulsverlangsamung; den Puls zu fühlen ist ein ausgezeichnetes Mittel, um das Ausmaß für Nikotinmangel zu erhalten. Im Grunde müßte der Puls genauso regelmäßig gefühlt werden wie man den Blutdruck systematisch mißt.

All diese Störungen sind wichtige Ursachen für kurzfristig auftretende Schwierigkeiten und für das Scheitern beim Versuch, das Rauchen zu beenden; sie sind unmittelbare Folge des Nikotinmangels und können durch Nikotinersatz ganz beträchtlich verbessert werden.

Wie lange hält das Entzugssyndrom an?

Stärke und Dauer des Entzugssyndroms sind von Fall zu Fall sehr verschieden. Ohne pharmakologische Unterstützung dauert es durchschnittlich drei bis vier Wochen, doch einige Symptome können sich auch über mehrere Monate hinziehen, sich abschwächen und dann wieder stärker werden. Die Störungen, auch wenn sie sehr heftig waren, verschwinden sehr schnell, sobald die Person wieder zur Zigarette greift; dieser als höchst angenehm empfundene Schritt ist natürlich nur eine permanente Aufforderung an sich selbst, wieder rückfällig zu werden.

Im Fall starker Abhängigkeit ohne Nikotinbehandlung wird diesen Beschwerden gar keine Chance gegeben, sich zu entwickeln, denn die Stärke des Verlangens nach der Zigarette und die aus dem Nikotinentzug resultierenden Stimmungsschwankungen führen zu solchen Störungen im gesellschaftlichen und familiären Leben, daß der oder die Betreffende nach einigen Tagen wieder zu rauchen anfängt. In Wirklichkeit steht das Verlangen zu rauchen in Zusammenhang mit einem komplexen Prozeß, der schwer zu analysieren ist. Neben dem *craving* – dem physiologischen Bedürfnis, das Verlangen nach der Zigarette auslöst – sind noch das umwelt- und situationsbedingte Bedürfnis und eines, das auf verschiedenen psychologischen Faktoren basiert, zu nennen. Die verschiedenen Stimuli vermischen und summieren sich stets (*siehe Abb. 12, Seite 129*).

Will man das Verlangen nach der Zigarette beherrschen, so muß man sich dieses Schema stets vor Augen halten. Nur so hat man die Möglichkeit, auf die verschiedenen Faktoren, die hier zusammentreffen, einwirken zu können.

Wie läßt sich das Entzugssyndrom behandeln?

Welche Mittel gibt es, Nikotinmangel zu kompensieren?

Um Nikotinmangel und die Auswirkungen des Entzugssyndroms zu kompensieren, empfiehlt sich heute als wirksamste Maßnahme die Nikotinsubstitution, ihre Anwendung muß allerdings genauen Regeln folgen. Im Gegensatz zu der anfänglichen Vermutung handelt es sich dabei nicht um einen »Zaubertrunk«, der alle Probleme lösen würde. Diese Behandlungsmethode eignet sich nur für physisch abhängige Raucher, und sie berücksichtigt Faktoren, die sich über lange Zeit hinweg entwickelt haben, insbesondere aber die Prozentzahlen auf dem Fagerström-Fragebogen, die über oder gleichauf mit 5 liegen müssen. *Nikotinsubstitution muß vom Arzt verschrieben werden, nachdem das Ausmaß der Abhängigkeit festgestellt wurde*: Die Dosis muß dem Nikotinbedarf des Rauchers während des Entzugs angepaßt sein.

Der Nikotin-Kaugummi zu 2 Milligramm ist heute in Apotheken ohne Rezept erhältlich. Vielleicht möchte der Raucher seinen Versuch ohne medizinische Hilfe verwirklichen: Das kann bei einem geringeren Grad von Abhängigkeit gelingen. Um jegliches Komplikationsrisiko zu vermeiden, muß er die Verwendungsvorschriften des Kaugummis beachten und alle auf dem Beipackzettel vermerkten Gegenanzeigen respektieren. Bei der geringsten Schwierigkeit, bei jedem anomalen Symptom sollte der Arzt hinzugezogen werden. Bei starker Abhängigkeit ist der Kaugummi zu 2 Milligramm Nikotin zu schwach, er liefert nicht die benötigte Dosis. Der Betreffende sollte sich in diesem Fall, aber diesmal unter ärztlicher Kontrolle, den Kaugummi zu 4 Milligramm Nikotin oder Nikotinpflaster besorgen. Bei den Pflastern kann die Nikotinzufuhr höher, regelmäßiger und den Bedürfnissen der jeweiligen Person besser angepaßt werden. Es ist sinnvoll, über beide galenische Formen zu verfügen, falls eine von ihnen nicht vertragen wird oder der Betreffende Schwierigkeiten damit hat.

Werden all diese Bedingungen beachtet, können die Ergebnisse kurzfristig ganz erstaunlich ausfallen. Das Verlangen, zu rauchen, und Stimmungsschwankungen können beträchtlich reduziert werden, und der Verzicht auf die Zigarette wird unter unvergleichlich bequemen Bedingungen erreicht, was sich wiederum positiv auf die Motivation des Rauchers auswirkt: Denn schon nach kurzer Abstinenz kann er einen Vorgeschmack auf alle Vorteile des Lebens ohne Zigarette bekommen.

Ist die Nikotindosis ausreichend, so erfährt das zwanghafte Verlangen nach der Zigarette, Hauptgrund zur Anwendung der Nikotindosierung, eine weitgehende Abschwächung; die betreffende Person hat in diesem Fall keinerlei Mühe, im Bereich des Verhaltens oder auf psychologischer Ebene Gelüsten zu widerstehen; gleichzeitig ist sie befreit von Reizbarkeit und Nervosität.

Die Wirkung der Nikotinbehandlung auf die anderen Elemente des

Entzugssyndroms kann jedoch von Raucher zu Raucher verschieden sein. Im Fall starker Abhängigkeit ist es sinnvoll, mit Hilfe einer Kartei die Entwicklung jedes einzelnen Symptoms einzuschätzen.

Wie lassen sich Konzentrationsstörungen behandeln?

Konzentrationsstörungen können auch dann auftreten, wenn die Person das Verlangen, zu rauchen, und die Nervosität unter Kontrolle hat. Derartige Störungen treten hauptsächlich auf bei Leuten, die geistig arbeiten, Journalisten, Informatiker, Anwälte, Schriftsteller ... Sie können dem Betreffenden das Gefühl geben, komplett zu versagen, und das ist in bestimmten Situationen schwer zu ertragen.

- So geschehen bei jener jungen Starjournalistin, der es mit dem Nikotinpflaster relativ leicht gefallen war, das Rauchen zu beenden; am fünften Tag konnte sie keine Zeile mehr zu Papier bringen, obwohl sie unbedingt mehrere Artikel abliefern mußte; so sah sie sich gezwungen, wieder zur Zigarette zu greifen, um ihre Arbeiten verfassen zu können.

Derartige Störungen haben ihre Ursachen tatsächlich im Nikotinentzug, und der Pflaster-Nikotinersatz kann sie nur zum Teil verhindern; in diesem Fall kann es sinnvoll sein, Nikotin-Kaugummi zu verwenden.

- Ein bekannter Schriftsteller fand sich mit folgender Situation konfrontiert: es war ihm leichtgefallen, ohne Nikotinpflaster mit dem Rauchen aufzuhören, doch einige Tage später sah er sich nicht mehr in der Lage, auch nur eine Zeile zu schreiben; er konnte seine Arbeit nur deshalb wiederaufnehmen und sie in normaler Zeit beenden, weil wir ihm geraten hatten, jeden Tag, wenn er sich zum Schreiben hinsetzte, zwei oder drei Nikotin-Kaugummis zu nehmen.

Konzentrationsstörungen gehen oft einher mit kurzfristig auftretendem Gedächtnisverlust: »Ich weiß nicht mehr, wo ich meine Schlüssel, meine Unterlagen hingelegt habe ...«

Auch Beeinträchtigungen der Aufmerksamkeit und Wachsamkeit sind möglich. Dies ist wichtig zu wissen, falls man Auto fährt: drei unserer »Patienten« hatten in den ersten Tagen nach dem Aufhören einen glücklicherweise eher harmlosen Verkehrsunfall. Aus diesem Grund raten wir unseren Patienten, wenn sie in den Ferien das Rauchen beenden wollen und sich auf eine lange Reise machen, daß sie den Schritt *nicht vor der Abreise*, sondern *nach der Ankunft* am Urlaubsort beginnen.

Wir wollen jedoch die Kandidaten für Tabakentzug nicht beunruhigen: All diese Störungen sind Übergangsphänomene und verschwinden rasch nach einigen Tagen oder Wochen. Sie können durch Einnahme von Vitamin C abgemildert werden, einem wirksamen und ungefährlichen Psycho-Stimulans.

Wie reduziert man Schlafstörungen?

Die Interpretation von Schlafstörungen ist immer schwierig:

- Wenn man abrupt mit dem Rauchen aufhört und keinen Nikotinersatz verwendet, kann es zu Schlafstörungen kommen, vor allem in Form von Einschlafproblemen.
- Auch bei der Behandlung mit Nikotinpflaster sind Schlafstörungen möglich; sie basieren nun aber nicht mehr auf Entzugserscheinungen, sondern auf der Wirkung des Nikotins, sofern das Pflaster vierundzwanzig Stunden auf der Haut bleibt. Sie haben sehr charakteristische Züge: Die betreffende Person schläft zwar noch ganz normal ein, hat jedoch einen leichten Schlaf, sie wird oft wach, die Schlafdauer ist kürzer, dennoch fühlt sie sich beim Wachwerden »in Form«. Ergänzt wird diese schon einzigartige Art der Schlaflosigkeit mit einer intensiven Traumtätigkeit, auch wenn die Person sonst gar nicht oder nur selten geträumt hatte; die Erinnerung an den Traum der letzten Nacht ist genau und dauerhaft. Die Träume sind intensiv, mit zwei oder drei verschiedenen Geschichten, die vom Träumenden meist als angenehm empfunden wurden: »Es war, als wäre ich im Kino gewesen«, haben uns einige dieser Betroffenen berichtet. Andere Personen dagegen werden mit einem Schuldgefühl wach, weil sie im Traum Unmengen von Zigaretten geraucht haben. Menschen, die von Natur aus ängstlich oder depressiv sind, haben oft unange-

nehme Träume oder Alpträume. Diese Träume verschwinden, wenn man das Nikotinpflaster abends beim Schlafengehen und später, wenn die Nikotindosis reduziert wird, entfernt: Sie haben also ihre Ursache in der Nikotinzufuhr während des Schlafes. Beim echten Rauchen waren sie nie aufgetreten, aber, von einzelnen Ausnahmen abgesehen, raucht nachts keiner; da die Halbwertszeit des Nikotins sehr kurz ist, sinkt der Nikotingehalt im Blut nach den letzten Zigarettenzügen und ist während der Nacht auf einem sehr niedrigen Niveau.

Wie läßt sich Verstopfung bekämpfen?

Wenn man aufhört zu rauchen, kann eine Veränderung des Verdauungsprozesses in Form von Verstopfung auftreten; in der Tat hat die morgendliche Zigarette wegen der Wirkung des Nikotins auf die Peristaltik des Grimmdarms oft einen abführenden Effekt. Die Vorbeugung gegen Verstopfung beruht auf Ernährungsvorschlägen. Eine sehr unangenehme Verstopfung kann eine Behandlung erfordern, besonders durch Magnesiumsalze. In ganz wenigen Ausnahmefällen – wir haben es nur zweimal erlebt –, passiert es, daß jemand wieder zu rauchen anfing, weil er unter hartnäckiger, unerträglicher Verstopfung litt.

Wie kann man psycho-affektiven Störungen vorbeugen und wie lassen sie sich behandeln?

Sie können nach der ersten Woche als sekundäre Effekte auftreten und äußern sich durch eine depressive Stimmung, die durch Nikotinbehandlung gebessert werden kann. Diese Störungen äußern sich in Apathie, Unlust, Schläfrigkeit und Änderungen der Schlafgewohnheiten, sei es als Schlaflosigkeit mit nächtlichem Aufwachen oder durch zu langen Schlaf, der keine erfrischende Wirkung mehr hat. In beiden Situationen verspürt man morgens eine sehr große Müdigkeit und manchmal den Zwang oder die unbändige Lust, wieder den »Zucker« in Zigarettenform zu genießen. Diese Störungen können als außergewöhnlich intensive Angstreaktionen in Streßsituationen interpretiert werden, aber sie können auch ohne besonderen Grund auftreten.

All diese Störungen äußern sich von Person zu Person sehr verschieden: Sie können ganz einfach von einem vorübergehenden Nikotinmangel verursacht sein, dann gehen sie zurück, sobald die Nikotindosis erhöht wird. Außerdem werden sie beobachtet, wenn dem Tabakentzug Angstzustände und Depressionen vorausgehen, dann sind sie Ausdruck dafür, daß alte Anomalien wachgerufen oder verschlimmert worden sind. Diese Anomalien bedürfen natürlich einer regelmäßigen Überwachung durch den Arzt, der dem Patienten alle für ihn in Frage kommenden Behandlungsmethoden anbieten und ihm eventuell zur Einnahme von Psychopharmaka raten wird.

Was tun, wenn sich der Appetit verändert?

Die Situation stellt sich von Raucher zu Raucher unterschiedlich dar; Appetitstörungen äußern sich zuweilen wie echte Ernährungsstörungen, und sie stellen, weil sie über mehrere Monate hinweg anhalten können, das dauerhafteste Entzugssyndrom dar. Verschiedene Situationen sind möglich:

- Die Steigerung des Appetits äußert sich durch ein Hungergefühl vor den Mahlzeiten, die ungeduldig erwartet werden. Der Appetit ist auch nach der Mahlzeit noch vorhanden, und das Sättigungsgefühl tritt erst spät ein. Ergebnis ist eine Steigerung der Nahrungsaufnahme, das heißt die betreffende Person nimmt an Gewicht zu.
- Hinzu kommen können Phasen von Heißhunger, vor allem am Nachmittag und am Ende des Abends. Diese nehmen manchmal einen zwanghaften Charakter an; besonders attraktiv sind süße Sachen, was besonders frappierend ist bei Menschen, die früher gar keinen Hang zum Süßen hatten. Diese Störungen können trotz einer ausreichenden Nikotindosis im Nikotinpflaster auftreten, lassen sich aber reduzieren durch die Verwendung von Nikotin-Kaugummi, der den Heißhunger erträglich macht. Diese Symptome beschreiben manchmal das Bild eines depressiven Zustands mit dem dafür charakteristischen zu hohen, aus einer atypischen Depression herrührenden Schlafbedürfnis.

Wie läßt sich Gewichtszunahme reduzieren?

Ein wichtiges Problem, wenn man mit dem Rauchen aufhört. Es gibt zahlreiche Ursachen für Gewichtszunahme in diesem Zusammenhang. Beim Raucher beeinflußt das Nikotin den Verdauungsprozeß, indem es die Thermogenese erhöht. Bei gleicher Arbeit verbrennen Raucher mehr Kalorien und bringen 1,5 bis 2,5 Kilo weniger auf die Waage als Nichtraucher gleichen Geschlechts, Alters und gleicher Größe.

Gemessen an der Gesamtheit der Bevölkerung, wird dieser Gewichtsunterschied in zwei oder drei Monaten nach der Einstellung des Rauchens aufgeholt, und manch einer bringt dann ein paar Kilo mehr auf die Waage. Aber die Unterschiede zwischen den einzelnen Fällen sind sehr groß. Gewiß, aufgrund des Einflusses von Nikotin auf den Verdauungstrakt schränkt die Nikotinbehandlung die Gewichtszunahme ein, doch nach Ende der Behandlung kann sie stärker werden und einen beträchtlichen Umfang annehmen: 5 bis 10 Kilo in wenigen Monaten. Bei manchen Personen, besonders bei Frauen, die um ihr Äußeres besorgt sind, ist dieses schnelle Übergewicht oft Ursache für den erneuten Griff zur Zigarette: Was ist in diesem Fall zu tun?

Zuallererst muß man die Person auf diese Gewichtszunahme vorbereiten, indem man ihr die Mechanismen erklärt und betont, daß dieses unangenehme Risiko in hohem Maße von den Vorteilen aufgewogen wird, die eintreten, wenn sie das Rauchen einstellt. Die Ratschläge, die man geben kann, hängen von der Höhe der Gewichtszunahme ab und von der psychischen Reaktion der Person auf diese überflüssigen Kilos.

Man kann dieses Risiko beeinflussen, indem man einfach weniger ißt und sich mehr bewegt.

- Es ist immer nützlich, dem Betreffenden sofort allgemeine Ernährungsvorschläge zu unterbreiten, die auf dem gesunden Menschenverstand beruhen: Zwischendurchsnacks vermeiden, kalorienreiche Nahrungsmittel wie Zuckerhaltiges, Kekse, Kuchen und Torten, Butter und fetten Käse ebenso, nicht zu vergessen alkoholische Getränke, gemäß der Gleichung:

  1 Glas Wein = 5 Stücke Zucker

- Parallel dazu sollte man verstärkt Gemüse, Rohkost, Früchte zu sich nehmen. Es geht nicht darum, eine Diät zu machen, denn es ist unmöglich, alles gleichzeitig machen zu wollen, sondern einfach nur einigen einfachen Ernährungsrichtlinien zu folgen. Sollten Probleme auftreten, ist es ratsam, die Hilfe einer Diätspezialistin oder eines Ernährungsspezialisten in Anspruch zu nehmen[2].
- Um den Kalorienverbrauch zu steigern, gibt es nur ein Mittel: sportliche Betätigung. Halten wir uns vor Augen, daß ein Mensch, der 20–30 Zigaretten pro Tag raucht, durchschnittlich bei gleicher Arbeit 300 Kalorien mehr verbrennt als ein Nichtraucher, dann muß man, um diese 300 Kalorien jeden Tag zu verbrennen, eine Stunde stramm marschieren!

Doch trotz aller Warnungen und Vorkehrungen bleibt die Gewichtszunahme eines der beunruhigendsten Probleme des Tabakentzugs, und es ist oft nur schwer lösbar.

Die Wichtigkeit von sportlicher Betätigung

Sport zu treiben, bringt theoretisch drei Vorteile:

- Es trägt dazu bei, überflüssige Kalorien zu verbrennen.
- Es verbessert das psychologische Gleichgewicht, eine heute erwiesene Tatsache: es hat eine Anti-Streß und eine antidepressive Wirkung, wahrscheinlich ausgelöst durch die Absonderung von Endorphinen*, die die Stimmung verbessern; somit hilft Sport, manche der beim Nikotinentzug auftretenden Störungen besser zu ertragen.
- Und schließlich kann Sport eine Kompensation für den Verlust der Zigarette darstellen. Wenn ein Ex-Raucher Sport treibt oder früher schon Sport getrieben hat, ist die Lösung einfach: weitermachen oder wieder damit anfangen. Wenn er *a priori* nicht an Sport interessiert ist, muß man eine sportliche Betätigung für ihn finden, die ihm Spaß macht: Am Anfang werden das immer Ausdauerübungen sein, die allmählich gesteigert werden, Jogging, Laufen, Radfahren, Schwimmen. Und dann, wenn er wieder in Form ist, ein Spielsport

wie Tennis, Golf, Volleyball – je nach Alter und Möglichkeiten. Die Erfahrung zeigt, daß die Lust am Sport nach und nach mit der regelmäßigen Ausübung kommt. Vielleicht stellt sich dann eine andere Abhängigkeit ein, die aber immer noch besser ist, als zu rauchen.

Selbstverständlich ist bei jemandem, der die Vierzig überschritten hat und tabakabhängig war, ein Belastungs-EKG nötig, um einen Herzanfall zu vermeiden, der bei einem nicht trainierten Raucher immer möglich ist.

Die allmähliche Beendigung der Nikotinbehandlung

Die allmähliche Verringerung der Nikotindosis kann ab der vierten Woche erfolgen, wenn feststeht, daß die Person wirklich aufhören will, und wenn das Verlangen nach Zigaretten kontrollierbar bleibt. Das Ziel besteht darin, eine Nikotinentwöhnung zu erreichen, das heißt das allmähliche Verschwinden des körperlichen Zwangs zu rauchen. Diese Situation wird im Durchschnitt nach zwei bis vier Monaten erreicht, und zwar durch eine der Entwicklung der Symptome angepaßte allmähliche Reduzierung der Dosis.

Dieses Schema wird mit Hilfe Ihres Arztes erstellt, aber Sie selbst werden die eventuellen Veränderungen bei jeder Dosierungsreduktion beobachten: wenn der Zwang zu rauchen nicht mehr spürbar ist, muß man die Nikotindosis senken, taucht er hingegen wieder auf, so ist es nötig, sie vorübergehend wieder zu erhöhen.

Die Interpretation des Rauchzwangs beruht auf der Analyse des jeweiligen Anteils des physischen Zwanges zu rauchen und der Gelüste, die ihren Ursprung in der Psyche der Person oder in ihrer Umgebung haben.

Wenn die äußeren Stimuli überhand nehmen, muß man zuweilen die Dosis wieder erhöhen.

- Ein 40jähriger leitender Angestellter stellt beim Aufbruch in den Urlaub zusammen mit seiner Frau das Rauchen ein. Er ist sehr abhängig und genießt demnach die Vorteile der Nikotinbehandlung mit einer seinem Abhängigkeitsgrad angepaßten Dosis. Die drei Wochen auf dem Land verlaufen in wunderbarer Atmosphäre; es gibt niemanden in der Umgebung, der raucht, keine Sorgen, seit dem ersten Tag nach dem Aufhören verspürt er keine Lust, eine Zigarette anzuzünden. In der vierten Woche nach dem Abbruch geht er wieder zur Arbeit: Sofort ist er mit beruflichen Problemen konfrontiert, und einige seiner Arbeitskollegen sind Raucher. Das Verlangen nach einer Zigarette taucht wieder auf, es ist sehr heftig und wird jeden Tag stärker; er ist kurz davor, schwach zu werden. Nach einer dringenden Unterredung wird seine Nikotindosis im Nikotinpflaster erhöht, und alles kommt wieder in Ordnung. Hätte man die Dosis dieser Situation nicht angepaßt, so wäre er nach eigener Aussage mit Sicherheit rückfällig geworden.

Solche Fälle sind keine Seltenheit: Sie unterstreichen die Notwendigkeit, die Nikotindosierung dem Grad der Abhängigkeit und den äußeren Umständen anzupassen, genauso wie es beim Diabetiker mit der Insulindosis gehandhabt wird.

Die Beschreibung dieser Störungen darf jedoch nicht dazu führen, daß jemand, der effiziente Hilfe bei der Beendigung des Rauchens sucht, sich resigniert zurückzieht. Vorausgesetzt, die Nikotindosis ist ausreichend, und es besteht regelmäßige ärztliche Betreuung, halten sich diese verschiedenen Symptome in den meisten Fällen in Grenzen und sind leicht zu kontrollieren oder gar zu beheben.

Zusammenfassung

Zahlreiche sehr abhängige Raucher, die wir in unserer Beratungsstelle behandelt haben, hatten zuvor versucht, allein oder mit Hilfe dieser oder jener »Methode«, das Rauchen zu beenden: Sie waren entweder gescheitert oder hatten wegen der Stärke des Entzugssyndroms sehr schnell einen Rückfall erlitten. Nachdem sie mit einer ihrem Zustand gemäßen Nikotindosierung behandelt worden waren, gelang es ihnen relativ mühelos, mit dem Rauchen aufzuhören; sie haben der Lebensqualität während der ersten

Wochen, das heißt dem Komfort des Entzugs, 10 Punkte gegeben. Die Beurteilung ohne Nikotinbehandlung reicht immer von 0 bis 2, die mit Nikotinbehandlung von 7 bis 10. Alle haben uns gesagt, es sei ein »Unterschied wie zwischen Tag und Nacht«. Allein die Mühelosigkeit des Aufhörens verstärkt das Vertrauen dieser Personen in ihre Erfolgschancen.

Für einen Arzt, der die mühevollen Anstrengungen von Rauchern, ihre Abhängigkeit loszuwerden, vor und nach der Einführung der Nikotinbehandlung erlebt hat, ist der Unterschied gerade im Falle starker Nikotinabhängigkeit gewaltig. Diese Behandlungsmethode kennzeichnet somit einen Wendepunkt in der Geschichte des Tabakentzugs, eine radikale Veränderung, die ich, der ich die Chance hatte, beide Ereignisse persönlich mitzuerleben, vergleichen möchte mit der Veränderung, die von der Entdeckung der ersten Blutdrucksenker in den Jahren 1955–1960 ausging.

Aber Nikotinbehandlung ist nur ein Element einer allgemeinen Betreuung. Gleichzeitig müssen alle Strategien angewandt werden, die für den Kampf gegen Abhängigkeit im Verhaltensbereich und auf psychologischer Ebene sowie im Bereich der psychiatrischen Krankheiten und anderer möglicher Suchtformen notwendig sind.

3

Rückfälle oder wie soll man da nicht wieder anfangen?

Was sind die Gründe für einen Rückfall?

Hunger, die Gelegenheit, zartes Gras,
und ich denke, welcher Teufel auch hat mich geritten.

LA FONTAINE

Bei der Einstellung des Rauchens treten demnach zwei Phasen hintereinander auf: Die erste ist die Phase des akuten Entzugssyndroms, das mit dem Aufhören der physischen Abhängigkeit verschwindet, die zweite besteht in der Rückfallprävention.

In einem Zeitraum von einem bis drei Monaten nach dem Aufhören ist das Gefühl der Entbehrung entweder spontan verschwunden oder konnte dank Nikotinbehandlung eingeschränkt worden. Die Mechanismen im Verhalten und der Psychologie des Abhängigen sind jedoch auch weiter vorhanden; sie können jederzeit einen erneuten Griff nach der Zigarette auslösen. Im Jahr nach der Einstellung des Rauchens, sofern keine Hilfe von medizinischer oder anderer Seite stattgefunden hat, werden 80 bis 90 % aller Personen rückfällig.

Das Aufhören ist ein Lernprozeß

Das Aufhören selbst ist nur die erste Etappe auf dem Weg zum Ziel, auch wenn es für viele Raucher *die* große Herausforderung ist, gerade weil es manchmal so mühsam ist. In Wirklichkeit ist die Beendigung des Rauchens eine Anstrengung, für die man einen langen Atem braucht, lernen und üben muß. Nach einigen Wochen, wenn das akute Entzugssyndrom, das heißt das körperliche Bedürfnis verschwunden ist, ist das Ende noch nicht erreicht oder vielmehr fängt alles von vorne an. Natürlich muß jeder Versuch in der Hoffnung auf einen definitiven Erfolg stattfinden. Dennoch sollte ein erneuter Griff zur Zigarette nie als Scheitern betrachtet werden: Dieses Wort sollte man aus dem Wortschatz der Abhängigen verbannen. Man kann die Beendigung des Rauchens mit dem Erlernen eines Sports vergleichen: Beim Tennis oder Golf ist ein danebengegangener Ball nur ein Mißgeschick. Man muß das, was man erreicht hat, analysieren, Erfahrung erwerben und allmählich ein Leben ohne Zigaretten neu erlernen. Wachsamkeit, umfangreiche und langfristige Unterstützung sind also notwendig, damit der Ex-Raucher in sich selbst und in seiner Umgebung jede notwendige Hilfe finden kann. Er muß lernen, wie man gleich zu Anfang gleichzeitig auf alle anderen Elemente der Tabakabhängigkeit, das heißt, das Verhalten und die verschiedenen psychologischen Faktoren einwirkt.

Das Verlangen, zu rauchen, resultiert immer aus der Verbindung dreier Hauptfaktoren, die in unterschiedlicher Zusammensetzung auftreten:

- dem auf Nikotinentzug beruhenden physischen Bedürfnis, das nach einigen Wochen oder Monaten nach und nach schwächer wird, aber nach einem erneuten, auch sehr kurzen Kontakt mit Tabak wieder in Erscheinung treten kann;
- der psychologischen Abhängigkeit mit ihren vielfältigen Bestandteilen;
- der Umgebung, dem wichtigsten und natürlich am schwersten zu verändernden Faktor: eine zufällige Situation, die an die Zigarette erinnert, reicht, um das Verlangen nach der Zigarette wieder zu wecken.

Warum Rückfälle?

Die Gründe dafür sind vielfältig, und jeder einzelne verlangt eine besondere Berücksichtigung bei der Therapie. Die folgende Tabelle aus unserer Beratungsstelle zeigt an, in welchem Prozentsatz die Hauptfaktoren für Rückfälle nach einem Jahr noch vorhanden sind. 10 % der Personen, die wieder zu rauchen begonnen haben, geben dafür mindestens zwei Gründe an.

Die Gründe für Rückfälle

- Weiterbestehen oder Wiederauftreten phys. Abhängigkeit: 8 %
- Motivationsverlust, Erinnerung an Genuß: 16 %
- Gewichtszunahme: 15 %
- Akuter Streß, schmerzliches Ereignis: 16 %
- Chronischer Streß, psychische Anspannung: 13 %
- Depression: 16 %
- Geselligkeit, Umgebung: 16 %

Weiterbestehen oder Wiederauftreten physischer Abhängigkeit

Ein hartnäckiges Weiterbestehen der physischen Abhängigkeit wird hauptsächlich in den ersten Monaten beobachtet, vor allem bei Nikotinbehandlung mit zu niedriger Dosis oder bei zu frühem Absetzen des Nikotins. Erforderlich ist dann unter Berücksichtigung vergangener Erfahrungen eine erneute Nikotinzufuhr in ausreichender Dosis und über einen genügend langen Zeitraum. Physische Abhängigkeit kann Monate, ja sogar noch Jahre nach dem ersten, wenn auch kurzen oder nur vorübergehendem Kontakt mit Nikotin wieder auftreten: Wie wir in mehreren Fällen beobachten konnten, kann eine einzige Zigarette oder ein mehrstündiger Aufenthalt in einer verrauchten Umgebung ausreichen, um das physische Verlangen wieder in Erscheinung treten zu lassen.

Motivationsverlust

Dies ist ein Grund, der einigermaßen überrascht. Er kommt vor allem bei den Personen vor, deren Entschluß, mit dem Rauchen aufzuhören, nicht unbedingt eine persönliche Entscheidung war, sondern mehr oder weniger auf Druck von außen erfolgte.

Eine der Besonderheiten des Menschen besteht darin, sich bei allem immer nur an die guten Seiten zu erinnern, sie zu verklären: »Ja, das waren noch Zeiten ...« Manche vergessen auf diese Weise auch nach und nach die Nachteile der Zigarette und sehnen sich nach den verlorenen »Annehmlichkeiten«, vor allem dem damit verbundenen Genuß; diese Personen entschließen sich gewissermaßen freiwillig, wieder mit dem Rauchen zu beginnen.

- Da gibt es den Fall einer 48jährigen Frau, die täglich 30 Zigaretten rauchte und spontan überhaupt keine Lust hatte, mit dem Rauchen aufzuhören, denn sie verband damit nur Genuß. Als sie unter Heiserkeit zu leiden begann, stellte der Arzt Krebs an den Stimmbändern im Frühstadium fest, was bedeutete, daß sie das Rauchen sofort aufgeben mußte. Sie tat es und wurde mit Nikotin behandelt. Drei Monate später hatte sie ganz aufgehört. Bei einem späteren Untersuchungstermin erklärte sie uns: »Heute nachmittag gehe ich zur Kontrolluntersuchung. Meine Entscheidung steht fest: wenn die Nachricht schlecht ausfällt, fange ich sofort wieder an zu rauchen, denn es verschafft mir einfach zuviel Genuß.«

Gewichtszunahme

Ist diese umfangreich und vor allem psychisch nur schwer zu bewältigen, dann ist die Rückfallgefahr besonders bei Frauen groß. Der erneute Griff zur Zigarette ist dann ein bewußter Schritt, selbst wenn das Verlangen danach völlig verschwunden war. Die Person will allein die überflüssigen Pfunde loswerden, und in der Tat ist Rauchen dafür ein teilweise wirksames Mittel.

Was häufig vorkommt: die Dramen des Lebens

Sehr häufig ist eine schmerzliche Lebenserfahrung daran schuld, daß ein Ex-Raucher wieder zur Zigarette greift: Arbeitslosigkeit, Trennung, ein Trauerfall, die schwere Krankheit eines Kindes ... Die Nachricht ist immer brutal, und das Verlangen, zu rauchen, kann sich fast sofort danach einstellen, denn der Ex-Raucher hat die Erinnerung daran bewahrt, wie schnell eine Zigarette in solchen Fällen Trost verschaffen kann.

Streßsituationen

Situationen psychischer Anspannung mit weniger akutem, als langanhaltendem Streß und den damit einhergehenden Problemen in der Beziehung, der Familie oder im Beruf können beim Ex-Raucher den Wunsch auslösen, wieder Tabak zu konsumieren. Genauso verhält es sich, wenn er sich in einer Umgebung befindet, in der die Zigarette dazu dienen kann, Angst zu bewältigen.

Geselligkeit

Auch positive Erfahrungen können der Grund dafür sein, daß jemand wieder zur Zigarette greift. Zum Beispiel eine angenehme Situation, ein glückliches Ereignis, ein Fest mit Freunden oder mit der Familie, gesellige Atmosphäre mit gutem Essen, alkoholischen Getränken, Kaffee und Tabak ... Monate und selbst Jahre nach dem Aufhören kann sich dann beim ehemaligen Raucher ganz plötzlich wieder Verlangen nach der Zigarette melden, vor allem, wenn einer der Gäste ihm eine anbietet: »Eine kleine Zigarette wird dir schon nicht schaden!« Schon besteht die Gefahr, daß alles wieder von vorn beginnt.

Das gleiche läßt sich beobachten, wenn der Ex-Raucher sich in einer Situation befindet, die er früher, als er die Gewohnheit hatte, noch unbelastet von Schuldgefühlen zu rauchen, schon einmal erlebt hat.

- Dies war der Fall bei einem 48jährigen Mann, Unternehmer, der an einer ernsten, sehr unangenehmen chronischen Bronchitis leidet, mit einer schwerwiegenden Ateminsuffizienz; trotz sehr starker Abhängigkeit hat er es dank Nikotinsubstitution geschafft, aufzuhören. Sechs Monate später, als er Ferien am Meer verbringt, geht er mit seiner leider noch rauchenden Ehefrau an den Strand; während er es zuvor aushielt, daß sie in seiner Gegenwart rauchte und er selbst keinerlei Verlangen spürte, wurde er nun plötzlich von einem sehr heftigen Verlangen gequält; er rauchte einige Züge und wurde darauf wieder zum echten Raucher, obwohl er sich der gerade für ihn gefährlichen Risiken durchaus bewußt war. Diese Erfahrung erstaunte ihn, er konnte sie nicht verstehen! In der Tat hatte er früher die Angewohnheit, immer, wenn er zum Strand kam, bevor er ins Wasser ging, eine zu rauchen! Die erste Zigarette war noch nicht einmal »gut«, aber leider reicht in solchen Fällen schon eine einzige, um den ganzen Prozeß wieder aufzurollen ...

Depressive Zustände

Hier muß man unterscheiden zwischen der depressiven Stimmung, die, besonders wenn die physische Abhängigkeit sehr stark war, Teil der Entzugssymptome ist, und der wirklichen Depression. Im erstgenannten Fall sind die Symptome gemäßigt und gehen auch wieder vorüber, unter dem Einfluß von Nikotin sind sie umkehrbar. In anderen Fällen verschlimmert sich ein ohnehin vorhandener Zustand der Angst oder Depression, oder aber er tritt von neuem in Erscheinung; dieser Fall zählt heute zu den häufigsten Rückfallursachen. Stark zum Aufhören motivierte Raucher, die frei von psychischen Störungen sind, schaffen es leicht, aufzuhören, wenn sie den Tabak durch Nikotin-Kaugummi oder -pflaster ersetzen; die anderen, die »Problemfälle«, hingegen scheitern und auf diese Weise erhöht sich ihre relative Prozentzahl.

Am häufigsten haben wir es aber mit Fällen zu tun, bei denen eine psychische Störung in der Vergangenheit latent vorhanden oder aber nicht erkannt worden war. Diese Raucher hatten in der Vergangenheit oft mit Depressionen und chronischen psychischen Störungen zu tun, die bis in die Jugend zurückreichen können, mit folgenden Symptomen: permanente Niedergeschlagenheit, Mangel an Energie, schnelle Ermüdung, ein gewisser Verlust der Lebensfreude, Eindruck, sich »in seiner Haut nicht wohl zu fühlen«, Schlafstörungen und Appetitlosigkeit. Phänomene, die zuweilen als Stimmungsschwankungen bezeichnet werden. Das immer wiederkehrende Auftreten dieser Beschwerden bewirkt, daß sie von der Person selbst und von ihrer Umgebung als Teil der jeweiligen Persönlichkeit oder des Charakters interpretiert werden.

Diese Pertubationen sind also oft in ihrer wirklichen Bedeutung verkannt worden und wurden somit nicht diagnostiziert, oder aber sie wurden als »Funktionsstörungen« oder neurotischer Zustand abgetan. Die DSM-Klassifikation* hat jedoch ihren spezifischen Krankheitscharakter erkannt und sie unter dem Begriff »Dysthymie«[3] beschrieben: dies entspricht in der früheren Terminologie der nervösen Depression und stellt in der Tat eine fluktuierende depressive Verstimmung dar, die sich über Jahre hinzieht. Bei diesen Personen fand der Tabakeinstieg oft sehr früh statt, mit einer raschen Steigerung des Konsums, denn die Zigarette ist in der Lage, das schlechte Befinden des Betreffenden erträglicher zu machen.

- Eine junge Frau raucht 30 Zigaretten täglich, sie ist sehr stark abhängig; seit ihrer Pubertät zeigt sie alle Anzeichen von Dysthymie. Sie erzählt, sie habe mit 14 mit dem Rauchen angefangen. Schon bei ihrer ersten Zigarette habe sie Erleichterung, Entspannung verspürt. Sie habe also weitergeraucht, aber nicht, wenn sie mit anderen zusammen war, sondern vorwiegend, wenn sie allein zu Hause war. Heimlich rauchte sie abends bei offenem Fenster 2 oder 3 Zigaretten, denn ihre Eltern sollten es nicht merken. Es habe ihr so gut getan, daß sie schnell ihren Konsum steigerte. Später, bei mehreren Versuchen aufzuhören, war sie jedesmal Opfer einer schweren Depression, die ein paar Tage nach dem erneuten Griff zur Zigarette wieder verschwand.

Es besteht häufig eine frappierende Parallelität zwischen dem psychischen Zustand einer Person und dem Umfang ihres Tabakkonsums; dieser steigt in depressiven Phasen und wird in normalen Phasen wieder geringer. Diese Störungen treten häufiger bei Frauen auf – im allgemeinen in zwei von drei Fällen –, meist begleitet von einem sehr ausgeprägten prämenstruellen Syndrom, das sich über mehrere Tage hinzieht und Charakterstörungen, Reizbarkeit, Wutanfälle, Tränenkrisen, erhöhtes, aber nicht erholsames Schlafbedürfnis und Verlangen nach Süßem einschließt. Häufig liegen psychopathologische Fälle in der Familie vor, die in Form von unterschiedlich starken Depressionen, Dysthymien und Angstzuständen auftreten. Zuweilen besteht auch zugleich Selbstmordgefahr, Abhängigkeit von Alkohol und anderen Drogen.

Besonders häufig kommt es zur Verbindung mit weiteren psychischen Störungen. Zum Beispiel:

- mit Äußerungen von unkontrolliertem Verhalten, einhergehend mit Anzeichen von Ungeduld, Impulsivität, Aggressivität;
- mit Panikanfällen und Phobien unterschiedlichen Typs, besonders sozialer Phobie und allgemeiner Ängstlichkeit;
- manchmal mit Zwangsstörungen, die einen sehr hohen Zigarettenkonsum nach sich ziehen – bis zu 50 Zigaretten am Tag und mehr –, und oft einhergehen mit überhöhtem Alkoholkonsum, wenn nicht sogar Alkoholabhängigkeit, in Einzelfällen auch mit Bulimie oder anderen Formen des Suchtverhaltens.

Diese psychischen Störungen treten gewöhnlich bei Beginn des Tabakentzugs auf und halten über zwei bis drei Wochen an, oder aber sie verschlimmern sich, sobald bei Nikotinsubstitution die Dosis vermindert wird. Das Auftreten eines depressiven Zustands führt fast immer zur freiwilligen Rückkehr zur Zigarette, auch wenn kein anderes Entzugssymptom in Erscheinung tritt: Mit der Zigarette verschwinden die Störungen innerhalb einiger Tage vollständig.

Es kann auch vorkommen, seltener allerdings, daß sich ein depressiver Zustand nach dem Aufhören bemerkbar macht, ohne daß die betreffende Person vorher je unter psychischen Störungen gelitten hat. Die Dekompensation kann in diesem Fall recht dramatisch sein und alle Anzeichen einer echten Depression aufweisen, die, wie folgender Fall zeigt, ganz plötzlich innerhalb weniger Tage auftauchen kann:

- Ein 45jähriger Mann rauchte, seit er 20 war, täglich 20 Zigaretten; dem Rauchen lagen keinerlei psychischen Probleme zugrunde. Nach einem eher harmlosen chirurgischen Eingriff stellte er ganz plötzlich das Rauchen ein, ohne ärztliche Hilfe. Das Entzugssyndrom wurde schwächer und verschwand kurz darauf vollständig. Um die dritte Woche herum begann er sich müde, schlapp, energielos zu fühlen; innerhalb weniger Tage zeigte er alle klinischen Symptome einer schweren Depression, mit Selbstmordgedanken, Tränen, Verzweiflung. Er wollte jedoch nicht ins Krankenhaus. Die

Situation erforderte eine dringende Behandlung, denn er lehnte es rundweg ab, wieder zu rauchen und erklärte: »Dann bin ich doch gar nichts mehr wert, dann ist mir noch nicht mal das gelungen!« Eine Behandlung mit Antidepressiva war erforderlich, doch deren Wirkung setzt immer erst nach mindestens zwei Wochen ein; daraufhin gab man ihm unter ärztlicher Aufsicht ein oder zwei Nikotin-Kaugummis zu 2 mg. Zwei Stunden später bereits erklärte er, er fühle sich besser; die Dosis wurde daraufhin auf 5 bis 6 Kaugummis pro Tag erhöht, und gleichzeitig wurde eine Behandlung mit einem Antidepressivum durchgeführt. Drei Tage später hatte sich sein Zustand erheblich gebessert. Die Nikotinbehandlung wurde nach vier Wochen unterbrochen, die Antidepressionsbehandlung aber noch drei Monate fortgesetzt, daraufhin wurde die Dosis allmählich reduziert, bis zum vollständigen Entzug nach sechs Monaten. Drei Jahre später, berichtet er, keine neue psychische Störung mehr erlebt zu haben. Daß sich die klinischen Symptome so rapide verändern konnten, hat eindeutig mit der Nikotinbehandlung zu tun, denn daraufhin trat sehr schnell Besserung ein, während die Wirkungszeit des Antidepressivums, die etwa zwei Wochen beträgt, noch im Gange war.

Dieselbe Entwicklung kann sich auch allmählich über einige Monate hinweg vollziehen; ohne Therapie führt dies allerdings zu ernsten Problemen. Wir müssen also künftig, das lehren uns diese Erfahrungen, Tabakentzug zu den möglichen Ursachen für den Ausbruch schwerer Depressionen zählen.

Es kann sich dabei in Einzelfällen auch um eine schon länger vorhandene Depression handeln, die bekannt ist und durch Behandlung mit Antidepressiva mehr oder weniger stabilisiert werden konnte; die Raucher unter diesen Patienten leiden immer unter starker Abhängigkeit. Hier ist also ganz besondere Vorsicht geboten, denn der Tabakentzug kann einen depressiven Schub auslösen, insbesondere wenn er mit Hilfe von Nikotinpflaster behandelt und die Nikotindosis reduziert wird.

Erstaunlicherweise verspürt die betreffende Person bei dieser Verschlechterung ihres Befindens kein Verlangen nach einer Zigarette kein Mangelsymptom. Das heißt, die Dosis des verabreichten Antidepressivums ist in diesem Fall zu erhöhen. Wie die beiden folgenden Beobachtungen zeigen, reicht diese zuweilen nicht aus:

- Bei einer 60jährigen Person, die zehn Jahre zuvor von Alkoholabhängigkeit geheilt worden war, und nun von einer früher vorhandenen Depression, die erfolgreich mit Antidepressiva behandelt worden war, gequält wird, konnte das Rauchen mit Hilfe von Nikotinpflastern erfolgreich beendet werden; einige Wochen später kommt es zu einer tiefen Depression, die mehr als zwei Jahre lang allen Behandlungsmethoden widersteht; als später psychische Störungen auftreten, wurde eine rasche und spektakuläre Verbesserung unter Verwendung von Nikotin-Kaugummi erzielt, ohne daß die Behandlung mit Antidepressiva deswegen eingestellt wurde. Doch seit der erneuten Nikotinzufuhr durch den Kaugummi machte sich wieder das Verlangen, zu rauchen, bemerkbar; diese Person konsumiert heute pro Tag 18 bis 20 Nikotin-Kaugummis zu 2mg, so als würde sie ihre Zigaretten rauchen. Sie hat nicht die Absicht, diesen Konsum zu unterbrechen, denn sie beurteilt ihre aktuelle psychische Befindlichkeit als ausgezeichnet, besser als je zuvor, dank der Verbindung Antidepressivum-Nikotin.
- Die zweite Beobachtung ist ganz ähnlich: eine 40jährige Frau leidet wieder unter einer bereits früher aufgetretenen Depression, die aber gut stabilisiert werden konnte. Nur abends erhält sie eine geringe Dosis eines Anxiolytikums (Benzodiazepin*). Als sie das Rauchen mit einer Nikotinsubstitution einstellt, beginnt sie am Ende der Behandlung unter schweren Depressionen zu leiden, die sich mehrere Jahre jeder Behandlung widersetzen. Der Versuch, die Nikotinzufuhr mit einem Pflaster zu erhöhen, war nur bedingt erfolgreich, er brachte vielmehr das Verlangen, wieder zu rauchen, zum Vorschein. Nach drei Jahren verschwanden diese Störungen innerhalb weniger Tage komplett, nachdem die Frau wieder zu rauchen begonnen hatte. Die Behandlung mit Antidepressiva war jedoch die ganze Zeit über fortgesetzt worden.

Solche Beobachtungen verleiten dazu, die Hypothese von einer spezifischen antidepressiven Wirkung des Nikotins aufzustellen. Bei manchen Rauchern tauchen psychische Störungen nach der plötzlichen Einstellung des Rauchens auf oder nach der Verringerung der Nikotindosis bei der Substitutionsbehandlung; sie verschwinden, wenn der oder die Betreffende wieder Nikotin zugeführt bekommt, sei es durch Zigaretten oder durch Pflaster oder Nikotin-Kaugummi. Der chronologische Ablauf dieser vielfältigen psychischen Störungen kommt als Argument dieser Interpretation entgegen.

Nikotin wäre in diesem Fall Psychopharmakon, ein Antidepressionsmittel und Stimmungsregulator. Für manche Raucher, die psychisch labil sind, würde Nikotin dann also eine instinktive Selbstmedikation darstellen, die zur Erleichterung eines seelischen Leidens führt ... doch leider um den Preis einer echten Abhängigkeit und vor allem umfangreicher Risiken, die mit den anderen im Tabak enthaltenen Giftstoffen zu tun haben.

Wie kann man Rückfällen vorbeugen, und wie kann man sie behandeln?

Die Rückfallprävention

Sie beruht im wesentlichen auf drei Elementen:

- der Kenntnis des Abhängigkeitsprozesses
- der Möglichkeit, Hilfe oder Unterstützung zu erhalten
- einem Lernprozeß

<u>Die Kenntnis des Abhängigkeitsprozesses</u>

Sie ist unverzichtbar, denn die betreffende Person muß die Situationen, mit denen sie konfrontiert werden wird, verstehen und analysieren können. Diese Erklärungen können gleich bei Beginn der Behandlung von den verantwortlichen Medizinern geliefert werden. Wünschenswert ist die Aushändigung einer Broschüre, die die notwendigen Erklärungen in einfachen und klaren Worten vermittelt.

<u>Die Möglichkeit, Hilfe oder Unterstützung zu erhalten</u>

Mit schnellen Hilfsmaßnahmen können zahlreiche Rückfälle vermieden werden. Telefonische Beratung scheint hier am besten geeignet. In den USA hat Shiffman[4] gezeigt, wie wichtig es ist, eine spezielle Leitung für solche Fälle bereitzuhalten, die »*Stay quit line*«, das heißt: »Bleiben Sie abstinent«. In unserem Behandlungszentrum haben wir die gleiche Erfahrung gemacht mit einer permanent besetzten Telefonleitung für unsere Patienten: Wochentags können sie jederzeit eine verantwortliche Person in unserem Zentrum erreichen und sofort die notwendige Beratung erhalten. In zahlreichen Fällen konnten auf diese Weise Rückfälle vermieden werden. Seit der Einführung dieser Möglichkeit in unserem Entzugszentrum hat sich die Zahl der nach einem Jahr abstinent gebliebenen Personen verdoppelt und für die, die mehr als drei Monate begleitet werden, liegt sie bei 60 %; leider sind solche Einrichtungen in Frankreich und anderswo aus finanziellen Gründen Ausnahmeerscheinungen.

Der Lernprozeß

Er beruht im wesentlichen auf den Strategien im Verhalten und Denken, wie sie im Kapitel »Methoden« beschrieben wurden:

- Streßbewältigung
- Selbstbehauptung
- Abwehrstrategien (*skill coping*), die nicht nur bei Tabak sondern auch beim Ernährungsverhalten greifen sollen.

»Was versteht man unter ›Streßbewältigung‹?«

Gewiß, der Rat »vermeiden Sie Streßsituationen« ist schwer, oft unmöglich zu befolgen, denn Streß gehört zum Alltag. Doch es ist möglich, die Gefühlsreaktionen, die er erzeugt, kontrollieren zu lernen, das heißt eben die Reaktionen, die durch die Zigarette bewältigt werden können.

Heute gibt es eine Reihe von anerkannten Programmen zur Streßbewältigung. Sie beinhalten eine Anzahl einfacher und allen zugänglicher Maßnahmen, die aber, wenn sie wirklich effizient sein sollen, richtig erlernt und hartnäckig angewandt werden müssen. Ein »persönliches Programm« bietet sich an, um Verhaltensänderungen im Alltagsleben »festzuzurren«. Mehrere Schritte sind dazu nötig:

- Um Streß zu verstehen, sollte man seine Existenz nicht leugnen; man sollte seine Mechanismen kennen und vor allem die eigene Verantwortung dabei, statt der ärgerlichen Angewohnheit nachzugeben, immer die anderen und die Umgebung zu beschuldigen.
- Selbstbeobachtung ist unvermeidlich, um die Streß auslösenden Situationen zu erkennen und zu lernen, wie man sie bekämpfen kann; dazu gehört die regelmäßige Anwendung wirksamer Techniken wie Entspannung, Äußerung seiner Gefühle, Kontrolle von Streßgedanken.
- Und schließlich ist es wichtig, indem man sich präzise Ziele setzt, einen Überblick über die gemachten Fortschritte zu bekommen. Das Streßkonzept geht in seiner Bedeutung über die Bewältigung der beim Tabakentzug sich einstellenden Probleme hinaus, indem es uns »dazu anregt, über die Anpassung des Menschen an seine Umgebung und seine fundamentale Rolle beim Aufbau von Lebensqualität nachzudenken«. Dieser Satz ist die Schlußfolgerung eines kleinen, außergewöhnlich interessanten Büchleins[5], dessen Lektüre wir nur empfehlen können.

Schutz vor Rückfällen ist also möglich, und die Wirksamkeit dieser Maßnahmen ist nachgewiesen. Jeder von Ihnen kann lernen, sie nach Maßgabe der eigenen Situation zu nutzen. Die Entscheidung, mit dem Rauchen aufzuhören, war ein persönlicher Entschluß; das gleiche gilt für die Aufrechterhaltung der Abstinenz, die gleichermaßen Kraft und Charakterstärke braucht. Den Versuchungen zu widerstehen, ist oft schwierig, aber es ist wichtig, sich seine Entscheidung sowie ihre Vorteile täglich vor Augen zu führen: Darin besteht das Prinzip des positiven Denkens. Man muß lernen, wie man diese geistige »Gymnastik« beherrscht: wie im Sport und bei der Musik, überhaupt bei allem, ist das Schlüsselwort üben, üben und nochmals üben.

Die Behandlung von Rückfällen

Der Therapieansatz ist unterschiedlich und hängt ab von der jeweiligen Situation, in der sich ein Rückfall ereignet.

Rückfall wegen Störungen des Eßverhaltens

Wenn Sie wieder mit dem Rauchen begonnen haben, weil Sie nach dem Aufhören unter Eßstörungen und Gewichtszunahme zu leiden hatten, sollten Sie erst einmal wieder neue Motivation zum Aufhören gewinnen. Bevor Sie jedoch erneut über Tabakentzug nachdenken, müssen Sie unbedingt Ihre Lebensweise durch eine ausgeglichene Ernährung und durch sportliche Betätigung ändern, vielleicht dazu einer therapeutischen Anleitung zur Änderung von Verhaltens- und Denkstrukturen folgen, um auf diese Weise die Auswirkungen des Tabakentzugs auf Verdauung und Appetit zu kontrollieren.

Rückfälle, die »einfach passieren«

Wenn der erneute Griff zur Zigarette zufällig, aufgrund von schmerzhaften oder im Gegenteil angenehmen Umständen stattfindet, ist die Situation anders und leichter zu beherrschen. Sie müssen in diesem Fall sofort reagieren, damit diese paar Zigaretten, die sie an einem Tag oder Abend geraucht haben, nicht schnell wieder in einen umfangreichen und dauerhaften Konsum münden. Die Gefahr besteht darin, sich zu sagen: »Zwei oder drei Zigaretten, das ist nicht schlimm, ich werde das schon bewältigen und es dann dabei belassen: es ist leicht und gefahrlos«. Leider ist dies eine Illusion: ein starker Raucher kann nicht zum schwachen Raucher werden, aus all den biologischen und genetischen Gründen, die wir zuvor schon erläutert haben. Ein starker, nikotinabhängiger Raucher hat zwangsweise neurobiologische Strukturen, die zur Nikotinabhängigkeit führen; eine einzige Zigarette kann den gesamten Prozeß der Abhängigkeit mit allen Folgen wieder in Gang setzen. Selbst passives Rauchen kann als Auslöser schuld sein, wie wir in einigen außergewöhnlichen Fällen beobachten konnten.

- Eine 30jährige Frau, die 30 Zigaretten am Tag konsumiert hatte, hatte es geschafft aufzuhören, sehr mühsam, und nur mit Hilfe von Nikotinpflastern. Einige Monate später, als sie zum Campen unterwegs war, war sie wegen eines Unwetters gezwungen, einen langen Abend mit einer Gruppe von Freunden, darunter einige Raucher, in einem Zelt zu verbringen. Daß die

Raucher die Luft verpesteten, war ihr eher unangenehm, es löste keinerlei Verlangen in ihr aus, selbst zur Zigarette zu greifen; am nächsten Morgen jedoch spürte sie gleich beim Aufwachen ein solches Verlangen danach, daß sie sich an die Zeit vor dem Tabakentzug erinnert fühlte.

Es ist in der Tat bewiesen, daß umfangreiches passives Rauchen Nikotinmengen produzieren kann, die 3 oder 4 Zigaretten entsprechen! Diese Beobachtung, die wir im übrigen persönlich immer wieder bestätigen können, belegt nur, daß der neurobiologische Prozeß der Abhängigkeit durch eine Nikotinzufuhr geweckt werden kann, die Monate und selbst noch Jahre nach der Einstellung des Rauchens geschieht. Eine Person, die vom Rauchen geheilt ist und unglücklicherweise wieder zur Zigarette greift, wird trotz aller Selbstbeschränkungsversuche unweigerlich ihren Konsum von Tag zu Tag und von Woche zu Woche steigern, bis sie mehr oder weniger das frühere Konsumniveau erreicht hat. Bei eingeschränktem Konsum meint der Raucher dann Anlaß zu der Vermutung zu haben, der Kampf sei zum Teil gewonnen: »Früher habe ich 30 Zigaretten geraucht, heute rauche ich nur noch 15«; das ist zwar in absoluten Zahlen gesehen richtig, aber sobald man den CO-Gehalt der Luft und den Kotinin-Gehalt im Urin mißt, so sind diese Werte fast identisch mit denen vor dem Versuch, das Rauchen einzustellen. Die Erklärung dafür ist: Um das Nikotinbedürfnis des Organismus zu stillen, inhaliert die Person den Rauch stärker und tiefer und raucht die Zigaretten bis ganz zu Ende auf. Der Konsum ist also nur nach außen hin reduziert, die Nikotinzufuhr bleibt gleich und die Risiken ebenfalls.

Zur Vermeidung dieser Entwicklung müssen Sie sich so schnell wie möglich immer wieder sagen, daß ein Rückfall weder ein Scheitern noch einen Fehler darstellt, sondern einfach nur eine Panne, ein »Fauxpas« ist; die Engländer würden es als »*slip*« bezeichnen, einen Ausrutscher.

Nicht selten rufen uns Menschen in einer solchen Situation an, um den Termin abzusagen, und wenn wir sie nach dem Grund fragen, fällt die Antwort immer gleich aus: »Ich schäme mich, ich rauche wieder, ich brauche gar nicht mehr zu kommen«, oder: » »Sie werden mich durchschauen, ich habe wieder geraucht ...«

Worauf wir ihnen erklären, daß wir niemanden tadeln. Die Beendigung des Rauchens ist immer ein schwieriger Schritt, und wir tun alles, um unseren Patienten bei der Bewältigung dieser Situation zu helfen:

- mit Wiederaufnahme oder Intensivierung der Nikotinbehandlung
- mit der Strategie, die Verhalten und Denken verändert

Die betreffende Person hegt negative Gedanken:

- Ich bin schwach geworden, bin eine Null;
- Es ist aus, ich werde genauso weitermachen wie früher;
- Ich werde es nie schaffen.

Diese Gedanken ersetzen wir durch positives Denken:

- Ich bin schwach geworden, aber nicht durch meine Schuld, die Situation war einfach schwierig;
- Ich werde die Situation künftig sofort kontrollieren;
- Dieser Vorfall hat mich viel gelehrt, und ich werde beim nächsten Mal wissen, wie ich mich wehren kann.

Es ist also sehr wichtig, den Raucher in einem solchen Fall zu bestärken, ihm die Schuldgefühle zu nehmen und ihm natürlich auch die Möglichkeit zu geben, von neuem aufzuhören. Diese Strategie ist absolut vergleichbar mit der, die bei Alkoholkranken bei Rückfällen angewandt wird.

Rückfälle wegen Angst und Depression

Ein Rückfall kann schließlich auch verbunden sein mit dem Auftreten oder der Verschlimmerung von vorher schon vorhandenen Ängsten und Depressionen. Dann muß man die Möglichkeit einer Behandlung mit Psychopharmaka in Betracht ziehen, denn das hat sich als das einzige Mittel erwiesen, um den Entzug dauerhaft zu machen und das Auftreten eines depressiven Zustandes nach dem Aufhören zu vermeiden.

In unserer Beratungsstelle haben wir angesichts der Häufigkeit dieses Problems entschieden, die Behandlung durch Nikotinsubstitute mit Antidepressiva, hauptsächlich einem Serotoninwiederaufnahme-Hemmer mit sehr guten Ergebnissen zu verbinden. Die Nikotinbehandlung wird in diesem Fall wirksam, der Entzug wird erreicht unter leichten und dauerhaften Bedingungen, ohne daß, wie bei den vohergehenden Versuchen, Depressionen auftreten. Wobei es allerdings nötig ist, die Behandlung mit Antidepressiva über einen längeren Zeitraum hinweg fortzusetzen.

Parallel dazu hat sich bei Rauchern, die eine chronische leichtere Form von Depression aufweisen, erstaunlicherweise das psychologische Gleichgewicht verbessert: Die vorher übermäßig vorhandene Traurigkeit, der Verlust der Lebensfreude, Rückzugsneigung, Reizbarkeit, Pessimismus sowie, bei Frauen, prämenstruelle Störungen, werden deutlich schwächer. Angstsyndrome, die fast immer gleichzeitig mit Depressionen auftreten, gehen nach und nach zurück. Manchmal findet eine ganz und gar spektakuläre und unerwartete Veränderung der Persönlichkeit und der Charakterzüge der Person statt. Oft kommen Züge zum Vorschein, die in der frühen Jugend existierten und dann durch Depressionen überlagert wurden: zugleich wird eine bessere Bewältigung von persönlichen, beruflichen und familiären Problemen beobachtet. Einige dieser Personen waren jahrelang in psychotherapeutischer Behandlung – vergebens. Alle Betroffenen haben die positiven Seiten der Verhaltensmodifikation durchaus bemerkt. Eine unserer Patientinnen sagte uns: »Es ist einfach toll, sich endlich gut zu fühlen.« Auch andere spüren diese Veränderungen natürlich und registrieren das Verschwinden von dauernder Reizbarkeit und Stimmungsschwankungen als sehr positiv.

Diese Befunde stimmen mit denen von P. Kramer[6] überein; allerdings werfen sie natürlich das Problem auf, wie lange diese Behandlung von zugleich psychischen Störungen und Rückfallprävention[7] andauern kann, denn beide sind in den meisten Fällen miteinander verbunden.

Der festgestellte Zusammenhang zwischen Ängsten und Depressionen und Tabakabhängigkeit sowie die punktuellen Resultate, die bei mehreren Rauchern beobachtet wurden, haben zu dem Vorschlag geführt, Antidepressiva systematisch bei Tabakentzug zu verwenden! Eine solche Indikation scheint jedoch völlig unlogisch und ist natürlich unter ethischen Aspekten sehr zweifelhaft. Bei einer Person, deren psychischer Zustand die Verabreichung eines Antidepressivums nicht rechtfertigt, wäre solch eine Behandlung alles andere als risikolos! Dieser Vorschlag gehört zu den falschen, von E. Zarifian beschriebenen[8] Indikationen.

Ergebnisse und Elemente der Prognose

Es ist immer schwierig, Zahlen zum Erfolg oder Scheitern des Tabakentzugs zu nennen, so sehr unterscheiden sich die einzelnen Fälle im Laufe der Monate voneinander und so zahlreich sind, wie wir im Laufe dieser Ausführungen gesehen haben, die Faktoren, die fähig sind, die Prognose zu beeinflussen. Man kann auf ein menschliches Verhalten nicht die wissenschaftlichen Regeln anwenden, die in theoretischen Abhandlungen aufgestellt werden.

Manche Raucher, selbst solche mit starkem Konsum, hören ohne allzu große Schwierigkeiten kurzfristig von selbst auf, oder sie nehmen die Hilfe einer mehr oder weniger magischen »Methode« in Anspruch, an die sie glauben und die von daher einen sehr guten Placebo-Effekt hat. Sie geben oft einige Monate später zu, einige Kilo zugenommen zu haben, fünf, zehn, manchmal auch mehr, aber sie kommen damit zurecht.

In Wirklichkeit ist erfolgreicher Tabakentzug immer Ergebnis einer sehr starken Motivation. Der Hauptfaktor ist also sehr persönlicher Natur, es ist *die ureigene Motivation* des Rauchers, sein persönliches Selbstvertrauen bei diesem Schritt. Diese rein subjektiven Elemente entziehen sich jeder strengen Messung; indirekte Schätzungen sind möglich, aber schwierig und rein zufällig.

Der zweite Faktor ist die *Zeit*: die Prozentzahl für Erfolg liegt nach einem Tag bei 99 % und nimmt danach exponentiell im Laufe der Tage, Wochen und Monate ab, um nach einem Jahr eine ganz andere Summe zu erreichen.

- Nur 1 bis 2 % der Raucher stellen ohne Hilfe oder Beratung jedes Jahr spontan das Rauchen ein.
- 3 oder 4 % der Raucher folgen dem Rat des Arztes, aufzuhören, und informieren sich durch Broschüren über den bevorstehenden Schritt.
- Mit medizinischer oder psychologischer Unterstützung können diese Prozentzahlen eine erhebliche Steigerung erfahren.

Die Faktoren der Prognose

Es existieren zahlreiche Prognosefaktoren, die in mehreren jüngst erfolgten Studien[9] untersucht wurden. Hier eine kleine Auswahl:

- Das Alter; beim Jugendlichen und jungen Erwachsenen tritt der Wunsch, aufzuhören, selten auf; die Motivation wird im Laufe der Jahre jedoch stärker, und es kommt häufiger zu stabilen Ergebnissen. Im übrigen ist, je früher der Tabakeinstieg beginnt, das Aufhören desto schwieriger, weil auch die Abhängigkeit stärker geworden ist.
- Bei Frauen ist eine Prognose häufiger zufallsbedingt, wahrscheinlich, weil sie die Sorge um ihr Gewicht stärker quält und bei Frauen Ängste und Depressionen häufiger auftreten.
- Ein wesentliches Element ist die Umgebung, die Tatsache, ob in der Umgebung geraucht wird: Die Erfolgschancen können sich verdoppeln, wenn in der familiären oder beruflichen Umgebung des Betreffenden vor allem in den ersten Monaten nicht geraucht wird.
- Ob es frühere Versuche gegeben hat, mit dem Rauchen aufzuhören, auch wenn diese Unterbrechungen nur kurz waren, eine Woche zum Beispiel, so ist das ein günstiger Prognosefaktor und erhöht in

bedeutendem Umfang die Erfolgschancen; alle Statistiken stimmen in diesem Punkt überein. Der Raucher sollte also nicht gleich denken: »Ich habe es schon mehrfach versucht, ich bin gescheitert oder habe wieder angefangen, ich werde es nie schaffen«, sondern im Gegenteil eine positive und realitätsbewußte Sicht auf seine Erfahrung entwickeln: »Bei jedem Versuch habe ich etwas gelernt, ich bin also jetzt stärker und besser auf den Erfolg vorbereitet.«

- Ein ungünstiger Prognosefaktor ist das Vorhandensein von Ängsten und Depressionen; ohne eine spezielle Therapie ist das Aufhören dann immer schwierig, und es besteht fast permanente Rückfallgefahr.
- Hören Raucher, die aus gesundheitlichen Gründen das Rauchen einstellen müssen, leichter auf? Das Bestehen einer auf Tabakkonsum zurückführbaren Krankheit ist, im Gegensatz zu der landläufigen Meinung, nicht immer ein günstiger Prognosefaktor; es hängt ganz entscheidend ab von der Schwere der Erkrankung. Die Entscheidung aufzuhören ist außerdem in dieser Situation weder spontan noch persönlich getroffen worden: sie wurde von außen auferlegt, vom Arzt oder von der Krankheit; also ist die Motivation weniger stark. Die Erfahrung zeigt es uns täglich, und manche Reaktionen sind in der Tat unverständlich.
- Wichtige Prognosefaktoren sind auch der Umfang des Konsums und vor allem der Grad der Abhängigkeit. Eine Untersuchung von Blondäl[10] hat diesen Faktor mit seinen entscheidenden Elementen beleuchtet.

Liegt keine Nikotinabhängigkeit vor und beträgt das Ergebnis des Fagerström-Tests weniger oder 5, dann ist der langfristige Erfolg bei 50 % anzusiedeln, ganz gleich ob mit oder ohne Nikotinbehandlung! Je höher die Abhängigkeit ist, desto geringer ist die Erfolgsquote, bei Ergebnissen von 8 oder darüber liegt sie nur noch bei 10 %. Nikotinzufuhr durch Nikotin-Kaugummi oder -pflaster kann, wie die Abstinenzkurve eindrucksvoll zeigt, vor allem diesen Faktor beeinflussen: Die Behandlung verringert sehr deutlich die Auswirkungen der physischen Abhängigkeit.

Abb. 13: Erfolgsquote nach 2 Jahren und Abhängigkeitsergebnisse bei Nikotin: Nikotin-Kaugummi 4 mg gegenüber Placebo [10]

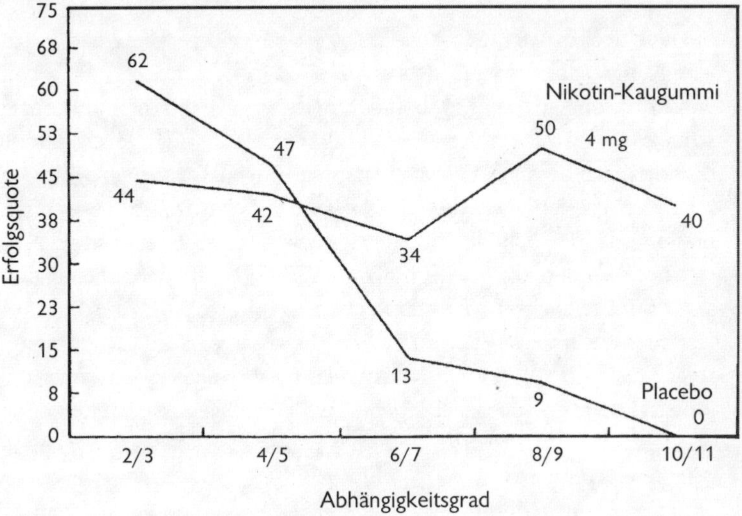

- Ein jugendlicher Patient aus unserem Zentrum ist dafür ein beredtes Beispiel: Er hat mit 14 zu rauchen begonnen, ist nun 17 und leidet an schwerem Asthma. Er raucht ein Päckchen pro Tag. Sein Arzt hat ihm das Rauchen verboten, doch er raucht weiter. Seine Mutter bringt ihn zu unserer Beratungsstelle: »Doktor, Sie müssen ihn dazu bringen, daß er aufhört«; er ist jedoch überhaupt nicht motiviert, auf die Zigarette und das Rauchen im Freundeskreis zu verzichten.

Die Kenntnis eines selbst bedeutenden Risikos reicht nicht aus, um ein durch Abhängigkeit verstärktes Verhalten zu verändern.

Zusammenfassung

Man sieht also, wie abenteuerlich es ist, in einem gegebenen Fall eine gültige Prognose zu wagen. Allerdings ist es möglich, aufgrund von Erfahrungen zu sagen, daß, wenn der Raucher sehr motiviert scheint und persönlich den Entschluß gefaßt hat, aufzuhören, und er noch dazu frei von psychischen Störungen ist, die Prognose selbst bei großer physischer Abhängigkeit günstig ist. In dieser Situation hat die Nikotinersatzbehandlung größte Erfolgschancen, vor allem, wenn die Hauptmotivation der Person darin besteht, sich von der Sklaverei zu befreien: sie drückt sich aus durch das Gefühl, »die Schnauze voll zu haben«. Der Vorteil des Entschlusses stellt sich dann sofort und sichtbar ein. Und schließlich erhöht die Möglichkeit einer längeren medizinischen Begleitung, das heißt während der ganzen, oft mühsamen Entzugszeit, die Erfolgschancen ganz erheblich.

Die Erfahrungen in unserem Zentrum zeigen, daß von 360 abhängigen Rauchern, die mit Nikotinersatz und manchmal auch mit Psychopharmaka behandelt wurden, die Prozentzahl der abstinent gebliebenen Personen mit der Dauer der Behandlung linear ansteigt. Für die Gesamtheit dieser Patienten liegt die Prozenzahl für Abstinenz nach einem Jahr bei 26 %, was eine sehr viel höhere Zahl ist als die, die wir beim spontanen Aufhören festgestellt haben. Der Vorteil durch medizinische Begleitung liegt auf der Hand: bei einer Behandlung von weniger als 1 Monat liegt der Erfolg bei 10 %, nach 1 bis 3 Monaten bei 35 % und nach mehr als 7 Monaten bei fast 70 %! Allerdings gilt es dabei zu berücksichtigen, daß die Personen, die uns aufsuchen, zu den motiviertesten gehören.

Die Schlüsselwörter bei der Beendigung des Rauchens sind: *Motivation*, *Lernprozeß*, *Unterstützung* und *Hilfe*.

DRITTER TEIL

DIE BESONDEREN FÄLLE

1
Tabak und Alkohol

Beim Rauchen und Tabakkauen kommen uns Wasser und andere Getränke fade vor, und so suchen wir stärkere Anregung beim Alkohol.

B. RUSH, 1776

Alkohol und Tabak[1] sind die beiden Drogen, die erlaubt und in den meisten Ländern im freien Verkauf erhältlich sind, und alle beide sind verantwortlich für mehr als 100.000 Todesfälle jährlich, das heißt 20 % der Todesfälle insgesamt.

Jedoch gibt es bedeutende Unterschiede zwischen diesen beiden Stoffen. Was Alkohol angeht, existieren neben den hartnäckigen Nichtkonsumenten mehrere Konsumententypen.

Ein regelmäßiger, aber schwacher Konsum von einem bis zwei Gläsern am Tag ist gewiß gefahrlos und soll sogar eine positive Wirkung haben, besonders im Falle von Wein, aber nur unter der Voraussetzung, daß diese Menge nicht überschritten wird!

Dazu muß man wissen, daß:

1 Glas Wein* = 1 Bier von 250 ml
= 1 Aperitif
= 1 kleines Glas Alkohol

- Dies ist das tolerierbare Höchstmaß: Bei mehr als drei Gläsern kann man schon von überhöhtem Konsum sprechen, mit seinen zahlreichen Risiken, die direkt mit der absorbierten Menge korrelieren.
- Anders ist es bei der akuten Vergiftung. Sie resultiert aus einer sehr umfangreichen, aber punktuellen Aufnahme des Stoffes: zum Bei-

spiel bei Betrunkenheit, die potentiell sehr ernsthafte Folgen haben kann, vor allem wenn sie ständig wiederholt und zu einer Gewohnheit wird.

- Und schließlich führt das letzte Stadium der Entwicklung zur Alkoholabhängigkeit. Ein 4-Fragen-Test bringt zum Vorschein, ob der Konsument das Stadium der Alkoholabhängigkeit erreicht hat oder noch darunter liegt.

Tabelle 11
CAGE- Fragebogen
(JA= 1)

Hatten Sie schon einmal das Bedürfnis, Ihren Alkoholkonsum zu verringern?	JA	NEIN
Hat jemand aus Ihrer Umgebung schon einmal Bemerkungen zu Ihrem Alkoholkonsum gemacht?	JA	NEIN
Hatten Sie schon einmal den Eindruck, zuviel zu trinken?	JA	NEIN
Brauchen Sie morgens schon Alkohol, damit Sie sich in Form fühlen?	JA	NEIN

Es besteht ein wesentlicher Unterschied zwischen der Geschwindigkeit bei der Entwicklung von Alkohol- und Tabakabhängigkeit. Tabakabhängigkeit, mit ihren beiden Etappen der zunächst psychischen Abhängigkeit und dann der Abhängigkeit physischer und psychischer Art, tritt sehr früh und rasch in Erscheinung, schon bei scheinbar sehr geringem Konsum von 5 bis 6 Zigaretten am Tag; mehr als 80 % der Raucher sind davon betroffen.

Bei Alkohol stellt sich die Situation ganz anders dar: Abhängigkeit stellt sich nur sehr langsam und allmählich ein, nach langen Jahren des Konsums, und längst nicht alle Konsumenten sind zum Glück davon betroffen. Doch wenn sie existieren, entwickeln sich Tabak- und Alkoholabhängigkeit auf vergleichbare Weise:

- Die Abstinenzkurven sind quasi deckungsgleich.
- Es gibt immer mehrere Zyklen »Abstinenz-Rückfall«, bevor genug Reife für eine dauerhafte Abstinenz erreicht ist.
- Entzug ist beim Alkohol letztendlich einfacher und rascher, obgleich es keine Substitutionstherapie gibt.

Die Beziehungen zwischen den beiden Konsumarten sind in epidemiologischen Untersuchungen gut dargestellt worden: Alkoholkonsum ist bei starken Rauchern höher als bei schwachen Rauchern. Umgekehrt rauchen starke Trinker mehr als schwache Trinker. Bei den alkoholabhängigen Personen besteht in 80–90 % der Fälle auch starke Tabakabhängigkeit.

Die Verbindung *Tabak-Alkohol* hat vielfältige Ursachen:

- Alkohol und Nikotin wirken beide synergetisch auf das mesolimbische Dopaminsystem, das Belohnungssystem des Gehirns.
- Die kulturellen, sozialen, familiären und psychologischen Faktoren sind bei diesen beiden »erlaubten« Drogen oft gleich.

Bei der täglichen Zuführung besteht eine Beziehung zwischen den beiden Konsumarten:

- Das Trinken von Alkohol, vor allem wenn es nur episodisch vorkommt, kann am Beginn einer Steigerung des Zigarettenkonsums stehen und nach einer Unterbrechung des Rauchens sogar wieder zu einem Rückfall führen. Doch umgekehrt scheint das nicht zuzutreffen.
- Der Einfluß des Tabakentzugs auf den Alkoholkonsums ist von Fall zu Fall unterschiedlich:
  - wenn die absorbierten Alkoholmengen schwach oder gleich null sind, dann werden sie auch während des Tabakentzugs nicht verändert;
  - wenn hingegen starker Alkoholkonsum besteht, so passiert es häufig, daß er nach dem Abbruch des Rauchens noch erhöht wird und diese Möglichkeit ist besorgniserregend.

Das Problem ist das gleiche bei Alkohol-Abhängigkeit. Die Situation ist dann sehr komplex und macht eine Spezialtherapie notwendig.

Heute sind sich die Spezialisten für Alkoholabhängigkeit darüber bewußt, daß sie die oft mit Alkoholkonsum einhergehende Tabakabhängigkeit bei der Behandlung mit berücksichtigen müssen.

Wir haben in unserem Zentrum zahlreiche Raucher begleitet, die früher einmal alkoholabhängig waren und Monate oder Jahre später sich auch aus der Tabakabhängigkeit zu befreien wünschten. Folgendes haben wir dabei festgestellt:

- Trotz einer sehr starken Motivation, aufzuhören, ist der Entzug hier immer problematisch, und die meisten dieser Personen haben bereits schon mehrere fruchtlose Versuche hinter sich; fast alle erklären, daß es ihnen sehr viel schwerer fällt, auf Zigaretten zu verzichten als auf Alkohol.
- Die Probleme hängen zusammen mit der Stärke der Abhängigkeit und der sehr häufigen Verknüpfung depressiver Zustände mit einem Angstsyndrom, das sich vor allem in einer Sozialphobie äußert. Eine Therapie mit antidepressiv wirkenden Psychopharmaka durch serotonerge* Medikation, die gleichzeitig zur Nikotinersatzbehandlung stattfinden soll, ist unvermeidlich, um Tabakentzug zu gewährleisten und einen Rückfall oder eine Verschlimmerung des depressiven Zustands zu vermeiden.
- Hingegen haben wir bei ehemaligen Alkoholabhängigen nie beobachtet, daß sie nach dem Tabakentzug wieder zur Flasche griffen.

Die Verknüpfung »Tabak-Alkohol« ist demnach ein häufiges Phänomen, das zugleich kulturelle, soziologische, politische und biologische Ursachen hat. Die Probleme sind von Fall zu Fall sehr unterschiedlich, aber dank der aktuellen Fortschritte auf diesem Gebiet können wir die Schwierigkeiten, die sich aus dem gleichzeitigen Konsum dieser beiden »erlaubten« Drogen ergeben, besser bewältigen.

2

Tabak und andere Drogen

Wie wir gesehen haben, weisen alle Formen des Drogenkonsums[1] gemeinsame Züge auf, die wiederum eng zusammenhängen mit neurobiologischen Prozessen. Alle süchtig machenden Stoffe können beim Tier ein Verhalten der Selbstverabreichung auslösen; die Empfindungen, die sie bewirken, haben eine Verhaltensverstärkung zur Folge. Die Trennung zwischen harten und weichen Drogen ist künstlich und beruht einzig und allein auf politischen sowie gesetzlichen Gegebenheiten in bezug auf zwei Produkttypen:

- erlaubte Drogen wie Alkohol, Tabak und in einem schwächeren Grad, Kaffee;
- nicht erlaubte, gesetzlich verbotene Drogen wie Heroin, Kokain, Haschisch, Amphetamine (Ecstasy) ...

Wobei dies oft eine Frage der Kultur ist: Im Jemen und in Dschibuti zum Beispiel ist der Konsum von Khat extrem verbreitet, er ist dort etwas ebenso Alltägliches wie Tabak bei den Europäern; die Blätter dieser Pflanze werden gekaut und setzen eine psychostimulierende Substanz frei, die den Amphetaminen ähnlich ist. Doch in Europa ist Khat verboten: was erklärt, weshalb ein jemenitischer Industrieller, der mit seiner üblichen Ration Khat in die Schweiz reiste, am Genfer Flughafen wegen Drogenhandels verhaftet wurde!

Psychodepressive Drogen

Opiate mit ihren verschiedenen natürlichen und synthetischen Derivaten erzeugen die Wirkung von Morphium. Sie sind hauptsächlich im Opium enthalten, einem Saft, der vom indischen Mohn herrührt. Der gebräuchlichste Stoff ist Heroin, ein Morphinderivat, das vor allem über die Venen zugeführt wird: Seine Injektion erzeugt ein sehr starkes Wohlbefinden, den »flash« oder »Schuß«, gefolgt von einer negativen Veränderung zahlreicher psychischer Funktionen. Auch Alkohol, Benzodiazepine oder Beruhigungsmittel haben psychodepressive Eigenschaften.

Psychostimulierende Drogen

Die aktivsten sind Kokain, Amphetamine und in einem geringen Maß Nikotin, Khat und eventuell Cola, Koffein.

Bei den Heroinkonsumenten bleibt das Rauchen von Tabak in Form von Zigaretten konstant, mit einem jeweils starken Konsum von 30 bis 40 Zigaretten täglich und starker Abhängigkeit. In allen Fernsehreportagen, die sich mit dem Thema Drogensucht beschäftigen, haben fast alle Personen, die im Entzug gefilmt wurden, eine Zigarette in der Hand. Experimente zu Drogenwirkungen bei Ratten und Mäusen haben deutlich gezeigt, daß bei der gleichzeitigen Verwendung von Nikotin Genuß und Belohnungssystem eine Stärkung erfahren.

- Genauso verhält es sich bei den Kokainkonsumenten, ganz gleich, ob sie es in Form von »Sniff«, als Puder, das durch die Nase eingeatmet wird, verwenden oder als »Crack« in Form von inhalierten Dämpfen oder injizierten Lösungen. Es liegt natürlich auf der Hand, daß bei Langzeitkonsumenten von Heroin oder Kokain das Problem der Tabakabhängigkeit im Vergleich zu den anderen Drogen das geringere Übel ist, zumindest in einer ersten Zeit.

- Heute erleben wir einen schnellen und besorgniserregenden Aufschwung von »Ecstasy«, einem Amphetamin-Derivat, mit dem heimlich gehandelt wird und das in Form von Tabletten oder Kapseln geliefert wird; es wird vor allem in punktuell bei »Rave«-Abenden konsumiert, zusammen mit Alkohol, Zigaretten, lauter Musik, »Flash«-Licht, all diesen erregenden Mischungen, die zu akuten, dramatisch verlaufenden Situationen führen können.

Cannabis (Haschisch oder H)

Cannabis oder indischer Hanf sondert an der Oberfläche seiner Blätter ein Harz ab, das mehr oder weniger reich an einer starken psychoaktiven Substanz ist, dem Tetrahydrocannabinol (THC). Der THC-Gehalt kann von 1 bis 40 % reichen, das hängt ab von der Art, dem Zeitpunkt der Ernte, dem Klima und dem Herstellungsverfahren. Die gehackten Blätter und die blühenden Enden können direkt geraucht werden: dies ist Marihuana oder »Gras«, das einen sehr schwachen THC-Gehalt aufweist (1 bis 5 %). Die gebräuchlichste Form ist Harz, Haschisch oder »Shit«, das erhitzt und mit Tabak vermischt werden muß, um Zigaretten zu erhalten, die »Joints«. Sie enthalten 2 bis 6 und mehr Milligramm THC pro Zigarette.

THC ist ein stark wirkendes Psychopharmakon. Seine Aufnahme führt rasch zu einem angenehmen Gefühl der Entspannung, leichter Euphorie, der Beruhigung von Ängsten, vergleichbar den akuten Wirkungen von Alkohol. Die Verbindung mit Tabak ist notwendig, damit das Harz geraucht werden kann; Nikotinzufuhr verstärkt noch die psychische Wirkung des THC. Für den Konsumenten hat ein »Joint« eine weit stärker euphorisierende Wirkung als eine Zigarette.

Haschischkonsum findet heutzutage immer größere Verbreitung, und das Rauchen eines »Joints« tendiert schnell dazu, beim Jugendlichen oder jungen Erwachsenen etwas Normales zu werden. Das Problem ist politischer Natur, denn in den Niederlanden ist der Verkauf und der Konsum dieser Droge frei. Dort ist es also leicht, sich Haschisch zu beschaffen. In Frankreich gibt es derzeit etwa 4 bis 5 Millionen Haschisch-Raucher, die einen rauchen es nur gelegentlich, die andern regelmäßig; der Konsum von Cannabisharz beträgt damit also jährlich mehr als 100 Tonnen! Man braucht nur junge Leute zu fragen, um zu erfahren, daß vor manchen Gymnasien und anderen weiterführenden Schulen und auf der Straße Haschisch fast frei zirkuliert und daß es sehr einfach ist, sich welches zu beschaffen. Es wird vor allem abends geraucht.

In unserer Beratungsstelle haben wir auch immer häufiger mit Haschischkonsumenten zu tun: Meistens handelt es sich um junge Erwachsene unter 30 Jahren. Manche rauchen pro Tag 10 bis 20 Joints und dann noch ihr Päckchen Zigaretten. Meistens jedoch hält sich der Konsum in Grenzen, beschränkt sich auf abends, wenn man unter Freunden ist, vor allem in Situationen, in denen »der Joint herumgeht«.

- So auch bei einem Lehrerehepaar, beide 27 Jahre alt, das den Wunsch hatte, das Rauchen aufzugeben, weil es sich ein Kind wünschte; beide hatten schon einmal unter Angstdepressionen gelitten und sich einer Psychotherapie unterzogen. Jeder von ihnen rauchte täglich ein Päckchen Zigaretten und dazu jeden Abend einen oder zwei »Joints«, um besser einschlafen zu können. Ein oder zweimal pro Woche trafen sie sich mit Freunden, wo in großem Umfang »Hasch« geraucht wurde. Sie wollten zwar das Rauchen aufgeben, aber nicht auf die Abende mit ihren Freunden verzichten, wo sie natürlich weiter »Joints« geraucht haben.
  Wir erklärten ihnen, daß ihr Schritt gewissermaßen schon jetzt zum Scheitern verurteilt sei; da der Joint immer Tabak enthält, kann die Nikotinabhängigkeit nie geheilt werden ... und es kam, was kommen mußte: während sie es über die Ferien drei Monate lang schafften, das Rauchen einzustellen, und in der Zeit keinerlei Kontakt mit den Haschisch-Rauchern hatten, zirkulierte nach Schulbeginn bei einem Treffen unter Freunden wieder ein Joint, und sie begannen wieder zu rauchen; dieselben Ursachen erzeugen offensichtlich dieselben Wirkungen!

Dieser immer alltäglicher werdende Haschischkonsum wirft zahlreiche Probleme auf:

- Haschisch wird fast immer zusammen mit Tabak konsumiert; der Haschisch-Raucher ist damit zugleich Zigarettenraucher, meist abhängig und mit starkem Konsum. Die Zigarette geht dem Haschisch voraus.
- Kurzfristig sind die Risiken des Haschischkonsums sehr gering; THC erzeugt zwar auf die Dauer eine starke psychische Abhängigkeit, doch bei schwachem Konsum nur geringe physische Abhängigkeit. Diese Tatsachen liegen dem Vorschlag zugrunde, zum Unterbinden des Dealens Haschischkonsum nicht mehr für strafbar zu erklären.
- Doch langfristig besteht ein doppeltes Risiko: einerseits die allmähliche Steigerung des Konsums und das mögliche Auftreten einer schwer zu behandelnden physischen Abhängigkeit, andererseits schwerwiegende chronische Komplikationen; ist die psychische Wirkung des THC schnell, so setzt es sich im Fettgewebe, vor allem aber im Gehirngewebe fest, wo es nur langsam und ganz allmählich, über die Dauer einer Woche etwa, abgebaut werden kann. Schwere Störungen sind dann möglich, insbesondere im Herz- und der Atemwegs- und im neuropsychischen Bereich. Diese Komplikationen äußern sich durch Gedächtnisstörungen, Konzentrationsstörungen, Passivität, Gleichgültigkeit, beschrieben unter der Bezeichnung »amotivationales Syndrom«, »Energiedefizit«.

Haschisch stellt in der Tat ein gesellschaftliches Problem dar, das stark polarisiert. Die Wirklichkeit kommt dabei nur verkürzt zur Geltung. »Die Menschen, die neugierig sind, außergewöhnliche Genüsse zu erleben, sollten genau wissen, daß sie im Haschisch nichts finden werden, was mit Wunder zu tun hat, absolut nichts als eine Übertreibung der Natur ...« sagte Baudelaire.

Kennen Sie »Bidies«?

»Bidies« sind ganz kleine, kurze und dünne Zigaretten, die in indischen Dörfern hergestellt werden, wobei jeder Hersteller sein persönliches Rezept hat. Sie enthalten immer Tabak, dem verschiedene Pflanzen, entweder aromatische oder psychoaktive wie Betel, beigemischt werden; der Geschmack unterscheidet sich je nach Zusammensetzung. Diese Mischung wird in ein »Temburni«-Blatt, vom Temdu oder Kakibaum, gewickelt, das wahrscheinlich psychopharmakologische Substanzen enthält.

Reisen sind doch wunderbare Abenteuer! Während ihrer Ferien in Indien hat eine unserer Patientinnen, die seit mehreren Monaten das Rauchen aufgegeben hatte, der Verführungskraft dieser »Bidies« nachgegeben, die so klein, so dünn, so sympathisch daherkommen ... und sie fand sie so gut, daß sie sie während ihres Aufenthaltes weiter rauchte: Da bei ihrer Rückkehr keine »Bidies« mehr erhältlich waren, griff sie wieder zu Zigaretten, von denen sie heute am Tag mehr als ein Päckchen raucht. Diese Bidies haben nämlich die schreckliche Fähigkeit, abhängig zu machen; ihr Nikotingehalt beträgt, trotz ihrer geringen Größe, etwa 3 Milligramm pro Zigarette, und die verschiedenen hinzugefügten Pflanzen tragen vermutlich zur abhängigmachenden Wirkung bei.

Aber man muß gar nicht so weit reisen. Ein anderer Ex-Raucher begann auch wieder zu rauchen, nachdem er in einem indischen Restaurant gegessen hatte, wo es Sitte ist, als Abschluß des Essens Bidies zu reichen, die so angenehm und so harmlos scheinen. Achtung, Falle: Hüten Sie sich vor den Versuchungen der billigen Exotik, seien Sie vor Bidies gewarnt!

3 Tabak und Schwangerschaft

Tabakkonsum bei der schwangeren Frau

Tabakkonsum bei Jugendlichen zwischen 13 und 18 und bei jungen Frauen ist heute ebenso häufig wie bei erwachsenen männlichen Rauchern. Die Prozentzahl der Frauen, die während der Schwangerschaft rauchen, hat sich ebenfalls innerhalb der letzten fünf Jahre nach und nach erhöht. Eine 1992–1993 im Val-de-Marne durchgeführte Untersuchung[1] bezog sich auf 349 schwangere Frauen, die während der gesamten Schwangerschaftsdauer beobachtet wurden. Zu Beginn der Schwangerschaft waren 47 % Nichtraucherinnen, 18 % Ex-Raucherinnen, 35 % Raucherinnen.

Die werdende Mutter hat immer eine sehr starke Motivation, das Rauchen aufzugeben: 30 % dieser rauchenden Frauen haben während der ersten beiden Monate auf die Zigarette verzichtet, aber 70 % haben weiter geraucht. Das repräsentiert 25 % der noch rauchenden schwangeren Frauen, die trotzdem den Wunsch haben, aufzuhören; 80 % von ihnen haben ihren Konsum zwar durchschnittlich um 10 Zigaretten täglich reduziert, aber die Verwendung von Meßgeräten zeigt, daß die Verringerung der Tabakvergiftung in Wirklichkeit kaum stattgefunden hat, denn der abhängige Raucher, der seinen Konsum reduzieren will, kompensiert, indem er den Rauch der verbleibenden Zigaretten kräftiger inhaliert. Diese Zahlen stimmen überein mit denen aus vor allem in den USA durchgeführten epidemiologischen Studien.

Die für das Weiterrauchen bestimmenden Faktoren sind:

- Eine Umgebung von Rauchern, vor allem innerhalb der Familie;
- Der soziale Status, ob die Frau unverheiratet oder geschieden ist;
- Die sozio-professionelle Kategorie, ob die Art der Beschäftigung und das Bildungsniveau höher oder geringer sind;
- Vor allem die Stärke der Abhängigkeit. Die stark rauchenden Frauen, die größte Mühe haben, aufzuhören, sind leider auch diejenigen, bei denen das fötale Risiko am höchsten ist.

Der Zigarette gegenüber ist die psychologische Situation der schwangeren Frau oft schwierig: sie kennt die Risiken für ihr Kind, aber weil sie abhängig ist, raucht sie weiter. Daraus resultieren Schuldgefühle und Ängste – zusätzliche Faktoren, die das Weiterrauchen begünstigen.

Praktische Konsequenzen

Bei physischer Abhängigkeit kann heute durch Nikotinsubstitution wirksam geholfen werden; bis vor kurzem war dies in Frankreich bei Schwangerschaft wegen der möglichen Nikotinrisiken verboten. Eine solche Kontraindikation war jedoch unlogisch, und sie wurde zum Glück im Oktober 1997 aufgehoben. Sobald man weiß, daß eine schwangere Frau es nicht geschafft hat, das Rauchen abzubrechen, ist die Nikotinzufuhr durch Medikamente gerechtfertigt, denn sie ersetzt diejenige durch die Zigarette; dies verhindert, daß die werdende Mutter alle anderen im Tabakrauch enthaltenen und für den Fötus schädlichen Giftstoffe absorbiert.

Bevor die Nikotinbehandlung bei Schwangeren möglich war, schrieb uns eine der Frauen, die bei uns Rat gesucht hatte und der wir die Auskunft gaben, wegen ihrer Schwangerschaft könnten wir keine Nikotinbehandlung bei ihr durchführen, einen vorwurfsvollen Brief:

»Ich bin entrüstet über Ihre Weigerung, mir die Nikotinmenge zu verschreiben, die mir vielleicht erlaubt hätte, das Rauchen einzustellen, was ich vergeblich seit Wochen versuche. Das Nikotin, das Sie mir nicht haben geben wollen, kann ich mir nämlich frei und in großem Umfang besorgen, indem ich mir an der nächsten Ecke Zigaretten kaufe.«

Sie hatte völlig recht.

Durch die Messung von Kotinindosierungen können die von der schwangeren Frau tatsächlich aufgenommenen Nikotinmengen erkannt werden und dies erlaubt, die Dosis der Nikotinersatz-Behandlung exakt festzulegen. Sobald die Frau aufhört zu rauchen, wird die Nikotinmenge geringer sein, und es werden weder CO noch krebserregende Stoffe mehr aufgenommen: der Vorteil liegt also ganz klar auf der Hand.

Heute ist es möglich, zwei Ansätze in aufeinanderfolgenden Schritten miteinander zu verbinden:

- In allen Fällen muß man auf das Verhalten und auf die psychologische Abhängigkeit einwirken. Verhaltens- und kognitive Strategien, Gruppentherapie, Entspannungstherapie ... sollten bei der schwangeren Frau eine grundlegende Rolle spielen, aber sie werden trotz ihrer Bedeutung leider noch sehr selten angewandt. Alles beschränkt sich zu oft auf Ratschläge, Aufforderungen, Plakate; das ist zwar auch notwendig, genügt aber, wie die tägliche Erfahrung zeigt, bei weitem nicht aus.
- Wenn trotz dieser Therapien das Rauchen nicht unterbrochen oder nur reduziert wurde, muß man auf die Behandlung mit Nikotinersatz zurückgreifen, jedoch mit aller gebotenen Vorsicht:
    - Man muß den Grad der Abhängigkeit sowie die tägliche Nikotinzufuhr durch Zigaretten herausfinden.
    - Es ist unnötig und kann psychischen Schaden hervorrufen, eine zu schwache Dosis zu verabreichen, denn das Scheitern, ein Rückfall, wäre damit vorprogrammiert.

- Eine zu hohe Nikotindosis zu verabreichen wäre natürlich gefährlich; die Dosis muß den Bedürfnissen der Raucherin genau angepaßt werden, nur damit erreicht man die höchsten Erfolgschancen und verhindert ernsthafte Risiken.

4

Tabak und schwerwiegende psychiatrische Erkrankungen

Schizophrenie

Schizophrenie[1] ist ein häufig vorkommendes psychiatrisches Leiden, das 1 % der Gesamtbevölkerung betrifft. Es beginnt beim Jugendlichen und jungen Erwachsenen, meist zwischen dem 18. und 25. Lebensjahr. Es zeichnet sich aus durch Denkstörungen, das heißt, das Denken findet nicht mehr in logischer Weise statt, und es führt zu Wahnideen. Es verbindet sich mit visuellen und auditiven Halluzinationen, einem Verlust der Fähigkeit, Gefühle zu zeigen, ambivalenten Empfindungen und vor allem einer Tendenz zur Selbstbezogenheit, bei der die Person sich isoliert und in einer eigenen Welt zu leben scheint, die meist beunruhigend und angsteinflößend ist.

Man beginnt allmählich, genauere Erkenntnisse über den Ursprung dieses Leidens zu gewinnen: Im Gegensatz zu der lange vertretenen Meinung hat diese Krankheit keine psychischen Ursachen und auch die unglücklichen Eltern tragen daran keine Schuld! Neue Techniken der Bildmedizin haben es erlaubt, das Funktionieren des Gehirns *in vivo* zu untersuchen und bislang unbekannte Anomalien aufzuspüren. Es ergab sich zudem eine genetische Anfälligkeit, denn bei eineiigen Zwillingen tritt in 50 % der Fälle diese Krankheit simultan auf. Die heute vorgebrachte Hypothese lautet: Entwicklungsveränderung bei manchen Gehirnzonen, mit dem Auftreten von Störungen während der frühen Jugend.

Sehr viele dieser Personen rauchen; 80 % von ihnen gehören zu den starken Rauchern, immer mit sehr hoher Abhängigkeit. Zwar existiert die Motivation, aufzuhören, doch sie ist schwach ausgeprägt, und natürlich kommt es eher selten vor, daß diesen Menschen der Tabakentzug gelingt. Unsere Erfahrung hat uns gelehrt, daß Versuche plötzlichen Aufhörens mit Behandlung von Nikotinsubstituten immer gescheitert sind. In den außergewöhnlichen Fällen, in denen es gelang, war es nur ein vorübergehender Erfolg und der Griff zur Zigarette erfolgte rasch wieder. Die Ursachen für diese Tabakabhängigkeit und die Schwierigkeiten, sie zu beenden, sind vielfältig: Zahlreiche Argumente erlauben den Gedanken, daß diese Unglücklichen in der Zigarette, das heißt im Nikotin, eine partielle Erleichterung für ihre Störungen finden, Verringerung der Angst, geistige Anregung, antidepressive Wirkung. Was wir heute über die psychotropen Wirkungen des Nikotins, seine Ablagerung und seine Wirkung auf mehrere Zonen des zentralen Nervensystems wissen, könnte dieses Verhalten erklären: die Zigarette wäre für diese Personen eine echte kompensatorische Selbstmedikation, was die Stärke des Konsums und die Schwierigkeiten beim Aufhören verständlich macht.

Zwei weitere Aspekte der Nikotinwirkung sind zu berücksichtigen:

- Nikotin verändert den Gehalt der bei der Behandlung verwendeten Medikamente im Blut, besonders der Neuroleptika, und beim Tabakentzug entsteht ein Risiko relativer Überdosierung.
- Nikotin scheint den Raucher vor einigen bei der neuroleptischen Behandlung auftretenden Komplikationen zu schützen, insbesondere vor dem extrapyramidalen Syndrom, das sich durch Muskelstarre und Zittern bemerkbar macht, Anzeichen, die mit der Parkinsonschen Krankheit vergleichbar sind.

Die zahlreichen psychologischen und neurobiologischen Interaktionen, die zwischen Tabakkonsum und Schizophrenie bestehen, machen sie zu einem Forschungsgegenstand, der heute in voller Entwicklung ist und eventuell fähig sein wird, neue therapeutische Perspektiven zugleich für Tabakabhängigkeit und Schizophrenie zu offenbaren.

Depressionen

Schwere Depressionen stellen ganz ähnliche Probleme dar. Wir haben zuvor gesehen, wie eng die Beziehungen zwischen Tabakabhängigkeit und depressiven Zuständen sind und wie wichtig diese Erkenntnis für die Praxis ist, sowohl beim Tabakentzug als auch bei der Behandlung von Depressionen. Patienten, die wegen einer schweren Depression im Krankenhaus behandelt werden, sind zu 70 bis 80 % Raucher: Auch hier herrscht starke Abhängigkeit und die Schwierigkeiten bei Entzugsbemühungen sind sehr groß. Nikotin hat psychoaktive Wirkungen, wie zum Beispiel Stimulation und Gefühlsregulierung, was für unter Depressionen Leidende einen kompensatorischen Faktor darstellt; weil sie diesen unbewußt suchen, haben sie größte Probleme, das Rauchen aufzugeben.

Somit sind psychiatrische Leiden und Tabakabhängigkeit eng miteinander verknüpft, was auch für alle anderen Drogen zutrifft.

In Großbritannien, den USA und in den skandinavischen Ländern sind die Tabakologie-Zentren meist Teil der Suchtbehandlungszentren, die selbst wiederum abhängig sind von Abteilungen für Psychiatrie oder Verhaltenspsychologie. In Frankreich haben sich seltsamerweise bisher erst wenige Psychiater für diese Problematik interessiert.

5

Tabakentzug bei Opfern einer von Tabakkonsum ausgelösten Krankheit

Jeder starke Raucher riskiert, eines Tages Opfer einer schweren, von Tabakkonsum ausgelösten Krankheit zu werden: Krebs der oberen Atemwege, Bronchialkrebs, Blasenkrebs, Gefäßkrankheiten, Herzgefäßerkrankungen, chronische Bronchopneumopathie mit fortschreitender Ateminsuffizienz. Wie wir gesehen haben, hat die Beschreibung eines potentiellen Risikos letztendlich wenig Einfluß auf das Raucherverhalten. Wie reagiert der Raucher aber, wenn eine schwere Krankheit auftritt, wie Krebs, Herzinfarkt ...? Man könnte ja annehmen, daß der unglückliche Raucher, sobald er mit einer dieser Krankheiten konfrontiert ist, endgültig mit seiner unheilvollen Angewohnheit bricht, mit diesem »Laster«, wie es in einer zu oft von Freunden, Familienangehörigen und manchmal auch Ärzten verwendeten Terminologie heißt; aber sehr oft ist dem keineswegs so.

Gefäss- und Herzgefässerkrankungen

Gewiß, wenn die Erkrankung einen dringenden Krankenhausaufenthalt oder eine Operation erforderlich macht, stellen Raucher immer ihren Tabakkonsum ein, aber oft nur für eine Übergangszeit. Wenn sie einen Herzinfarkt erleiden oder nach einer schweren Operation auf der Intensivstation liegen müssen, haben sie aufgrund der akuten Behandlung, dem plötzlichen Wechsel der Umgebung und auch aus

Angst keinerlei Verlangen nach einer Zigarette. Etwa die Hälfte dieser Patienten wird nicht rückfällig, doch immerhin fast 50 % greifen in den Wochen oder Monaten nach ihrer Entlassung aus dem Krankenhaus wieder zur Zigarette. Die Ursachen für diese Rückfälle sind vielfältig und veranschaulichen gut die ganze Komplexität der Mechanismen der Tabakabhängigkeit.

- Wenn die physische Abhängigkeit groß war, macht sich das Verlangen nach der Zigarette sehr schnell wieder bemerkbar und wird mit einer schmerzhaften Mangelempfindung rasch unerträglich.
- Bei den anderen scheint der Entzug solide zu sein, Verlangen wird nicht verspürt, doch sobald die Person unerwartet mit Rauchern in Kontakt kommt, kann die Lust, eine Zigarette zu rauchen, plötzlich wieder auftauchen.

Das Rauchverbot in Krankenhäusern und Rehabilitationszentren ist demnach ebenfalls ein sehr wichtiger Faktor, der noch zu oft gar nicht oder nur ungenügend beachtet wird. Das gute Beispiel von Pflegepersonal, Ärzten, Krankenpflegern und -schwestern ist ebenfalls wichtig, aber leider wird diese stillschweigende Regel nicht immer respektiert. Wir müssen hier einige Beispiele nennen, die wir in Pflegestationen erlebt haben. Bei noch im Krankenhaus befindlichen Rekonvaleszenten war der Rückfall unvermeidlich, sobald die Lust zu rauchen wieder in Erscheinung trat, sei es, daß die betreffende Person auf dem Flur oder im Aufzug Besuchern mit Zigaretten zwischen den Lippen begegnet war, sei es nach einem schnellen Gang durch die verrauchte Halle des Krankenhauses, wo sie sich eine Zeitung kaufen wollte; oder aber, eine traurige Feststellung, Rückfälle nach einem Aufenthalt in einem Herzrehabilitationszentrum, wo unter den Kranken und dem Pflegepersonal zahlreiche Raucher waren ... Und schließlich die Rückkehr in die gewohnte familiäre Umgebung: Auch sie kann zu einem Rückfall führen, wenn der Ehepartner, Kinder und Freunde, sich in Gegenwart des noch labilen Ex-Rauchers nicht beherrschen können und rauchen.

Und dann, irgendwann, verändert sich die Haltung des Patienten der Zigarette gegenüber wieder, die Motivation, nicht mehr zu rauchen, nimmt ab und auch die Angst. Je mehr Zeit vergeht, desto stärker erinnert er sich wieder an die »Annehmlichkeiten« der Zigarette, bis zu dem Tag, an dem die Stärke dieser Erinnerung die Angst überwiegt. Dann ist es nur noch ein kleiner Schritt, bis die Person wieder zur Zigarette greift, und die erstbeste Gelegenheit wird dazu benutzt: Streß, eine bestimmte Umgebung ...

Eine der häufigsten Ursachen für Rückfälle ist ein depressiver Zustand. Die Beziehungen zwischen Herz-Gefäßkrankheiten und Depressionen sind zur Zeit Gegenstand zahlreicher Untersuchungen: Es ist immer schwierig, genau festzustellen, ob es sich um das Auftreten einer Depression infolge eines durch die Erkrankung ausgelösten psychischen Traumas handelt oder, was auch möglich scheint, um die Verschlimmerung einer vorher schon existierenden schwachen Depression. Wie auch immer die Interpretation im Hinblick auf den Abbruch des Tabakkonsums ausfällt, so resultieren aus dieser Situation doch zwei Tatsachen:

- Die Depression selbst stellt einen für die Prognose ungünstigen Faktor dar.
- Die Depression ist ganz gewiß ein Grund, rückfällig zu werden, denn die Person sucht instinktiv die antidepressiven und anxiolytischen Wirkungen des Nikotins.

Die Schlußfolgerung scheint evident: Man muß diese depressiven Zustände aufspüren und sie behandeln, indem man systematisch die Techniken strukturierter Interviews und verschiedener Evaluationsskalen verwendet; notfalls muß man auf neue Antidepressiva oder Serotonin-Wiederaufnahme-Hemmer zurückgreifen, denn sie verbinden Wirksamkeit mit guter Verträglichkeit vom Herz-Gefäßsystem.

Chronische Ateminsuffizienz

Für Personen, die an chronischer Ateminsuffizienz leiden, ist Tabakentzug ein Muß, denn Weiterrauchen macht die allmähliche Verschlimmerung der Krankheit unvermeidlich. Die Raucher unter diesen Patienten werden davor gewarnt, und die Ermahnungen erfolgen oft in heftigem und drohendem Ton:

»Wenn Sie in zwei Jahren ohne Sauerstoff auskommen wollen ..., wenn Sie Lust haben, den Erstickungstod zu sterben ...«

Ist die Veranlassung, Angst zu haben, noch fern, kommt es selten zum Tabakentzug; der Betreffende hört dann meist nur auf, wenn akute Lungenkomplikationen ihn dazu zwingen, aber es kommt danach immer rasch zu Rückfällen. Ein frappierendes Beispiel: In einem Rehabilitationszentrum für Atemwegserkrankungen in der Umgebung von Paris, das von einem großen luftigen Park umgeben ist, sah ich mit großer Überraschung, daß die Mehrzahl der Patienten zum traditionellen Spaziergang am Nachmittag herauskamen, um endlich ihre Zigarette rauchen zu können! Was leider, wie in der Kardiologie auch, von einem totalen Desinteresse oder vielmehr einem gewissen Fatalismus von seiten der Ärzte angesichts dieses doch so wesentlichen Problems zeugt.

Eine amerikanische Studie dazu umfaßt einen Zeitraum von fünf Jahren: eine Kontrollgruppe erhielt die gewöhnlichen einfachen Ratschläge; eine andere, zufällig ausgewählt, hat über einen längeren Zeitraum psychologische Unterstützung erhalten und ihr wurde »auf Verlangen« Nikotin-Kaugummi verabreicht. Nach fünf Jahren hatten 5 % der Personen in der Kontrollgruppe das Rauchen eingestellt, aber 22 % in der behandelten Gruppe. Dies ist zweifellos ein Fortschritt, und die Raucher, die aufgehört hatten, verspüren eine deutliche Verbesserung des Zustands ihrer Lungenkrankheit. Aber die Ergebnisse zeigen eben auch, daß von fünf Rauchern, die an einer auf Tabakkonsum zurückzuführenden schweren Lungenerkrankung leiden, vier dennoch weitergeraucht haben, trotz der absoluten Kenntnis der Risiken und trotz der geleisteten Unterstützung und Hilfe.

Für diese Raucher stellt die Zigarette wirklich eine Droge dar, und die Bezeichnung »sanft« scheint hier völlig fehl am Platz. Doch seltsamerweise wird in Frankreich aktuell nichts oder fast nichts unternommen, um diesen Personen aus ihrer Situation herauszuhelfen. Die Motivationsstrategien, die Wiederherstellung der Atemfunktionen durch körperliche Übungen, die Reduzierung der Zigarettenanzahl durch Verwendung des risikovermindernden Nikotin-Kaugummis sind immerhin Wege, die existieren und angewandt zu werden verdienen. All das könnte für wenig Kosten realisiert werden und würde gleichzeitig bedeutende Ersparnisse bringen, weil es den Rückgriff auf Sauerstofftherapien und eine ganze Reihe kostspieliger und schmerzhafter Behandlungen vermeidet oder hinauszögert.

Krebsarten

Wenn ein Raucher erfährt, daß er Krebs hat und weiß oder vermutet, daß sein Leiden mit dem Rauchen zu tun hat, ist der psychische Schock immer sehr hart. Während der Operationsphase ist das Rauchen immer unterbrochen. Allerdings haben wir auch zu diesem Thema einen beredten Fall; er stammt aus einer Fernsehsendung über Tabakkonsum; darin die pathetische Aussage einer Journalistin, die an Kehlkopfkrebs litt: sie hat während der sechsmonatigen Chemotherapie, die mit Übelkeit einhergeht und jede Lust aufs Rauchen unterbindet, keine Zigarette angerührt. Dann eines Tages nach dem Ende der Behandlung hatte sie Verlangen danach und wollte nur mal eine rauchen, um zu probieren: der Genuß und die Streßminderung waren so stark und so schnell spürbar, daß sie in vollem Bewußtsein um das Risiko weiterrauchte! Solche Fälle gibt es häufiger bei Kehlkopf- oder Lungenkrebs. Wir alle kennen vielleicht das schon klassische und letztendlich entsetzliche Bild des Patienten, dem der Kehlkopf entfernt wurde und der nun durch die künstliche Kehlkopföffnung den Rauch der Zigarette inhaliert. Man kann nur Mitleid mit diesen Menschen haben; die Ärzte und Chirurgen sagen sich in dem Fall resignierend: »Wozu ihn noch weiter quälen, lassen wir ihm dieses letzte Vergnügen«, und ihre Haltung ist verständlich. Aber dennoch muß man für die Fälle, in denen es noch Hoffnung gibt, betonen, daß die Beendigung des Rauchens hier langfristig die Prognose verbessert und die Heilungschancen dieser Krebsart erhöht; außerdem besteht ein nicht zu unterschätzendes Risiko, den Krebs an anderer Stelle zu fördern oder ein Herzleiden hervorzurufen, wie bei jenem Patienten, den die Bemühungen der Medizin vom Krebs geheilt hatten und der dennoch weiterrauchte!

6
Tabak und Ferien – Tabak und Sport

Die Ferien können sich als die beste oder die schlechteste Möglichkeit für die Entwicklung des Tabakkonsums erweisen.

Die Jugendlichen

Für Jugendliche, die nie eine Zigarette angerührt haben, sind die Ferien eine Risikozeit: die neue Umgebung, Freunde, das Gefühl, frei zu sein, all das kann sie dazu verleiten, die Schwelle zu überschreiten. Vor allem Kneipenbesuche sind gefährlich: Die Gegenwart vieler Raucher stellt immer eine Versuchung dar, vor allem wenn Alkohol, laute anregende Musik und eine Fest-Atmosphäre hinzukommen. Bei dieser Gelegenheit schnappt oft die Falle der ersten Zigaretten »nur zum Probieren« über dem Jugendlichen zu, der dem Druck der Gruppe erliegt und es den andern nachtun will. Für manch einen beginnt der Kreis sich schnell zu schließen: jede Woche mehr Zigaretten, bis zur letztendlichen Abhängigkeit.

Die Anti-Krebs-Liga hat in Frankreich Clubs mit jugendlichen Nichtrauchern gegründet, die »Pataclope«-Clubs: Sie sind sehr aktiv und haben zum Ziel, Ansteckung zu vermeiden und die Kinder für die positiven Gründe, nicht zu rauchen, zu sensibilisieren: Entscheidungsfreiheit, gesundes und sportliches Leben, besserer Atem, Umweltschutz ...

Die Ex-Raucher

Für Ex-Raucher stellen die Ferien aus denselben Gründen eine gefährliche Zeit dar. Die Abende der Entspannung rufen die Erinnerung an den Genuß der Zigarette wach, vor allem, wenn rauchende Freunde oder Verwandte anwesend sind: Das Verlangen kommt wieder, und das Risiko eines Rückfalls ist groß, wenn der Tabakentzug erst ein paar Monate zurückliegt, aber zuweilen kann es sich auch einstellen, wenn die Person seit Jahren schon das Rauchen aufgegeben hat! Umgekehrt können die Ferien auch Gelegenheit bieten, den »Heilungsprozeß« zu konsolidieren, gerade weil man sich während und am besten auch nach den Ferien sportlich betätigt: Sport wirkt sich immer günstig aus.

Die Raucher

Für Raucher kann die Ferienzeit die ideale Gelegenheit sein, einen Versuch mit dem Aufhören zu wagen. Zahlreiche psychologische Faktoren begünstigen dies:

- Zunächst die Trennung vom Arbeitsmilieu, den beruflichen Sorgen und eventuell einer Umgebung von Rauchern.
- Aber auch die Möglichkeit, bestimmte Verhaltensweisen zu ändern, indem man mit gewissen Ritualen, Gewohnheiten, bedingten Reflexen bricht.

Und schließlich ist es, wenn man das Rauchen beenden will, immer ratsam, Sport zu treiben; Sport kann viel Spaß machen und eine Gewichtszunahme verhindern, was vor allem in den ersten Wochen nach dem Tabakentzug zu befürchten ist.

Die Ferien können demzufolge günstig oder gefährlich sein, was das Verhalten gegenüber Tabak angeht: Es steht jedem einzelnen frei, sofern ihm die Risiken des Rauchens und vor allem die Vorteile eines Lebens ohne Tabak bekannt und bewußt sind, daraus jeden erdenklichen Vorteil zu ziehen.

Tabak und physische sowie sportliche Betätigung

Wegen seiner schädlichen Wirkungen auf Herz- und Lungensystem reduziert Tabakkonsum die Möglichkeiten, Leistungssport zu treiben, insbesondere wegen einer Verminderung des eingeatmeten Lungenvolumens und der Aufnahme von Kohlenmonoxyd (CO), das eine normale Gewebedurchdringung mit Sauerstoff verhindert. Hinzu kommen Verdauungsstörungen, eine Blutzuckersenkung, mit einer Verminderung der Traubenzuckerzufuhr in die Muskeln und vor allem eine Erhöhung des Milchsäuregehalts im Blut, ein Faktor, der sich negativ auf die Muskelfunktion auswirkt.

All das erklärt, warum bei Sportlern und denen, die regelmäßig einer sportlichen Betätigung nachgehen, weniger geraucht wird: Dies trifft vor allem auf die Individualsportarten zu, die eine intensive und langandauernde physische Anstrengung erfordern, wie Schwimmen, Fahrradfahren, Laufen. Bei Mannschaftssportarten wie insbesondere Fußball und Rugby hingegen ist Rauchen in den Umkleideräumen nach dem Spiel nichts Ungewöhnliches. Dies ist auch der Fall bei der berühmten dritten Halbzeit bei Rugbyspielen, in denen Alkohol und Tabak nie fehlen dürfen.

Bedeutung des Sports beim Kampf gegen das Rauchen

Physische und sportliche Betätigung ist ein sehr wichtiger Faktor im Kampf gegen den Tabak.

Beim *Kind und Jugendlichen* ist Sport zweifellos einer der wirksamsten Faktoren, um Tabakeinstieg vorzubeugen und ihm zu widerstehen. Der Gesundheitserziehung obliegt es zu erklären, daß, wer nicht raucht, stark ist und intensiv Sport treiben kann.

Sportliche Betätigung bringt mehrere Vorteile:

- Sie kann Spaß machen und aufwertend wirken. Das Erbringen sportlicher Leistungen, das eine optimale physische Form voraussetzt, ist Ziel aller jugendlichen Sportler und ein sehr starkes Argument, um Zigaretten abzulehnen.
- Sport stellt zweifellos einen Faktor des psychologischen Gleichgewichts dar mit einer beruhigenden, psychostimulierenden und stimmungsregulierenden Funktion.

Aber man muß die Klippen umschiffen: den Chauvinismus und die pathologische Aufwiegelung der Fanclubs, bei denen der Konsum von Bier und anderen alkoholischen Getränken immer ein wichtiges Risiko darstellt; aber auch das auf die Spitze getriebene Konkurrenzgebaren, vor allem wenn es finanzielle Gründe hat: es birgt das Risiko, übermäßige Leistungen erbringen zu wollen, sowie die Gefahr des Dopings mit all seinen negativen Begleiterscheinungen.

Beim *Erwachsenen* ist sportliche Betätigung ein ausgezeichnetes Motivationselement, um mit dem Rauchen aufzuhören, und es wird auch von Personen, die aufhören wollen, häufig vorgebracht. Hier ist unbedingt zum Weitermachen und vor allem zur Wiederaufnahme der sportlichen Betätigung zu raten. Außerdem kann der Arzt von der nun vorhandenen Motivation profitieren, um den Entzug wirklich zu gewährleisten. Eine italienische Studie hat gezeigt, daß Ratschläge, mit dem Rauchen aufzuhören, jenseits des 40. Lebensjahrs besser befolgt wurden, wenn die Person eine Ausdauersportart trieb. Physische Betätigung spielt auch eine wichtige Rolle, um Gewichtszunahme zu vermeiden; sie kann außerdem eine Kompensation für den Verlust des Zigarettengenusses darstellen.

Aber es gibt auch beim Sport negative Begleiterscheinungen.

- *Tabak impliziert Risiken*, vor allem bei denen, die nicht mehr zu den Jüngsten gehören: Der nicht trainierte Raucher oder Ex-Raucher, der wieder Sport treiben will, muß wissen, daß nach dem 45. oder 50. Lebensjahr die Gefahr einer Herz-Gefäßerkrankung zunimmt. Deshalb ist vor Beginn der sportlichen Betätigung eine Herzuntersuchung mit Elektrokardiogramm unbedingt nötig; aber das ist keine Garantie, wenn das Training nicht regelmäßig erfolgt oder die Anstrengung zu plötzlich oder zu stark ist. Besonders gefährlich sind Sport im Freien bei sehr kaltem Wetter und eine zu heiße Dusche nach dem Sport.

Diese Übungen darf man vor allem nicht mit sportlichen Ambitionen verfolgen, denn dies kann zu gesundheitlichen Problemen führen: Achtung bei Tennisturnieren und Laufveranstaltungen wie Marathonläufen, denn Hitze und Austrocknung können fatale Folgen haben!

- Die Zigarette wird wegen ihrer Nikotinzufuhr manchmal als eine »*Doping-Substanz*« angesehen: In der Tat enthält Nikotin wegen seiner Ablagerung auf den Nikotinrezeptoren des Gehirns psychoaktive Eigenschaften, die bestimmte Sportarten begünstigen können: Es wirkt sich auf die Konzentration aus, auf die sensorischen Fähigkeiten visueller Aufmerksamkeit; es verbessert bestimmte senso-motorische Reflexe, mit einer größeren Reaktionspräzision und kürzeren Reaktionszeiten. Das Rauchen von Zigaretten oder Zigarillos kann Leistungen in Sportarten, bei denen es auf Geschicklichkeit und Genauigkeit ankommt, begünstigen, indem es die

Angst reduziert und Konzentration sowie Reaktionsschnelligkeit fördert.

Wir haben mehrere Beispiele von Golf- und Tennisspielern sowie Bogenschützen erlebt, die, nachdem sie mit dem Rauchen aufgehört hatten, erleben mußten, daß ihre sportlichen Leistungen enorm nachließen; doch zum Glück war diese Folge nur vorübergehender Natur. Bei einem Berufsgolfspieler jedoch sollte diese sich länger hinziehende Situation Grund dafür sein, daß er wieder zu rauchen anfing.

In einem anderen Fall wurde der stimulierende Effekt des Nikotin-Kaugummis bei einem Pistolenschützen beobachtet: Als er aufhörte zu rauchen und sich mit Nikotin-Kaugummi behandeln ließ, stellte er fest, daß sich seine Leistungen verbesserten und zwar je nach Anzahl der konsumierten Kaugummis. Da jeder Versuch, die Anzahl der Kaugummis zu verringern, ein Sinken seiner Leistungen zur Folge hatte, blieb dieser Mann vom Nikotin-Kaugummi abhängig; wenn er einen oder zwei vor jedem Wettkampf nimmt, verbessert er seine Präzision und Schnelligkeit. Dieses augenscheinliche Paradox erklärt sich folgendermaßen: Der Sportler sucht und genießt kurzfristige neurobiologische Wirkungen des Nikotins, ohne überhaupt Zeit zu haben, die dadurch ausgelösten Veränderungen auf das Herz-Gefäßsystem zu merken. Dies gilt selbstverständlich nur für Sportarten, bei denen es auf Geschicklichkeit und Präzision ankommt und die keine längere physische Anstrengung erfordern.

Heute ist Nikotin auch in anderen Formen als Zigaretten, Kaugummi oder Pflaster erhältlich; dabei existieren die Risiken nicht mehr, die bezüglich Tabak zum Rauchen, Schnupfen oder Kauen galten. Die möglichen Vorteile des Nikotins bleiben erhalten, ohne daß der Konsument die anderen Schadstoffe des Rauchs, insbesondere CO, in Kauf nehmen muß: Die Verwendung von Nikotin als Doping-Substanz[1] wird möglich! Zwar zählt Nikotin nicht zu den seit 1991 bei Sportereignissen verbotenen Substanzen. Doch es wäre empfehlenswert, durch regelmäßige Kontrollen festzustellen, in welchem Umfang es von den Sportlern verwendet wird, und zwar mit Hilfe der Suche nach Kotinin,

Hauptmetabolit des Nikotins, in Blut, Urin und Speichel: Die Aussagen dieses Tests hätten allerdings nur Gültigkeit, wenn die betreffende Person Nichtraucher ist!

Die Situation ist vergleichbar mit der jener Fußballspieler, die kürzlich des Dopings beschuldigt wurden, weil sie, wegen der anxiolytischen Wirkung von Cannabis, »Joints« geraucht hatten. Sollte man Wettkampfsportlern demnach das Rauchen ganz verbieten?

7

Nikotin: Eine Medikation der Zukunft?

Wie wir gesehen haben, wurde Tabak bei seiner Einführung in Europa, ganz gleich ob er geraucht, gekaut, auf rektalem Weg oder in Form von Pflaster verabreicht wurde, als ein Medikament betrachtet; für manche hatte er förmlich den Charakter eines Allheilmittels. Diese Tatsachen sind im Laufe der Jahre in Vergessenheit geraten, vor allem natürlich, seit bekannt wurde, welche vielfältigen und gefährlichen Risiken Tabakkonsum mit sich bringen kann. Seltsamerweise werden nun allerdings in jüngster Zeit die heilenden Eigenschaften von Tabak wieder betont, basierend auf wissenschaftlich soliden epidemiologischen Untersuchungen und Fortschritten im Bereich der Neuropharmakologie.[1]

Im Laufe systematischer Untersuchungen über die Risiken des Tabaks stellten diese Epidemiologisten überrascht fest, daß manche Erkrankungen bei Rauchern weniger häufig auftreten als bei Nichtrauchern: die Parkinsonsche Krankheit, Alzheimer, Darmblutungen oder ulzeröse Kolitis sind die drei Erkrankungen, für die wir solidere Ergebnisse vorliegen haben. Die gleiche Wirkung allerdings wurde für manche Fälle von Arthrose und für Gebärmutterkrebs beschrieben, während im Gegenteil bei Gebärmutterhalskrebs Tabak eine äußerst negative Rolle spielt.

Parallel dazu haben wir aufgrund der Fortschritte in der Neurobiologie die Möglichkeit, die zahlreichen psychotrophen Wirkungen des Nikotins zu beschreiben und die erwähnten klinischen Feststellungen zu verstehen. Die Eigenschaften des Nikotins haben sogar zum Vorschlag geführt, Nikotin bei einigen dieser Erkrankungen als Zusatztherapie zu verwenden.

Die Parkinsonsche Krankheit

Diese Nervenkrankheit basiert auf der allmählichen Degeneration eines ganz bestimmten Funktionsbereichs des Gehirns, dem dopaminergen System. Zweifellos verhalten sich Parkinsonsche Krankheit und Rauchen umgekehrt proportional zueinander, denn Raucher leiden zweimal weniger unter dieser Krankheit als Nichtraucher.

Jüngste Fortschritte erlauben es, diesen Mechanismus zu erklären: Die Parkinsonsche Krankheit beruht auf dem allmählichen Verlust der Aktivität der dopaminergen Neuronen, die selbst wiederum von der Existenz von Nikotinrezeptoren abhängig sind, deren Anzahl sich immer mehr verringert. Wie wir gesehen haben, erhöht sich unter der Wirkung des Nikotins die Anzahl der Nikotinrezeptoren. Dieser Zusammenhang hat natürlich zu Versuchen geführt, Nikotin bei diesem ohnehin immer schwer zu behandelnden Leiden einzusetzen[2]. Bei akuter Verabreichung, durch subkutane oder intravenöse Injektion oder einfach durch das Rauchen einer Zigarette, werden die Symptome Zittern und Muskelstarre reduziert, doch nur für kurze Zeit. Jüngste Studien haben die möglichen Wirkungen von Nikotin-Kaugummi oder -pflaster evaluiert, dabei wurde den Patienten abwechselnd fünf Tage das wirklich wirksame Produkt und ein Placebo-Mittel verabreicht. Festgestellt wurde, daß die Krankheitssymptome sich beim aktiven Produkt verbessern und in der Placebo-Phase wieder auftreten. Die Verträglichkeit ist bei Nichtrauchern gut, vorausgesetzt man beginnt mit einer schwachen Dosis und erhöht diese ganz allmählich. Aber diese Ergebnisse haben erst vorläufigen Charakter und Untersuchungen mit Placebo-Kontrollgruppen sind derzeit im Gang, um die wirkliche Bedeutung dieses neuen Ansatzes und seine mögliche Ergänzung zu klassischen Therapien einschätzen zu können.

Die Alzheimer-Krankheit

Die Alzheimer-Krankheit oder senile Demenz ist eine schreckliche neurodegenerative Erkrankung, charakterisiert durch rapide Verschlechterung der Gehirnfunktionen. Nach Aussage epidemiologischer Daten könnte Tabakkonsum einen gewissen schützenden Effekt gegen das Auftreten dieser Krankheit haben, hauptsächlich bei der gewöhnlichen Form der Erkrankung. Die Mechanismen der Krankheit sind komplex, doch die Bedeutung einer Störung der Funktion der Nikotinrezeptoren in der Hirnrinde ist eindeutig belegt. Kürzlich erfolgte Vorversuche haben gezeigt: Nikotin in akuter Verabreichung hat eine teilweise günstige, aber nicht langanhaltende Wirkung auf einige kognitive Funktionen, wie zum Beispiel das Sammeln und Behalten von Information, das Bestehen von Lerntests oder visuelle Aufmerksamkeit. Auch hier sind noch Untersuchungen im Gange, um die Bedeutung von Nikotin eventuell in Verbindung mit anderen, jetzt erhältlichen Medikationen einzuschätzen.

Weitere Nervenleiden

Auch bei anderen neurologischen und neuropsychischen Leiden scheint Nikotin einen schützenden Effekt zu haben.

- Dies ist der Fall bei dem sogenannten »Tourette-Syndrom«: Dabei kommt es zu unfreiwilligen, kurzen Bewegungen, die sich zur Gewohnheit ausbilden. Sie treten häufig bei Kindern auf, können sich aber bis ins Erwachsenenalter fortsetzen und aufgrund ihrer Stärke oder wenn sie von unpassenden Aussagen begleitet sind, zu einem Hindernis für die betreffende Person werden, sich in Gesellschaft zu begeben. Oft sind diese Symptome auch verknüpft mit einer psychiatrischen Pathologie, der Zwangsneurose. Diese Erkrankung kommt seltener bei Rauchern vor. Überraschend ist von Beobachtungen berichtet worden, bei denen immerhin seit Jahren existierende Zuckungen nach einer einzigen Verabreichung von Nikotinpflaster über mehrere Wochen verschwunden sind.

- Auf die mögliche therapeutische Rolle des Nikotins beim seltsamen Syndrom der kindlichen Hyperaktivität ist kürzlich erst hingewiesen worden; in den wenigen Fällen, in denen diese Krankheit noch im Erwachsenenalter fortbesteht, scheint sie bei Rauchern seltener aufzutreten, und wenn, dann konnte sie durch Verabreichung von Nikotin-Kaugummi oder -pflaster verbessert werden. Im Gegenzug jedoch soll Rauchen während der Schwangerschaft das Auftreten dieser Störung beim Kind begünstigen.

Darmentzündungen

Entzündungen im Dünn- und Grimmdarmbereich sind besorgniserregend. Rauchen ist einer der wichtigsten exogenen Faktoren für das Auftreten von Morbus Crohn, der chronischen Entzündung des Dünndarms mit ernsten klinischen Symptomen; Tabakentzug ist ein wesentlicher Faktor für die Prognose dieser Erkrankung.

Umgekehrt scheint Tabak bei Mastdarmblutungen ein wichtiger Schutzfaktor zu sein. Die Erkrankung tritt zweimal weniger häufig auf bei Rauchern und Ex-Rauchern als bei Nichtrauchern, und Veränderungen beim Tabakkonsum zeigen zuweilen spektakuläre Ergebnisse bei der Entwicklung dieser Krankheit.

- So geschehen bei einer jungen Frau, die an einer ernstzunehmenden Form dieser Krankheit erkrankt war: leichtere Darmstörungen scheinen um das 15. Lebensjahr eingesetzt zu haben; mit etwa 18 begann sie zu rauchen und erhöhte allmählich ihren Zigarettenkonsum auf ein Päckchen pro Tag. Bis zum Alter von 25 hat sie dann nie mehr etwas gespürt. Damals hörte sie wieder auf zu rauchen, weil sie sich ein Kind wünschte; einige Wochen später traten schnell schwerere Darmstörungen auf, mit blutigen Diarrhöen; mit den üblichen Behandlungsmethoden konnte man nur teilweise Besserung erzielen. Als die Frau hingegen einige Monate später wieder zu rauchen anfing, beruhigte sich innerhalb weniger Tage der gesamte Darmbereich. In den darauffolgenden zwei Jahren tauchte dieses Phänomen noch dreimal auf, mit einem Rückgang der Krankheit, sobald sie wieder rauchte und neuen Komplikationen, sobald sie auf Zigaretten verzichtete.

Für sie stand fest, daß eine Verbindung zwischen ihrer Krankheit und dem Rauchen besteht, doch die konsultierten Ärzte reagierten stets ungläubig. Inzwischen ist dieses Phänomen wissenschaftlich belegt[3] und gehört schon zu den »klassischen« Fällen.

Heute wird bei der Behandlung dieser Erkrankung Nikotin eingesetzt. Mehrere Vorstudien nach dem Random-Verfahren, mit einer Placebo-Gruppe und einer, die mit Nikotinpflaster behandelt wurde, haben eine eindeutige Wirkung des Nikotins bestätigt.

Diese beiden Formen von Darmentzündungen haben viele Gemeinsamkeiten und sollen sogar einen gemeinsamen genetischen Faktor haben – um so sonderbarer, daß sie dann so diametral verschieden auf Tabak reagieren und bei der einen stets eine Verschlimmerung, bei der anderen meist eine Besserung erfolgt.

Die Untersuchung des Mechanismus, durch den Nikotin die Entwicklung dieser Leiden verändert, könnte Klarheit über ihre Krankheitsentwicklung bringen.

Die günstigen Wirkungen von Nikotin bei einigen wenigen Erkrankungen stellen jedoch Ausnahmen dar und schmälern in keiner Weise die Bedeutung der enormen Menge von Dramen und Unglücksfällen, die durch Tabakkonsum verursacht wurden. Die pathologischen Folgen des Tabakkonsums stehen in keinem Verhältnis zu dieser partiellen schützenden Wirkung, die nur statistischer Natur ist. Sie sollten demnach in nichts ein Argument zugunsten des Rauchens darstellen. Ihre wesentliche Bedeutung liegt darin, daß sie die Aufmerksamkeit auf unerwartete Eigenschaften des Nikotins lenken und vielleicht dazu beitragen, den Mechanismus dieser vorher genannten Krankheiten zu untersuchen.

8 Fazit

Morgen wird nicht sein wie gestern.
Es wird etwas Neues sein und ganz von uns abhängen.

Gaston BERGER

Am Ende dieses Buches mag der ein oder andere Leser vielleicht enttäuscht sein; voller Zweifel und Angst gegenüber der Zigarette hatte er gehofft, hier eine Art »magischen Trunk«, einen »Trick« zu finden, der ihm einen Weg aus der Falle zeigt, in der er sitzt und nach allen Arten von Möglichkeiten sucht, um sich aus dieser unerträglichen Situation zu befreien. Leider aber gibt und kann es kein »Wundermittel« für dieses Problem geben. Der endgültige Verzicht auf Tabak ist immer Ergebnis eines langen psychologischen Prozesses, einer oft schwierigen Wegstrecke, die zu der Entscheidung führt, das Rauchen aufzugeben: Es handelt sich dabei um eine ganz persönliche Entscheidung, die Ihnen niemand abnehmen kann! Die allermeisten Raucher kommen nach vielen Jahren Zigarettenkonsum zu dem Punkt, an dem sie aufhören wollen, und für viele geht dieser Wunsch auch in Erfüllung.

Das Lesen dieses Buches kann, wenn auch unbewußt, dazu beitragen, diese Entscheidung zu fällen; Sie haben feststellen können, daß wir heute über Ursprung und Natur dieser Form der Versklavung gut Bescheid wissen; Sie haben erfahren, warum die Zigarette die fast ausschließliche Form des Tabakkonsums geworden ist; Sie sind sich über Ihre Abhängigkeit bewußt geworden und nun müssen Sie versuchen, einen Weg aus dieser Situation zu finden, wobei sie sich die Geheimnisse und Paradoxien der menschlichen Natur vor Augen halten sollten sowie die Annehmlichkeiten und die unzweifelhafte Verführung durch das Nikotin, dessen kurzfristige wohltuende Wirkungen man nicht verheimlichen sollte.

Sie haben gelesen, wie Tabak aus Südamerika nach Europa gelangt ist und sich von hier wie ein Lauffeuer über die ganze Welt verbreitet hat; überall, wohin er kam, hat sein Konsum rasch zugenommen, ganz gleich, welche klimatischen, sozialen, kulturellen Bedingungen er vorfand und ganz gleich, ob er bei reichen oder ärmeren Schichten Anklang fand.

Tabak ist in der Tat ein heimtückischer Gegner, ganz besonders, wenn er in Zigarettenform daherkommt. In der Maske einer harmlosen Geste, voller Charme und Anziehungskraft, übt er seine zahlreichen schädlichen Wirkungen aus. Er führt dem Gehirn des Rauchers Nikotin zu, ein subtil wirkendes Psychopharmakon, fähig, fast sofort Empfindungen wie Genuß, Entspannung, Verringerung von Angst, geistige Anregung auszulösen – kurz, es hilft, den Alltagsstreß zu bewältigen. Um aber diese positiven Gefühle zu erhalten, muß der Raucher zugleich Teerstoffe, Kohlenmonoxyd, Bronchien-Reizstoffe und die unzähligen Giftstoffe des Tabakblattes und -rauchs mit in Kauf nehmen; und da schließlich Nikotin eine süchtig machende Substanz ist, muß er, damit die Wirkung erhalten bleibt, die Dosis allmählich erhöhen, so daß bald 20 Zigaretten am Tag und mehr erreicht werden: Damit hat er das Stadium erreicht, in dem er den Stoff braucht, Sklave seiner Sucht wird und einen sehr unangenehmen Mangel verspürt, wenn der Stoff nicht vorhanden ist. Nikotin verbirgt sich unter dem sympathischen Äußeren der Zigarette, verführerisch, doch wie perfide!, ein Gift, in etwa vergleichbar dem trojanischen Pferd oder der heimtückischen Schlange! Sehr bald schnappt die Falle zu, und Sie finden keinen Ausweg mehr.

Diese Tatsachen muß man wissen, denn den Mechanismus der Tabakabhängigkeit zu erkennen und zu verstehen, ist schon ein erster Schritt zur Befreiung. Zu wissen, daß es wirksame psychologische und medizinische Hilfe gibt, heißt auch Hoffnung zu schöpfen. Bei dem Kampf, den Sie führen werden, sind Sie nicht mehr allein, Sie müssen dazu alle Waffen einsetzen, denn diese sind in diesem Kampf Ihre Verbündeten: den Gegner und seine List und Tücken zu kennen, ist schon der halbe Sieg.

Fassen Sie also den Entschluß, mit dem Rauchen aufzuhören, zumal, zum Glück!, der Wind sich gedreht hat: Rauchen ist nicht mehr die Norm, die Anzahl der Raucher in der Gesellschaft nimmt ab, Tabakwerbung ist theoretisch verboten; junge Leute sind heute sehr aktiv, um Sie auf diesem Weg zu ermutigen: all das muß dazu beitragen, Ihre Motivation zu stärken und Ihren Erfolg zu erleichtern. Beginnen Sie, Ihr Verhalten zu analysieren und zu verändern, und dann das Rauchen vollkommen einzustellen; wenn Sie nur versuchen, Ihren Konsum zu verringern, sind Ihre Erfolgschancen sehr gering. Sämtliche Ratschläge, die Sie in diesem Buch finden, können Ihnen bei diesem Schritt helfen. Ex-Raucher reagieren immer sehr erleichtert, wenn sie sich aus dieser versklavenden Abhängigkeit befreit haben. Wenn es Ihnen allzu schwer fällt und Sie wieder zur Zigarette greifen, dann behalten Sie folgende Formeln im Kopf:

Maximen und Aphorismen für den Abbruch des Tabakkonsums

Sie sind Opfer und nicht schuldig.

Ihr erster Versuch, aufzuhören, ist mißlungen: Es liegt nicht an Ihrem mangelnden Willen; Sie sind Opfer der Abhängigkeit: indem er die Ursachen Ihrer Abhängigkeit untersucht, wird Ihnen Ihr Arzt wirksam helfen können.

Noch nie hat die Kenntnis eines Risikos genügt,
um ein Verhalten zu verändern.

Bei Rauchern ist die Angst nur selten der Beginn von Weisheit. Es liegt in der Natur des Menschen, daß sofortiger Genuß wichtiger ist als ein in weiter Zukunft liegendes Risiko.

Tabakentzug ist kein langer ruhiger Fluß;
kein Sprint, sondern ein Langstreckenlauf.

Aufhören ist immer dann möglich, wenn man motiviert ist. Auf die Dauer kommt es an: Man kann nicht in einer Woche oder selbst in einem Monat die Folgen von ein oder mehreren Jahrzehnten dauerndem Zigarettenkonsum zerstören. Hindernisse auf diesem Weg gibt es zuhauf: Man muß sie kennen und analysieren, um sie besser besiegen zu können, und vor allem darf man angesichts auftretender Probleme nicht den Mut verlieren. Die Trennung von der Zigarette ist ein langer Lernprozeß; es ist möglich, kommt aber sehr selten vor, daß sie auf Anhieb gelingt: Jeder Tag ohne Tabak bringt Sie dem endgültigen Erfolg ein Stück näher.

»Nichts ist so ansteckend wie das Beispiel.«

Diese Maxime von La Rochefoucauld sollte Ihre Motivation noch stärken. Denn wenn es einem sehr starken, äußerst abhängigen Raucher gelingt, seinen Tabakkonsum endgültig zu beenden, so heißt das, daß es zu schaffen ist, und warum sollten es nicht auch Ihnen gelingen? Wer den Entzug hinter sich hat, hat diese schwierige Wegstrecke zugleich für sich und für andere zurückgelegt: Für sich selbst hat er den Kampf gewonnen, aber auch für andere, die ihm Nahestehenden natürlich, aber auch für seine gesamte Umgebung, denn durch sein Beispiel fassen andere Raucher Mut und wollen es ihm nachtun. Sie wissen aus Erfahrung, wie schwierig es ist, sich von der Zigarette zu trennen, und Sie denken, es wäre besser gewesen, gar nicht erst anzufangen! Den Tabakeinstieg von jungen Leuten zu verhindern, ist das Hauptelement einer Präventionspolitik für die folgenden Generationen: auch hier kann Ihre Leistung als Beispiel dienen.

Sie haben begriffen, daß die Fortschritte der letzten zehn Jahre entscheidend waren; sie liefern uns eine bessere Kenntnis von den Abhängigkeitsmechanismen und damit eine Möglichkeit, Rauchern, die sich nicht aus eigener Kraft befreien können, effizienter zu helfen: Das ist wichtig und es sollte Sie in Ihrer Motivation, aufzuhören, bestärken.

Und zum Schluß noch eine Botschaft der Hoffnung:

Um ein Unternehmen zu beginnen, braucht man Hoffnung,
und indem man beharrlich dabei bleibt, hat man Erfolg.

Glossar

Das Glossar ist zum großen Teil dem Buch »Les Médicaments du cerveau« von Professor Jean Costentin entnommen, dem wir dafür unseren Dank aussprechen.

ABHÄNGIGKEIT
Angepaßter Zustand des Organismus, der sich im Laufe der chronischen Verabreichung einer Substanz einstellt und zum weiteren Konsum dieser Substanz anregt, um den permanenten Genuß zu erhalten, den sie verschafft oder um vor physischen Problemen zu schützen, die auftreten, sobald der Stoff abgesetzt wird. Von psychischer Abhängigkeit spricht man, wenn das Bedürfnis nur die Dauerhaftigkeit eines Genusses betrifft. Von physischer Abhängigkeit spricht man, wenn der Abbruch des Drogenkonsums (Entzug) organische Störungen hervorruft: im Herz-Gefäßbereich, im Verdauungsbereich ... Faktoren des Entzugs- oder Abstinenzsyndroms.

AGONIST
Molekulare Verbindung, die an ihrem charakteristischen Rezeptor »andockt« und eine Reaktion höchstmöglicher Stärke auslöst.

AMPHETAMINE
Eine synthetische Substanz, die eine große Ähnlichkeit mit dem Dopamin aufweist. Wird nach Verabreichung sehr schnell vom Gehirn aufgenommen. Es handelt sich um ein indirektes Stimulans (indirekter Agonist) der Noradrenalin- und Dopamin-Rezeptoren, da es nicht selbst stimuliert, sondern die synaptische Konzentration der beiden Mediatoren ansteigen läßt, die diese Rezeptoren stimulieren. Das Amphetamin ist bekannt für seine leistungssteigernde und müdigkeitsüberspielende Wirkung.

ANGINA PECTORIS
Eine bestimmte Form von Schmerz, kommt vom Latein. *angere* = drücken, einschnüren. Der Schmerz ist fast immer konstruktiv und gibt dem Patienten das Gefühl, seine Brust würde zusammengepreßt oder erdrückt.

ANTAGONIST
Molekulare Verbindung, die komplementär zu ihrem jeweiligen Agonisten wirkt. Der Antagonist ruft keine Reaktion hervor, sondern blockiert die Wirkung eines Agonisten, wenn er sich an seinem Rezeptor festsetzt.

BENZODIAZEPIN
Gruppe von nahe verwandten Substanzen mit einer einheitlichen Basisstruktur, die wegen ihrer angstlösenden, schlaffördernden und antiepileptischen (sog. Anxiolytika, Sedativa, Hypnotika, Antiepileptika) Wirkungen eingesetzt werden.

CIVETTE
Älteste und bekannteste Tabak-Verkaufsstelle in Paris, gegründet 1716.

CO-ANALYSATOR
Apparat, der es ermöglicht, den Umfang von Kohlenmonoxyd (CO) in der ausgeatmeten Luft in ppm zu messen.

DOPAMIN
Gehört zusammen mit Noradrenalin und Adrenalin zu den Katecholaminen.

DSM
Diagnostic and Statistical Manual of Mental Disorders. International anerkanntes Standardwerk, liefert die Basisfaktoren für die Diagnose psychischer Störungen.

ENDORPHINE
Die analgetische Wirkung von Morphin ist schon lange bekannt. Um ein besseres Verständnis seiner Wirkweisen zu bekommen, hatte man in jüngerer Zeit die Idee, daß das Gehirn selbst Stoffe erzeugen könnte, deren Effekte das Morphin nur imitiert. Diese endogenen Substanzen bezeichnet man allgemein als Endomorphine. Was zahlreichen, mindestens zehn Peptiden entspricht, die aus drei Hauptsymptomen hervorgehen.

ENDOTHELZELLEN
Diese Zellen bedecken die inneren Gefäßwände und sind in direktem Kontakt mit dem Blutkreislauf.

GLAS WEIN
In der Ernährungslehre ist das Glas die Einheit für ungefähr 10 bis 12 Gramm Alkohol.

HALBWERTSZEIT
Die Zerstörung des Nikotins vollzieht sich sehr rasch. Seine Halbwertszeit beträgt zwei Stunden, das heißt, zwei Stunden nach der Nikotinaufnahme sind im Blut nur noch 50 % der Anfangsmenge enthalten, vier Stunden später bleiben nur noch 25 % usw.

HETEROZYGOTEN (Zweieiige Zwillinge)
Mit unterschiedlichen Genen ausgestattet.

HOMOZYGOTEN (Eineiige Zwillinge)
Mit denselben Genen versehen.

KALUMET
Vom Latein: *calamus* = Schilfrohr.

KATECHOLAMINE
Vom Katechol abgeleitete Substanzen, die eine Aminfunkton – NH_2 – beinhalten. Eigentlich handelt es sich in eingeschränkterer Form um drei Neuromediatoren: Dopamin, Noradrenalin und Adrenalin.

LIMBISCHES SYSTEM
Gehirnregion, die von den Gehirnwindungen des Balkens und denen des Hippocampus umkreist wird und die Form eines Blattes aufweist = Limba; alle umreißen den Hilus der Gehirnhemisphären. Dieses System spielt besonders im Bereich der Gefühle eine Rolle.

MECAMYLAMINE
Spezifischer Antagonist der Acetylcholin-Rezeptoren.

Mg ODER MILLIGRAMM
Ein Tausendstel Gramm.

µg ODER MIKROGRAMM
Ein Millionstel Gramm.

NEUROMEDIATOR (auch Neurotransmitter)
Eine von einem Neuron geschaffene und von dieser unter dem Einfluß der Depolarisierung ihrer Enden freigesetzte Substanz. Verbindet sich kurz mit den für sie spezifischen Rezeptoren, getragen von der Membran einer Zelle, die sich am Ende einer neuronalen Verbindung befindet. Diese Zelle kann ein anderes Neuron, eine Drüsenzelle oder eine Muskelzelle sein. Durch ihre Verbindung mit dem Rezeptor wird der Neuromediator die elektrische, die Drüsensekret absondernde Wirkung oder die Zusammenziehung der Muskelzelle dieses Neurons verändern, steigern oder reduzieren. Der Neuromediator überliefert also eine Information von einem Neuron zu einer anderen Zelle.

ng ODER NANOGRAMM
Ein Milliardstel Gramm.

NIKOTINPFLASTER
Das englische Begriff dafür ist »*patch*« = Flicken; der Ausdruck Pflaster ist jedoch angemessener, denn es wird auf die Haut geklebt.

NOLI ME TANGERE
Sehr eitrige und mit Geschwüren verbundene Hautkrankheit.

pH
Koeffizient, der die Säure oder die Alkalität eines Milieus beschreibt.

PHARMAKOKINETIK
Lehre von der quantitativen Reaktion zwischen Arzneimittel und Organismus, insbesondere vom zeitlichen Ablauf und der Verteilung der Wirkstoffe.

ppm
Teilchen pro Million.

POSITON-KAMERA (Positronenemissionstomograph [PET], Positronen-Sender)
Apparat zur Aufspürung von Gamma-Strahlen, gekuppelt an ein sehr ausgeklügeltes informatisches System. Ermöglicht, den Ort festzustellen, an dem diese Strahlen ihren Ausgang genommen haben, indem er eine Kollision zwischen einem Positon (Elektron besonderen Typs, da positiv geladen) und einem »normalen« Elektron erzeugt. Ein von einem Positon-Sender (^{18}Fluor, ^{11}Kohlenstoff, ^{15}Sauerstoff) markiertes Molekül wird in den Organismus injiziert, von wo es

sich im Gehirn ausbreitet (zum Beispiel) je nach Dichte der Bestandteile, die es zu fixieren fähig sind. Es kann sich um ein ganz bestimmtes biologisches Target handeln. Da, wo die Substanz in hoher Konzentration auftritt, wird sie Positone aussenden und Gamma-Strahlen erzeugen; Man kann daraus schließen, daß das vom Positon-Sender markierte biologische Target in dieser Region in großem Umfang vorhanden ist. Die Methode kann, außer daß sie diese Dichte evaluiert, auch verwendet werden, um *in vivo* die Konkurrenz einer Substanz zu dem Positon-Sender auf der Ebene des spezifischen Targets zu untersuchen. Es handelt sich um eine Methode der visuellen Medizin.

PSYCHOTROP
Natürliche oder synthetische Substanz, die, wenn sie aus therapeutischen Gründen verabreicht wird, das zentrale Nervensystem erreicht – das Gehirn – und qualitative oder quantitative Funktionsveränderungen hervorruft.

RAYNAUDSCHES SYNDROM
Leiden, das sich durch Kälteempfindlichkeit bemerkbar macht und durch sehr ausgeprägte Erkaltung der Extremitäten zum Ausdruck kommt: die Finger werden blaß, blutleer. Die Ursachen sind vielfältig, aber Tabak stellt immer einen wichtigen Faktor dar.

RELATIVES RISIKO
Bedeutet, daß man in einer Gruppe von Nichtrauchern, die nicht ständig in ihrer Umgebung Tabakrauch ausgesetzt ist, zum Beispiel 1 % Lungenkrebsfälle beobachten kann, in einer identischen Gruppe von Leuten, die über längere Zeit passives Rauchen ertragen müssen, liegt die Prozentzahl für Lungenkrebserkrankungen bei 1,3 %. Jüngste Arbeiten schätzen die Zahl der Lungenkrebserkrankungen durch passives Rauchen auf 200 Fälle jährlich, 200 bis 300 Fälle von Herz- und Gefäßkrankheiten, insbesondere Herzinfarkt. In den USA wurden noch viel alarmierende Zahlen veröffentlicht, dort wird die Zahl der Opfer von Passivrauchen pro Jahr auf mehrere Zehntausend beziffert (Lungenkrebs, Herzinfarkt).

REZEPTOR
Eiweißhaltiges Makromolekül, das aus der Verbindung mehrerer Hundert Aminosäuren besteht, deren Kette sich in der Dichte der Zellmembran organisiert und deren äußere Seite einen sogenannten Anerkennungsplatz verleiht, auf deren Ebene sich endogene (Mediatoren, Hormone) oder exogene (xenobiotische) Substanzen verbinden und agonistische oder antagonistische Wirkungen auslösen können. Die Stimulation des Rezeptors durch seinen Mediator oder

durch ein Agonist wirkt sich auf die Struktur des Proteins aus, das sich an der inneren Membran des Neurons befindet. Was innerhalb des Neurons metybolische Phänomene auslöst, indem es die Konzentration bestimmter Moleküle verändert. Die zweiten Botenstoffe werden Membran-Kanäle öffnen, die einen Ionen-Transfer durch die Membran erlauben oder die bestimmte enzymatische Wirkungen aktivieren oder stimulieren. Insgesamt hat die Stimulation des Rezeptors durch einen Agonisten die *Transduktion* eines Signals durch die Neuronenmembran hervorgerufen und löst Ereignisse in ihrem Innern aus, die letztendlich durch Veränderung der metabolischen Wirkung und/oder der elektrischen Wirkung des Neurons zum Ausdruck kommen.

RISIKOFAKTOR

Man muß unterscheiden zwischen *Risikofaktor*, einem krankheitsfördernden Element, das auf statistischen Berechnungen beruht, wie zum Beispiel im Verhältnis Tabak und Herzinfarkt und dem direkten *Kausalfaktor*, wie zum Beispiel bei der Beziehung zwischen Tabak und Lungenkrebs.

SÄURE

Reines Wasser ist neutral, weil es eine gleichmäßige Konzentration von Ionen H+ (Protonen) und sich neutralisierender Ionen OH- aufweist. Wenn die Konzentration der H+-Ionen höher ist als die der OH- Ionen, befindet man sich im sauren Bereich, das heißt, der pH-Wert liegt unter 7 und je höher die Säure, desto niedriger ist der pH-Wert; dieser tendiert dann gegen 0. Umgekehrt, wenn die Konzentration der OH- Ionen höher ist als die der H+ Ionen, befindet man sich im alkalischen Bereich, dann liegt der pH-Wert über 7 und je höher der alkalische Wert ist, desto höher ist auch der pH-Wert; er tendiert dann gegen 14.

SEROTONIN

Neuromediator auf der Ebene des zentralen Nervensystems.

VERTRÄGLICHKEIT/TOLERANZ

Definiert sich durch zwei Situationen:

- bei gleichbleibender Dosis allmählicher Rückgang der beobachteten Effekte;
- Notwendigkeit, die Dosis allmählich zu erhöhen, um dieselben Wirkungen zu erzielen.

ZWANGHAFTES VERHALTEN/WIEDERHOLUNGSZWANG

Unwiderstehlicher Drang, etwas gegen seinen Willen und wider besseres Wissen zu tun.

Anmerkungen

Einleitung

1. Molimard R., Le tabac, drogue douce?, *Alcoologie*, 1996; 18, S. 225–226.

Erster Teil

1. Kapitel

1. Las Casas B., *Historia de las Indias*, Kap. XLVI: 1474–1566.
2. Soustelle, J., Les Aztèques à la veille de la conquête espagnole. *La vie quotidienne: Civilisations et Sociétés*, Librairie Hachette, 1955.
3. Labat J. B. (1663–1738), *Voyage aux Îles*, 1720.
4. Labat J. B. (1663–1738), *Voyage aux Îles*, 1720.
5. Chicou HF. J., *Le Tabac*, Marabout service »Santé«, 1973.
6. Doll R., Hill A. B., »Smoking and carcinoma of the lung«, *British Medical Journal*, 1950; 2: S. 739–741.
7. Bernard J., *Espoirs et sagesse de la médecine*, Paris, Odile Jacob, 1993.
8. Tubiana M., *La Lumière dans l'ombre, le cancer hier et demain*, Paris, Odile Jacob, 1991.
9. Lemercier de Neuville, *L'Hygiène des fumeurs*, Paris, Librairie de Jules Taride, 1875.
10. Hamburger J., *Dictionnaire Promenade*, Paris, Seuil, 1989.
11. Debrois P., Conception et construction des cigarettes légères, *Revue de l'Association pour la recherche sur les nicotianées*, 1995, S. 14–21.
12. Henningfield J. E., Behavioral pharmacology of cigarette smoking, *Advances in behavioral pharmacology*, 1984; 4: S. 131–210.
13. Debrois P., Conception et construction des cigarettes légères. *Revue de l'Association pour la recherche sur les nicotianées*, 1995, S. 14–21.
14. Debrois P., Conception et construction des cigarettes légères, *Revue de l'Association pour la recherche sur les nicotianées*, 1995, S. 14–21.
15. Woodman G., Newman S., Clarke S., Inhaled smoke volume and puff indices with cigarettes of different tar and nicotine levels. *Europ. J. Resp. Diseases*, 1987, 70: S. 187–192.

16. Benowitz N. L., Pharmacologie aspects of cigarette smoking and nicotine addiction, *The New England Journal of Medicine*, 1988; 319: S. 1318–1330.
17. Kozlowski L. T., Tar and nicotine delivery of cigarettes. What a difference of puff makes, *JAMA*, 1981, 245: S. 158 f.
18. Hill C., Épidémiologie du tabagisme en France, *Presse Médicale*, 1996; 25: S. 959–962.
19. Janin N., Vingt ans de progrès dans la dissection des mécanismes de la cancérogenèse, *Presse Médicale*, 1996; 25: S. 1669–1671.
20. Gueguen C., Lagrue G., Janse-Marec J., Retentissement sur le fœtus et l'enfant, du tabagisme pendant la grossesse, *J. Gynecol. Obstet. Bil. Reprod.*, 1995; 24: S. 853–859.
21. Roussel G., Roche D., Brahimi N., Lequang N.T., Salem A., Ekindjian O.G., Quantification du tabagisme passif au cours d'une expérience effectuée dans les wagons fumeurs du TGV Sud-Est, *Presse Médicale*, 1994; 23: S. 1559–1564.

2. Kapitel

1. Costentin, J.: *Les Médicaments du cerveau.* Paris, Odile Jacob, 1993.
2. Olivenstein C., *Écrits sur la toxicomanie*, Paris, Éd. Universitaires, 1973.
3. Hunt et. al. (1971), Relapse rates in addiction programs, *Journal of Clinical Psychology*, 1971; 27: S. 455 f.
4. Amtzen F. I., Some psychological aspects of Nicotinism, *The American Journal of Psychology*, 1948: 61: S. 424 f.
5. Stinus, L., Cador M., Koog G.; Approches neuropsychobiologiques des pharmacodépendances, *Alcoologie*, 1996; 18: S. 191 f.
6. Vgl.: Johnson, Henningfield, Benowitz, Russel.
7. Fernö O., Lichtneckert S., Lundgren C., A substitute for tobacco smoking, *Psychopharmacologia*, 1973; 31: S. 201–204.
8. Molimard R., *Réflexions sur les mécanismes de la dépendance au tabac*, *Alcoologie*, 1995; 17: S. 217–221.
9. Benowitz N. L., Pharmacologic aspects of cigarette smoking and nicotine addiction, *The New England Journal of Medicine*, 1988; 319: S. 1318–1330.
10. Le Houezec J., Nicotine et fonction psychique, *Semaine des Hôpitaux*, 1994; 70: S. 361–364.
11. Skinner B.F., *L'Analyse expérimentale du comportement*, Bruxelles, Ed. Dessart, 1971.
12. Hamburger J., *Dictionnaire Promenade*, Paris, Seuil, 1989.

13. Russel M., Cigarette smoking, a dependance on high nicotin boli, *Drug Metabolism Reviews*, 1978; 8: S. 29–57.
14. Fagerström K. O., Measuring degree of physical dependence to tobacco with reference to individualization of treatment, *Addictive Behaviors*, 1978; 3: S. 235–241.
15. Carlier J., Tout le monde peut s'en sortir – Préface à l'édition du livre: *J'ai arrêté de fumer*, CNCT.
16. Russel M., Cigarette smoking, a dependance in high nicotine boli, *Drug Metabolism Reviews*, 1978; 8: S. 29–57.
17. Patton G. C., Hibbert M., Rosier M. J., Carlin J. B., Caust J., Bowes G., Is smoking Associated with Depression and Anxiety in Teenagers?, *American Journal of public Health*, 1996; 86: S. 225–230.
18. Raw M., *Help your patient to stop* (WHO-Genf 1988).
19. Prochaska J., *Amer. Psychologist*, 1992; 47: S. 1102–1114.
20. Sachs D., *Nicotine withdrawal medications*. Tobacco Control, 1993; 2 suppl.: S42–S47.
21. Woody G. E., Severity of dependence. Data from the DSM IV, *Addiction*: 1993, 88: S. 1573–1579.
22. O'Brien C. P., McLellan A. T., Myths about the treatment of addiction, *The Lancet*, 1996; 347: S. 237–40.
23. Vgl: Debray-Ritzen P., Cottraux J., Van Rillaer J.
24. Lesourne O., *Le Grand Fumeur et sa passion*, Paris, PUF, 1984.
25. Popper K., *Vermutungen und Widerlegungen: Das Wachstum der wissenschaftlichen Erkenntnis*. Mohr Siebeck, Tübingen, 1997.
26. Eysenck H. J., *The causes and effects of smoking*, London, Temple Smith, 1980.
27. Demaria C., Loufrani E., Grimaldi B., Lagrue G., Valeur prédictive des tests psychologiques dans le sevrage tabagique, *La Semaine des Hôpitaux*, 1989; 40: S. 2455–2457.
28. ebda.,40: S. 2455–2457.
29. Zuckerman M., Ball S., Black J., Influences of sensation seeking, gender, risk appraisal and situational motivation on smoking, *Addictive Behaviors*, 1990; 15: S. 209–220.
30. Carmelli D., Swan G. E., Robinette D., Fabsitz R. R., Genetic influence on smoking – A study of male twins, *The New England Journal of Medicine*, 1992; 327: S. 829–833.
31. Pomerleau O., Individual Differences in Sensitivity to Nicotine: Implications for Genetic Research on Nicotine Dependence, *Behaviour Genetics*; 1995, 25: S. 161–177.

32. Pomerleau O. F., Collins A. C., Shiffman S., Pomerleau C. S., Why some people smoke and others do not, *New Perspectives, Journal of Consulting and Clinical Psychology*, 1993; 61: S. 723–31.

Zweiter Teil

1. Kapitel

1. Richmond R. I., Kehoe L. A., Webster I. W., Multivariate models for predicting abstention following intervention to stop smoking by general practitioners, *Addiction*; 1993; 88: S. 1127–1135.
2. Khimji H., Watts J., Two years evaluation of general practice based smoking cessation clinic, *Journal of Smoking-Related Disorders*, 1994, 5 (S): S. 241–246.
3. Heatherton T., Fagerström K. O., The Fagerström test for nicotine dependence: a revision of the Fagerström Tolerance Questionnaire, *Brit. J. Addiction*, 1991; 86: S. 1119–1127.
4. Zigmond A.S., Snaith R.T., The Hospital Anxiety Depression Scale, *Acta Psychol. Scand.*, 1983; 67: S. 361–370.
5. *Diagnostic and Statistical Manual of Mental Disorders*, 4th Edition, Washington DC, American Psychiatric Association, 1994.
6. Hamburger J., *Dictionnaire Promenade*, Paris, Seuil, 1989.
7. Got C., *La Santé*, S. 234–265. Tubiana M., *La Lumière dans l'ombre*, S. 469–475. Hamburger J., *Dictionnaire Promenade.*, S. 58 und 64.
8. Agency for Health Care Policy and Research Smoking Cessation Clinical practice Guideline, *Consensus Statement JAMA*, 1996; 275: S. 1270–1280.
9. Practice Guideline for the treatment of patients With Nicotine Dependence, *American Journal Psychiatry*, 1996; 153: S. 1–11.
10. Cottraux J., Les Thérapies comportementales et cognitives, 2e édition, *Médicine et psychothérapie*, Paris, Masson, 1995.
11. André C., Légeron P., *La Peur des autres, trac, timidité et phobie sociale*, Paris, Odile Jacob, 1995.
12. Fernö O., Lichtneckert S., Lundgren C., A substitute for tobacco smoking, *Psychopharmacologia*, 1973; 31: S. 201–204.
13. Costentin J., *Les Médicaments du cerveau*, Paris, Odile Jacob, 1993.

2. und 3. Kapitel

1. André C., Légeron P., Lelord F., La Gestion du stress, *Essentialis*, Éd. Morisset, 1995.
2. Fricker J., *Le Guide du bien maigrir*, Paris, Odile Jacob, 1993.
3. Akiskal H., La Dysthymie et son traitement, *L'Encéphale*, 1993; 19: S. 375–378.
4. Shiffman, S., A cluster-analytic classification of smoking relapse episodes, *Addictive Behaviors*, 1986; 11: S. 295–307
5. André C., Légeron P., Lelord F., La Gestion du stress. *Essentialis*, Éd Morisset, 1995.
6. Kramer, P., *Prozac, le bonheur sur ordonnance*, First, 1994.
7. Lagrue G., Cormier S., Lacassin B., *Tabagisme et états dépressifs*, Entretiens de Bichat, 1995, vol. Médicine: S. 79–81.
8. Zarifian E., Le Prix du bien-être, *Psychotropes et Société*, Paris, Odile Jacob, 1996.
9. Vgl.: Richmond R. L. *et al.*, Gourlay S. *et al.*, Lagrue G.
10. Blondäl T., Controlled trial for nicotine poliacrilex gum with supportive measures, *Archives of Internal Medicine*, 1989; 149: S. 1818–1821.

Dritter Teil

1. Kapitel

1. Aubin H. J., Interrelations entre les dépendances alcoolique et tabagique, *Alcoologie*, 1995; 17: S. 281–286.
2. Mayfield M., McLeod G., Hall P., The CAGE questionnaire: validation of a new alcoholism screening instrument, *American Journal of Psychiatry*, 1974; 131: S. 1121–1123.

2. Kapitel

1. Richard D., *Les Drogues*, Paris, Flammarion, 1995, coll. Dominos.

3. Kapitel

1. Untersuchung PMI und INSERM: M-C. Leroux, Y. Perriot, M. Thieux.

4. Kapitel

1. Lelord F., *Les Contes d'un psychiatre ordinaire*, Paris, Odile Jacob, 1993.

6. Kapitel

1. Lagrue G., Cormier S., Lebargy F., La nicotine: une substance psychoactive, un produit dopant?, *Presse Médicale*, 1996; 25: S. 761 f.

7. Kapitel

1. Balfour D., Fagerström K., Pharmacology of nicotine and its therapeutic use in smoking cessation and neurodegenerative disorders, *Pharmacol. Therap.*, 1996; 20: S. 1–30.
2. Costentin, J., *Les médicaments du cerveau*, Paris, Odile Jacob, 1993.
3. Thomas G., Rhodes J., Relationship between smoking and ulcerative colites, *Journal of Smoking-Related Disorders*, 1994; 5 (suppl.I): S. 75–78.

Literaturverzeichnis

Agency for Health Care Policy and Research Smoking Cessation Clinical practice Guideline, Consensus Statement *JAMA*, 1996; 275: S. 1270–1280.

AKISKAL H., »La dysthymie et son traitement«, *L'Encéphale*, 1993; 19: S. 375–378.

AMTZEN F. I., »Some psychological aspects of Nicotinism«, *The American Journal of Psychology*, 1948; 61: S. 424 f.

ANDRÉ C., LÉGERON, P., *La Peur des autres, trac, timidité et phobie sociale*, Paris, Odile Jacob, 1995.

ANDRÉ C., LÉGERON, P., LECORD, F., La Gestion du stress, *Essentials*, Éd. Komisset, 1995

AUBIN H. J., »Interrelations entre les dépendances alcoolique et tabagique«. *Alcoologie*, 1995; 17: S. 281–286.

BACRI, J., *Fumer ou ne pas fumer, visa pour la Santé*, Éd. Economica, 1991.

BALFOUR D., FAGERSTRÖM K., »Pharmacology of nicotine and its therapeutic use in smoking cessation and neurodegenerative disorders.« *Pharmacol. Therap.*, 1996; 20: S. 1–30.

BENOWITZ J., »Pharmacologic aspects of cigarette smoking and nicotine addiction«, *The New England Journal of Medicine*, 1988; 319: S. 1318–1330.

BERNARD J., *Espoirs et sagesse de la médicine*, Paris, Odile Jacob, 1993.

BLONDÄL T., »Controlled trial for nicotine poliacrilex gum with supportive measures«, *Archives of Internal Medicine*, 1989; 149: S. 1818–1821.

CARMELLI D., SWAN G. E., ROBINETTE D., FABSITZ R. R., »Genetic influence on smoking – A study of male twins«, *The New England Journal of Medicine*, 1992; 327: S. 829–833.

CARTON S., JOUVENT R., WIDLÖCHER D., »Tabagisme et recherche de sensations: modulation du niveau d'activation«, *Psychologie Française*, 1992; 37: S. 291–298.

CHANGEUX J. P., *L'Homme neuronal*, Paris, Fayard, 1983.

CHAPMAN S., WHITE P., *Pousser à la consommation du tabac, Europe sans tabac (8)*, Scherfigsvej 8, D.K.–2100 Kopenhagen, Dänemark, OMS pour l'Europe, 1987.

CHICOU F. J., *Le Tabac*, Paris, Marabout service »Santé«, 1973.

COLLINS A. C., MARKS M.J., »Progress towards the development of animal models of smoking-related behaviors«, *Journal of Addictive Diseases*, 1991; 10: S. 109–126.

COSTENTIN, J., *Les Médicaments du cerveau*, Paris, Odile Jacob, 1993.

COTTRAUX J., »Les Thérapies comportementales et cognitives«, 2. Aufl., *Médicine et psychothérapie*, Paris, Masson, 1995.

DEBROIS P., »Conception et construction des cigarettes légères«, *Revue de l'Association pour la Recherche sur les Nicotianées*, 1995, S. 14–21.

DEBRAY-RITZEN P., *La Psychanalyse, cette imposture*, Paris, Albin Michel, 1991.

DEMARIA C., LOUFRANI E., GRIMALDI B., LAGRUE G., »Valeur prédicitve des tests psychologiques dans le sevrage tabagique«, *La Semaine des Hôpitaux*, 1989; 40: S. 2455–2457.

Diagnostic and Statistical Manual of Mental Disorders, Fourth Edition, Washington DC, American Psychiatric Association, 1994.

DOLL R., HILL A. B., »Smoking and carcinoma of the lung«, *British Medical Journal*, 1950; 2: S. 739–741.

DOMINO E. F., ed., *Brain Imaging of Nicotine and Tobacco Smoking*, Ann Arbor MI 48106, NPP Books, 1995.

Encyclopédie du tabac et des fumeurs, Ed. du temps, Paris, 1975.

EYSENCK H. J., *The Causes and effects of smoking*, London, Temple Smith, 1980.

EYSENCK H. J., »Biological Dimensions of Personnality«, *Handbook of Personnality*; New York, Guilford, 1990.

FAGERSTRÖM K. O., »Measuring degree of physical dependance to tobacco with reference to individualization of treatment«, *Addictive Behaviors*, 1978; 3: S. 235–241.

FARQUHAR J. W., SPILLER G.A., *Trente anciens fumeurs racontent leur évasion*, Comité national contre le tabagisme, 1993.

FERNÖ O., LICHTNECKERT S., LUNDGREN C., »A substitute for tobacco smoking«, *Psychopharmacologia*, 1973; 31: S. 201–204.

FRANCK D., *Tabac, récit*, Paris, Seuil, 1995.

FRICKER J., *Le Guide du bien maigrir*, Paris, Odile Jacob, 1993.

GOLDSTEIN A., *Addiction, from Biology to drug policy*, New York, W. H. Freeman and Company, 1994.

GOT C., *La Santé*, Paris, Flammarion, 1992.

GOURLAY S. G., FORBES A. *et al.*, »Prospective study of factors predicting outcome of transdermal nicotine treatment in smoking cessation«, *BMJ*, 1994; 309: S. 842–846.

GUEGUEN C., LAGRUE G., JANSE-MAREC J., »Retentissement sur le fœtus et l'enfant, du tabagisme pendant la grossesse«, *J. Gynecol. Obstet. Bil. Reprod.*, 1995, 24: S. 853–859.

GUENIN-TOSTAIN F., LEJARD, J. P., ORIOL P., *Comment parler du tabac avec les jeunes*, Paris, Comité national contre le tabagisme.

HAMBURGER J., *Dictionnaire Promenade*, Paris, Seuil, 1989.

HENNINGFIELD J. E., »Nicotine medications for Smoking Cessation«, *The New England Journal of Medicine*, 1995; 333: S. 1196–1203.

HILL C., »Épidémiologie du tabac en France«, *Presse Médicale*, 1996; 25: S. 959–962.

HIRSCH A., KARSENTY S., *Le Prix de la fumée*, Paris, Odile Jacob, 1992.

HUGHES J. R., GUST S. W., SKOOK K., KEENAN R. M., FENWICK W., »Symptoms of Tobacco Withdrawal, A Replication and Extension«, *Archives of General Psychiatry*, 1991; 48: S. 52–59.

HUNT et al., Relapse rates in addiction programs, *Journal of Clinical Psychology*, 1971; 27: S. 455 f.

JANIN N., »Vingt ans de progrès dans la dissection des mécanismes de la cancérogenèse«, *Presse Médicale*, 1996; 25: S. 1669–1671.

JOHNSTON L. M., »Tobacco smoking and nicotine«, *The Lancet*, 1942; 2: S. 742.

KHIMJI H., WATTS J., »Two years evaluation of general practice based smoking cessation clinic«, *Journal of Smoking-Related Disorders*, 1994, 5 (S): S. 241–246.

KOZLOWSKI L. T., »Tar and nicotine delivery of cigarettes. What a difference a puff makes«. *JAMA*, 1981, 245: S. 158 f.

KOZLOWSKI L. T., RICKERT W. S., POPE M. A., ROBINSON J. C., »A color-matching technique for monitoring tar/nicotine yields to smokers«, *American Journal of Public Health*, 1982; 72: S. 597–599.

KOZLOWSKI L. T., »Dépendance induite par le tabac, l'alcool et la drogue: des points communs«, *JAMA*, 1989; 14: S. 542.

KRAMER P., *Prozac, le bonheur sur ordonnance*, First, 1994.

KROGH D., *Smoking, The Artificial Passion*, New York, W.H. Freeman and Company, 1991.

KY T., DROUARD F., *Nos Drogues quotidiennes*, Paris, Sang de la terre, 1991.

LABAT J. B. (1693–1705), *Voyage aux Îles*, 1993.

LAGRUE G., CORMIER S., LACASSIN B., Tabagisme et états dépressifs, *Entretiens de Bichat*, 1995, vol. Médicine: S. 79–81.

LAGRUE G., »La toxicologie du tabac«, *Revue du Praticien*, 1993; 43: S. 103–107.

LAGRUE G., »Facteurs prédictifs de l'efficacité du sevrage tabagique à l'aide de la nicotine transdermique«, *Le Concours Médical,* 1994; 116: S. 971–973.

LAGRUE G., PHILIPPON C., LAFNOUNE N., CORMIER S., LEBARGY F., »Le dosage du cotinine urinaire: un guide pur l'adaption posologique du traitement de la dépendance tabagique par la nicotine«, *Semaine* des *Hôpitaux,* 1994; 70: S. 387–390.

LAGRUE G., CORMIER S., LEBARGY F., »La Nicotine: une substance psychoactive, un produit dopant?«, *Presse Médicale,* 1996; 25: S. 761 f.

LAGRUE G., CORMIER S., »Les Difficultés de l'aide à l'arrêt du tabac«, *Médicine et Hygiène,* 1996; 54: S. 768–774.

LAS CASAS B., *Historia de las Indias,* Kap. XLVI: S. 1474–1566.

LE HOUEZEC J., »Nicotine et fonction psychique«, *Semaine des Hôpitaux,* 1994; 70: S. 361–364.

LELORD F., *Les Contes d'un psychiatre ordinaire*, Paris, Odile Jacob, 1993.

LEMAIRE J. F., *Le Tabagisme,* coll. »Que sais-je?« PUF, 3. Aufl., 1992.

LEMERCIER DE NEUVILLE, *L'Hygiène des fumeurs,* Paris, Librairie Jules Taride, 1875.

LESOURNE O., *Le Grand Fumeur et sa passion,* Paris PUF, 1984.

Le Tabagisme au quotidien, Acta des X[es] journées de l'Association »Psychologie et Cancers«, dir. Pr. Chardot, Centre Alexis Vautrin, 54511 Vandœvre-les-Nancy.

MAYFIELD M., McLEOD G., HALL P., »The CAGE questionnaire: validation of a new alcoholism screening instrument«, *American Journal of Psychiatry,* 1974; 131: S. 1121–1123.

MOLIMARD R., »Analyse critique des messages de soutien au candidat à l'arrêt du tabac«, *Semaine des Hôpitaux*, Paris, 1991; 67: S. 1326–1335.

MOLIMARD R., »Tabac et café, nicotine et café«, *Semaine des Hôpitaux,* 1994; 70: S. 370–375.

MOLIMARD R., »Le tabac, drogue douce?«, *Alcoologie,* 1996; 18: S. 225 f.

O'BRIEN C.P., McLELLAN A.T., »Myths about the treatment of addiction«, *The Lancet,* 1996; 347: S. 237–240.

OLIÉ J. P., SPADONE C., *Les Nouveaux Visages de la folie,* Paris, Odile Jacob, 1995.

OLIVENSTEIN C., *Écrits sur la toxicomanie,* Paris, Éd. Universitaires, 1973.

PATTON G. C., HIBBERT M., ROSIER M. J., CARLIN J. B., CAUST J., BOWES G., »Is Smoking Associated with Depression and Anxiety in Teenagers?«, *American Journal of Public Health,* 1996; 86: S. 225–230.

PERRIOT J., *Tabacologie,* Coll. »Abrégeés de Médecine«, 2e éd., Paris, Masson, 1995.

POMERLEAU O.F., COLLINS A.C., SHIFFMAN S., POMERLEAU C.S., »Why Some People Smoke and Others Do Not: New Perspectives«, *Journal of Consulting and Clinical Psychology*, 1993; 61: S. 723–31.

POMERLEAU O., »Individual Differences in Sensitivity to Nicotine: Implications for Genetic Research on Nicotine Dependence«, *Behavior Genetics*; 1995, 25: S. 161–177.

POPPER K., *Vermutungen und Widerlegungen: Das Wachstum der wissenschaftlichen Erkenntnis:* Tlbd. II Widerlegungen, Mohr Siebeck, 1997.

Practice Guideline for the treatment of patients with Nicotine Dependence, *American Journal Psychiatry*, 1996; 153: S. 1–11.

PROCHASKA J. O.; DI CLEMENTE C. C., »Stages and process of selfchange in smoking: towards an integrative model of change«, *Journal of Consulting and clinical Psychology*, 1983; 51: S. 390–95.

RICHARD D., *Les Drogues*, Flammarion, Paris, 1995, coll. Dominos.

RICHMOND R. I., KEHOE L. A., WEBSTER I. W., »Multivariate models for predicting abstention following intervention to stop smoking by general practitioners«, *Addiction*, 1993; 88: S. 1127–1135.

ROBERT H., *Vivre sans tabac ou cesser de fumer même sans volonté*, Paris, Artulen, 1993.

ROUSSEL G., ROCHE D., BRAHIMI N., LEQUANG N. T., SALEM A., EKINDJIAN O. G., »Quantification du tabagisme passif au cours d'une expérience effectuée dans les wagons fumeurs du TGV Sud-Est«, *Presse Médicale*, 1994; 23: S. 1559–1564.

RUSSEL M., »Cigarette smoking, a dependance on high nicotine boli«, *Drug Metabolism Reviews*, 1978; 8: S. 29–57.

SACHS D., *Nicotine withdrawal medications*, Tobacco Control, 1993; 2 suppl., S42–S47.

SCHWARTZ D., *Le jeu de la science et du hasard, la statistique et le vivant*, Paris, Flammarion, 1994.

SHIFFMAN S., »A cluster-analytic classification of smoking relapse episodes«, *Addictive Behaviors*, 1986; 11: S. 295–307.

SKINNER B. F., *L'Analyse expérimentale du comportement*, Bruxelles, Dessart, 1971.

SOUSTELLE J., *Les Aztèques à la veille de la conquête espagnole*. La vie quotidienne: Civilisation et Sociétés, Paris, Librairie Hachette, 1955.

STINUS L., CADOR M., KOOG G., »Approches neuropsychobiologiques des pharmacodépendances«. *Alcoologie*, 1996, 18: S. 191 f.

THOMAS G., RHODES J., »Relationship between smoking and ulcerative colites«, *Journal of Smoking Related Disorders*, 1994; 5 (suppl. 1): S. 75–78.

TUBIANA M., *La Lumière dans l'ombre, le cancer hier et demain*, Paris, Odile Jacob, 1991.

TUBIANA M., *Les Chemins d'Esculape, Histoire de la pensée médicale*, Paris, Flammarion, 1995.

VAN RILLAER J., Les Thérapies comportementales, *Essentialis*, Morisset, 1995.

WOODMAN G., NEWMAN S., CLARKE S., »Inhaled smoke volume and puff indices with cigarettes of different tar and nicotine levels«, *Europ. J. Resp. Diseases*, 1987, 70: S. 187–192.

WOODY G. E., »Severity of dependence. Data from the DSM IV«, *Addiction*, 1993, 88: S. 1573–1579.

ZARIFIAN É., *Le Prix du bien-être, Psychotropes et Société*, Paris, Odile Jacob, 1996.

ZIGMOND A. S., SNAITH R. T., »The Hospital Anxiety Depression Scale«, *Acta Psychol. Scand.*, 1983; 67: S. 361–370.

ZUCKERMAN M., BALL S., BLACK J., »Influences of sensation seeking, gender, risk appraisal and situational motivation on smoking«, *Addictive Behaviors*, 1990; 15: S. 209–220.

Hilfreiche Institutionen

Weitere Hilfe finden Sie bei folgenden Institutionen:

Ärztlicher Arbeitskreis Rauchen und Gesundheit e.V.
Postfach 1244
85379 Eching/München
Tel./Fax: 089-3 16 25 25

Deutsche Hauptstelle gegen die Suchtgefahren e.V.
Westring 2
59065 Hamm
Tel.: 0 23 81-9 01 50
Fax: 0 23 81-9 15 30

Deutsches Krebsforschungszentrum
Stabsstelle Krebsprävention
Im Neuenheimer Feld 280
69120 Heidelberg
Tel.: 0 62 21-42 30 07
Fax: 0 62 21-42 30 20
Rauchertelefon: 0 62 21-42 42 00 (Montag bis Freitag:15–19 Uhr)

Bundeszentrale für gesundheitliche Aufklärung (BZgA)
Informationstelefon zur Suchtvorbeugung: 02 21-89 20 31
(Montag–Donnerstag: 10–22 Uhr; Freitag–Sonntag: 10–18 Uhr)

Nichtraucher-Initiative Deutschland (NID) e.V.
Carl-von-Linde-Straße 11
85716 Unterschleißheim
Tel.: 089-3 17 12 12
Fax: 089-3 17 40 47

REGISTER